JN214773

学び、身につけ、実践へ!!

心臓血管外科リハビリテーション

ゴールド・スタンダード

Learn by Reading, and Doing in a Clinical Setting
Cardiovascular Rehabilitation−Gold Standard

監修 Cardiovascular surgery Physiotherapy Network 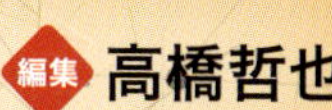 編集 高橋哲也

HUMAN PRESS

Learn by Reading, and Doing in a Clinical Setting
Cardiovascular Rehabilitation — Gold Standard
(ISBN 978-4-908933-12-7　C3047)

General Editor : Cardiovascular surgery Physiotherapy Network
Editor : Tetsuya Takahashi

2018. 7. 18　1st ed

Human Press, Inc.
167-1 Kawakami-cho, Totsuka-ku, Yokohama, 244-0805, Japan
E-mail : info@human-press.jp

序

日本で心臓リハビリテーションが保険適応承認されて30年を迎える2018年，著者が医師以外で初めて第24回日本心臓リハビリテーション学会学術集会の大会長を務めることとなりました．その第24回学術集会にあわせて，著者が主管する心臓血管手術理学療法ネットワーク（CPN：Cardiovascular surgery Physiotherapy Network）監修の「心臓血管外科リハビリテーション」が出版されることは望外の喜びです．

CPNは2008年，筆者と櫻田弘治氏（心臓血管研究所附属病院），熊丸めぐみ氏（群馬県立小児医療センター），花房祐輔氏（埼玉医科大学国際医療センター），齊藤正和氏（榊原記念病院）の5名で設立した任意のネットワークです．

筆者がオーストラリアから帰国した1998年当時，日本では心筋梗塞・狭心症後のリハビリテーションは盛んに行われていましたが，心臓血管外科術後のリハビリテーションは十分に行われていない状況でした．当時，勤務していた群馬県立心臓血管センターの谷口興一先生，金子達夫先生の協力のもと，オーストラリアでの経験を活かし心臓血管外科術後のリハビリテーションの体系化を進めました．一方，国内で五月雨式に発表される心臓血管外科術後のリハビリテーションについての研究は，患者の意思や状態の議論なしに術後いかに早くリハビリテーションを始めるかなどの研究が多く，単施設でのリハビリテーション開始の速さ競争の様相を呈していました．単施設の小数例の発表でなく，医師のように多施設・多人数のデータを整え，全国各地で心臓血管外科手術を受ける患者さんのリハビリテーションの目安や参考になる情報を提示すること，そして心臓血管外科術後のリハビリテーションを実際に行う理学療法士の質の向上のための教育と普及に努めることを目的にCPNは活動を開始しました．

2018年現在，CPN登録施設は25施設を超え，2万件以上の臨床データが集まりました．多くの学会発表に加え，英語論文を含む数多くの原著論文を発表することができました．日本循環器学会学術集会，日本理学療法学術大会などでの受賞歴でも証明されるように，各学術団体からもCPNの研究の質の高さを称賛いただくことができました．

約10年間，CPNは日本における心臓血管外科手術リハビリテーションの発展に邁進してきました．いまや日本循環器学会のガイドラインに採用されるほどの結果を出すことができたのは，参加各施設の理学療法士の熱意と献身的な努力に加えて，医師，看護師，臨床工学技士など多くの医療従事者の理解と協力があったからにほかなりません．目の前の患者さんのために，できるだけ質の高い理学療法を行いたいというCPN参加各施設の努力を形にして，さらに多くの患者さんに還元するために，CPNの主な協力施設に執筆を協力いただき，CPN活動の集大成をまとめることができました．CPN参加施設の皆様には感謝の言葉しかありません．

心臓血管外科手術リハビリテーションの教科書として多くの人に参考にしていいただき，患者さんに還元していただきたいと思います．最後にCPNの10年の活動をまとめるという筆者の夢を現実にしてくださったヒューマン・プレスの濱田亮宏氏に最大の敬意と感謝を表したいと思います．

2018年6月吉日

順天堂大学　**高橋哲也**

著者一覧

【監　修】

Cardiovascular surgery Physiotherapy Network

【編　集】

高橋哲也　順天堂大学保健医療学部開設準備室，順天堂大学医学部附属順天堂医院リハビリテーション室

【執　筆】

堀 健太郎　榊原記念病院 リハビリテーション科
西村真人　山口労災病院 中央リハビリテーション部
岡本健佑　大阪労災病院 中央リハビリテーション部
根来政徳　大阪労災病院 中央リハビリテーション部
河村知範　岸和田徳洲会病院 リハビリテーション科
永井佑典　岸和田徳洲会病院 リハビリテーション科
加藤倫卓　常葉大学 健康科学部 静岡理学療法学科
森　雄司　国立病院機構静岡医療センター
光地海人　国立病院機構静岡医療センター
高橋哲也　順天堂大学保健医療学部開設準備室，順天堂大学医学部附属順天堂医院リハビリテーション室
櫻田弘治　心臓血管研究所付属病院 心臓リハビリテーション科
西川淳一　帝京大学附属病院 心臓リハビリテーションセンター
田屋雅信　東京大学医学部附属病院 リハビリテーション部
大浦啓輔　関西電力病院 リハビリテーション科
越智裕介　福山循環器病院 リハビリテーション課
森沢知之　兵庫医療大学 リハビリテーション学部 理学療法学科
大塚翔太　心臓病センター榊原病院 リハビリテーション室
石原広大　心臓病センター榊原病院 リハビリテーション室
湯口　聡　日本保健医療大学 保健医療学部
上坂建太　北野病院リハビリテーションセンター
熊丸めぐみ　群馬県立小児医療センター リハビリテーション科
花房祐輔　埼玉医科大学国際医療センター リハビリテーション科
澁川武志　滋賀医科大学医学部附属病院 リハビリテーション部
齊藤正和　榊原記念病院 リハビリテーション科
安達裕一　榊原記念病院 リハビリテーション科
田原将之　東宝塚さとう病院 リハビリテーション室
榊　聡子　春日部中央総合病院 リハビリテーション科
飛田　良　滋賀医科大学医学部附属病院 リハビリテーション部

（執筆順）

Contents

第 I 章 術後のリハビリテーションのために術前に集めるべき情報とプレハビリテーション

術前における理学療法の実際

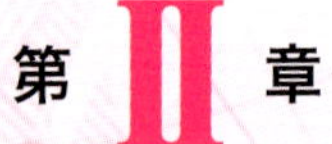

第Ⅱ章 術後のリハビリテーションのために集めるべき手術・周術期情報

手術・周術期情報をどう活かすか

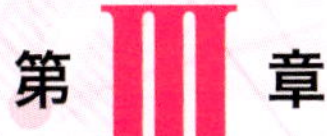

第III章 入院中のリハビリテーション

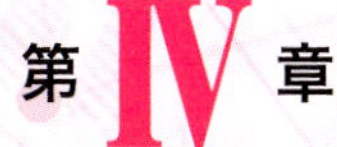

第Ⅳ章 外来におけるリハビリテーション

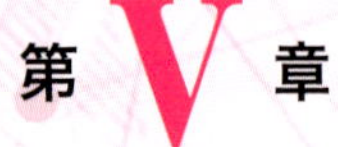

第V章 特殊な疾患の術後リハビリテーション

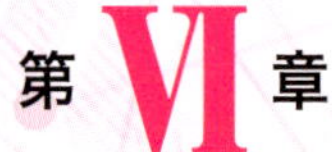

第Ⅵ章 CPN 発の学術論文のサマリーと解説

口絵カラー ①

表 12　ドレーン排液の性状とリハビリテーション内容（p108）

ドレーン排液の性状		リハビリテーションに関する判断
血　性 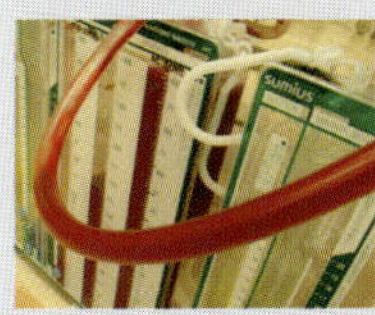	【濃い赤色（赤黒い）】 ・とろみがあるためドレーンホース内の排液は移動する速度が遅い ・排液が通った後のホース内側にはとろみのある赤い液体がしばらく残る	血管や心臓，グラフトの吻合部などから直接血液が漏出していることが考えられる．そのため血性であれば排液量が少量であってもその場はいったん介入を見送り，時間をおいてから再度介入を試しみるのがよい．その際には他の評価項目を併せて観察し，出血傾向にあるか否かを総合的に判断する
淡 血 性 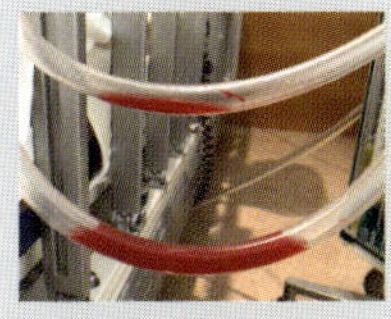	【鮮やかな赤色】 ・血性と比較してとろみがなくホース内を移動する排液の速度がやや速い ・排液が通った後のホース内には赤い液体が残るが，数秒で消える	多量に排液を認める場合には，他の項目も併せて観察する必要がある．ヘモグロビン値が連続して大幅に低下している場合や，身体所見でまぶた裏や爪の色調やが白っぽい場合，強い貧血症状を併せて認める場合は介入を見送るほうがよい
淡々血性 	【透明感のある赤色】 ・排液にはとろみがない ・ドレーンホースを通過する速度も速い ・排液が通った後のホース内側には色が残らない	術後の急性期に漿液性の排液をみることはまれであるが，淡々血性はよくみる性状である．ドレーンの排液の性状がこれらの場合には排液量が多くても持続的な出血があるとは考えにくい．積極的に起こしてドレーンからの排液を促し，少しでも胸腔内にエアスペースが確保できるように離床を進める．離床を進める際には，医師や看護師にドレーンホースが容易に抜けないように処置を施してもらうことも重要である
漿 液 性 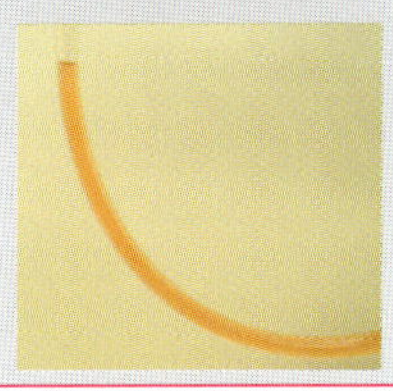	【透明感のある黄色】 ・排液にはトロミがなく，ドレーンホースを通過していく速度も速い ・ホース内側には何も残らない	

口絵カラー ②

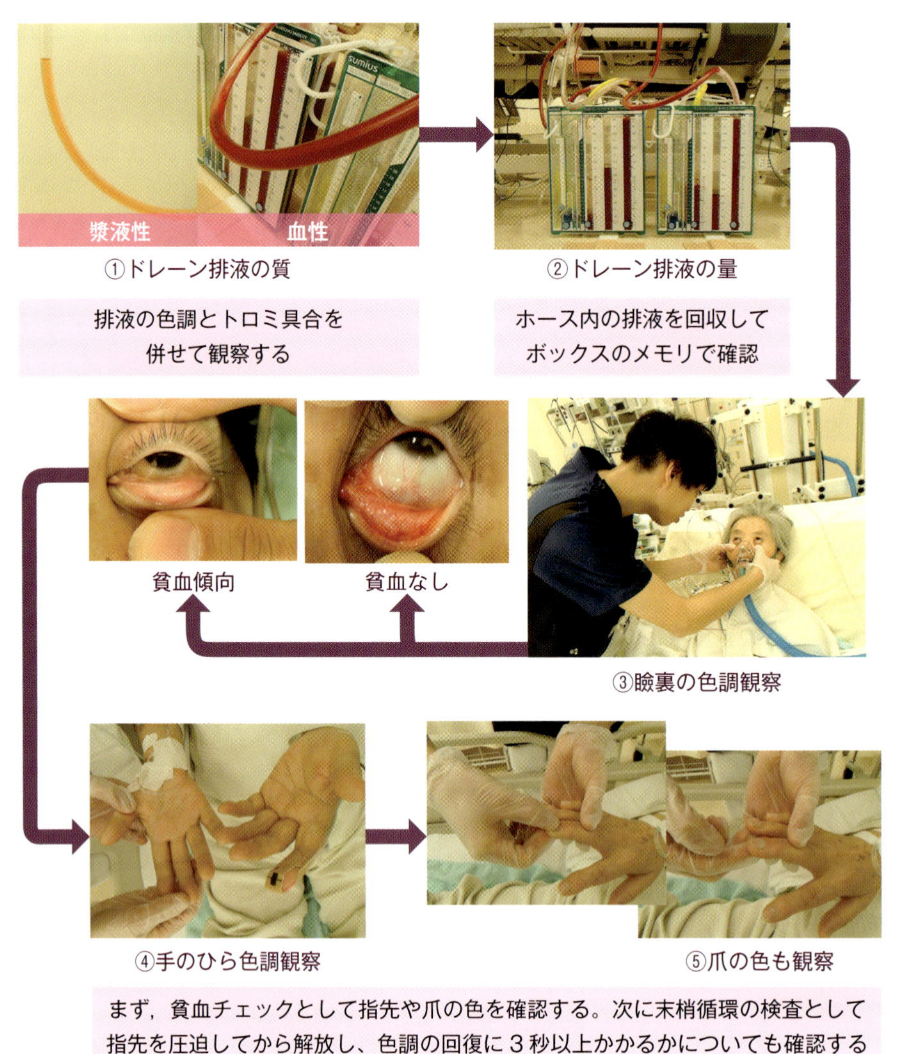

図 19　出血や貧血の観察の手順（p109）

口絵カラー ③・④

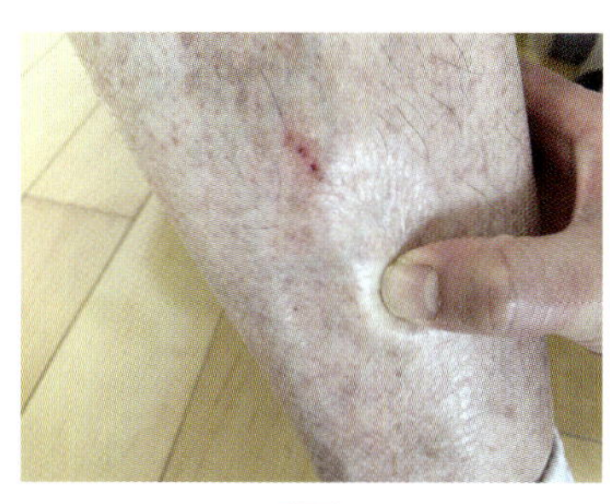

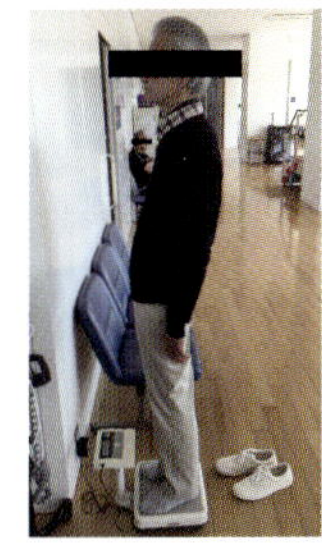

a. 体重測定

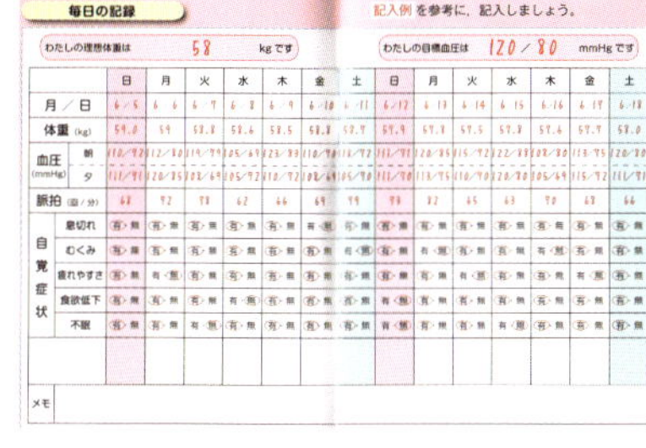

毎日の記録　記入例を参考に，記入しましょう。

わたしの理想体重は 58 kgです　　わたしの目標血圧は 120／80 mmHgです

	日	月	火	水	木	金	土	日	月	火	水	木	金	土
月／日	6/5	6/6	6/7	6/8	6/9	6/10	6/11	6/12	6/13	6/14	6/15	6/16	6/17	6/18
体重 (kg)	59.0	59	58.8	58.6	58.5	58.8	58.7	57.9	57.8	57.5	57.8	57.6	57.7	58.0
血圧 (mmHg) 朝	[illegible]	[illegible]	[illegible]	[illegible]	[illegible]	[illegible]	[illegible]	[illegible]	[illegible]	[illegible]	[illegible]	[illegible]	[illegible]	[illegible]
血圧 (mmHg) 夕	[illegible]	[illegible]	[illegible]	[illegible]	[illegible]	[illegible]	[illegible]	[illegible]	[illegible]	[illegible]	[illegible]	[illegible]	[illegible]	[illegible]
脈拍 (回／分)	68	72	78	62	66	69	79	79	82	65	63	70	68	66
自覚症状 息切れ	有・無	有・無	有・無	有・無	有・無	有・無	有・無	有・無	有・無	有・無	有・無	有・無	有・無	有・無
自覚症状 むくみ	有・無	有・無	有・無	有・無	有・無	有・無	有・無	有・無	有・無	有・無	有・無	有・無	有・無	有・無
自覚症状 疲れやすさ	有・無	有・無	有・無	有・無	有・無	有・無	有・無	有・無	有・無	有・無	有・無	有・無	有・無	有・無
自覚症状 食欲低下	有・無	有・無	有・無	有・無	有・無	有・無	有・無	有・無	有・無	有・無	有・無	有・無	有・無	有・無
自覚症状 不眠	有・無	有・無	有・無	有・無	有・無	有・無	有・無	有・無	有・無	有・無	有・無	有・無	有・無	有・無
メモ														

b. 自己管理表

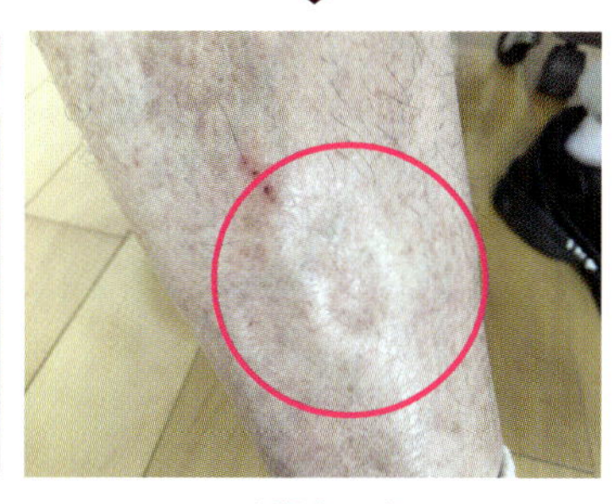

c. 浮腫の確認

図６　来院時の具体的なメディカルチェック（p167）

【グラフト採取創周囲の発赤】

- ストレッチ前に発赤があれば，創部への伸張刺激は避ける
- ストレッチ後に発赤があれば医師へ報告する

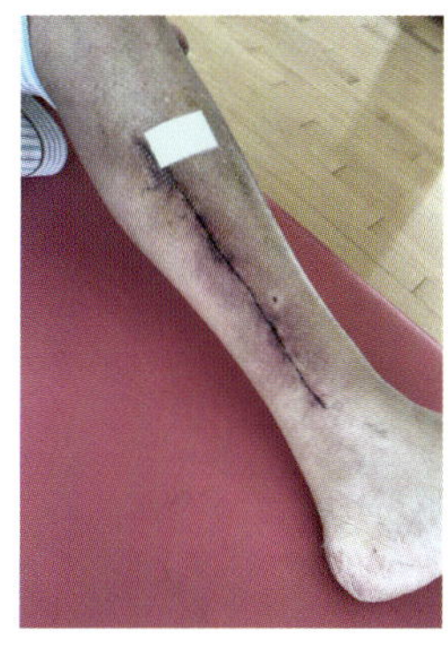

図 10　冠動脈バイパス術時のグラフト採取部の発赤（大伏在静脈）（p169）

口絵カラー ⑤・⑥

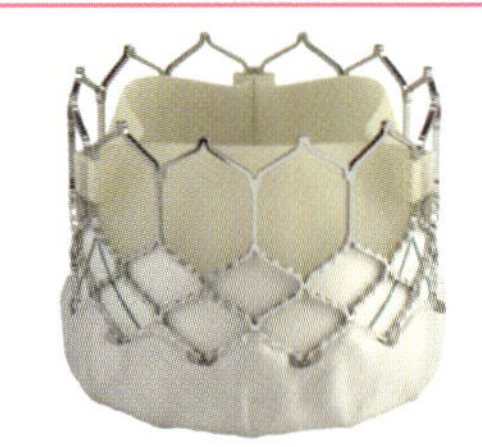

人工弁
（Sapien3™：エドワーズ社製）

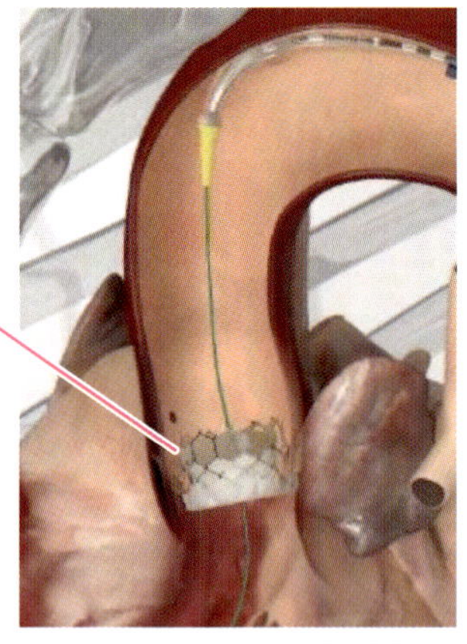

	TF（trans femoral）	TA（trans apical）
手術方法	大腿動脈からカテーテルを挿入	第 4～6 肋間を小切開し，心尖部からカテーテルを挿入
ドレーン	な　し	あ　り

図 15　経カテーテル的大動脈弁留置術（TAVI）と手術方法（p236）

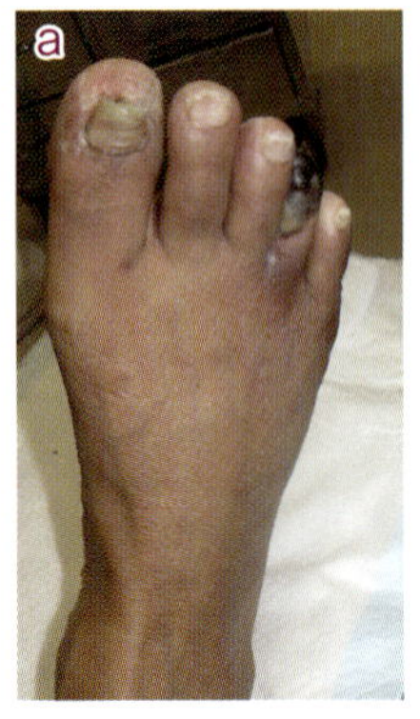

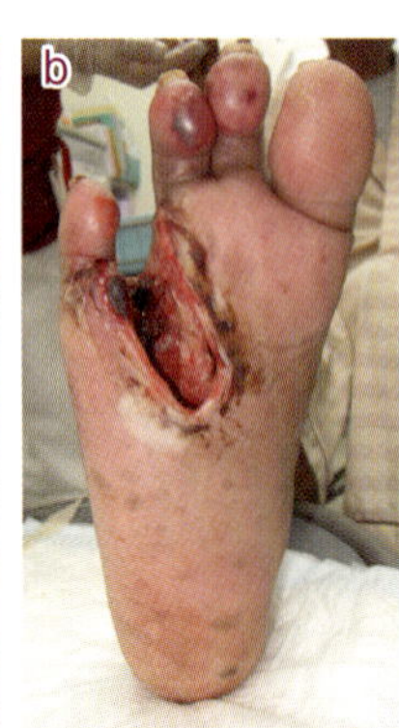

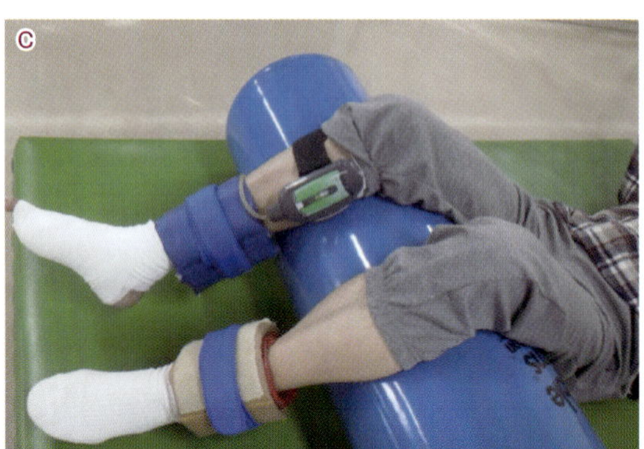

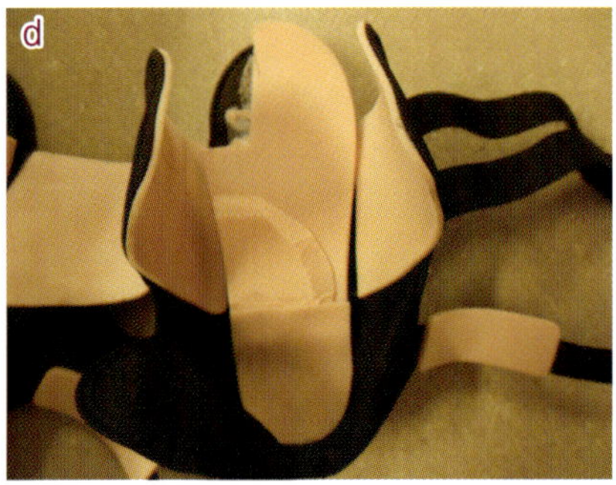

図 17　症例（p242）

a：入院時（感染のため患肢安静），健側のみレジスタンストレーニング
b：第Ⅳ趾切断術後
c：患肢の免荷でのトレーニングを開始
d：免荷デバイス（除圧サンダル）使用での歩行練習

第Ⅰ章

術後のリハビリテーションのために術前に集めるべき情報とプレハビリテーション

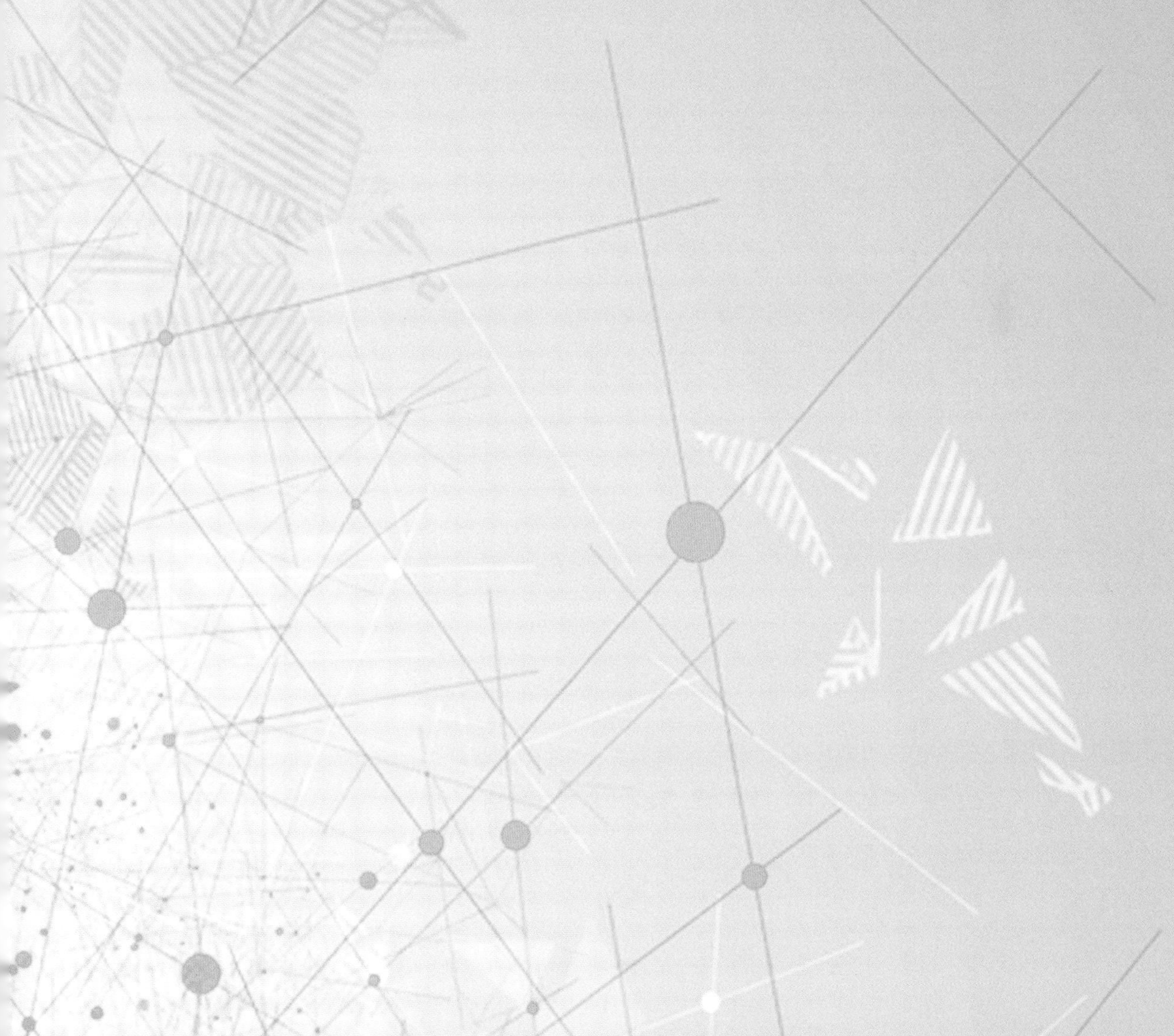

集めるべき術前情報とその意義

Summary

心臓血管外科手術における術前検査には，手術適応の判断，術式の選択，手術リスクの把握および術中・周術期管理方法の検討などの目的がある．術後のリハビリテーションにおいても，術前情報を正確に把握することは，術後の合併症の発生リスクが高い患者のスクリーニングや術後異常の早期発見を可能にし，術後のリハビリテーションを滞りなく進めるために，きわめて重要である．

術前情報の収集では，症例の氏名，年齢や性別などの基本的な情報に加えて，現病歴，既往歴，心機能，呼吸機能，冠動脈造影，血液生化学検査，胸部 X 線，胸部 CT 所見，喫煙歴，内服薬および栄養状態などの医学的情報を確認する．また，フレイルやサルコペニア，精神心理機能や認知機能なども，術後のリハビリテーションの進行や予後に影響を与えることが報告されており，術前から確認しておく必要がある．さらに，パフォーマンステストなどの理学療法評価と合わせて身体機能や日常生活活動（ADL）能力を評価する．当院では，術後のリハビリテーションのための術前アセスメントシートを用いて術前情報を収集し，患者の術前状態を包括的に捉えるよう心がけている．また，近年では高齢者の手術も増加しており，入院前の生活状況や家屋状況，社会的資源の利用状況およびキーパーソンの有無などを確認しておくことは，疾患管理能力の獲得に向けた患者指導や術後のスムーズな退院調整を行ううえでも非常に重要である．

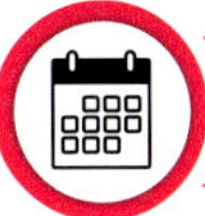

情報収集すべき項目

基本情報
1. 氏名
2. 年齢
3. 性別
4. 体格（身長，体重，BMI）
医学的情報
1. バイタルサイン
2. 診断名
3. 現病歴
4. NYHA 心機能分類，身体活動能力質問紙票（SAS）
5. 既往歴（併存疾患）
6. 冠危険因子
7. リスクスコア（EuroSCORE Ⅱ，STS Score，Japan Score）
8. 心機能（経胸壁心臓超音波検査）
9. 冠動脈造影，冠動脈 CT
10. 心臓核医学検査（心筋シンチグラフィ）
11. 心電図検査（不整脈の有無，重症度）
12. 胸部 X 線
13. 胸部 CT
14. 呼吸器機能検査
15. 血液生化学検査（腎機能，肝機能，貧血の有無など）
16. 血管機能（CT，頸動脈エコー，ABI）
17. 栄養状態
18. 身体機能，日常生活活動能力
19. 精神心理機能，認知機能
20. フレイル，サルコペニア
21. 喫煙歴
22. 内服薬
生活・社会背景
1. 家族構成
2. キーパーソンの有無
3. 居住地
4. 職業
5. 保険情報
6. 介護保険の有無・等級
7. 趣味，運動習慣
8. 食習慣
9. 家屋状況

BMI：body mass index，NYHA：New York Heart Association，SAS：specific activity scale，STS：Society of Thoracic Surgery，ABI：足関節上腕血圧比

1 集めるべき術前情報

心臓血管外科手術の術前検査には，手術適応の判断や術式の選択，手術リスクの把握など，さまざまな目的がある．術後のリハビリテーションを滞りなく進めるためにも，術前情報を正確に把握しておくことは，術後の合併症発生リスクの高い患者をスクリーニングし，術後の異常の早期発見や患者個々の状態に合わせた術後のリハビリテーションプラグラムを立案するうえで有益である．当院で使用している心臓血管外科術後のリハビリテーションにおける術前アセスメントシートを**図 1** に示す．心臓血管外科手術の術前情報の中で，特にリハビリテーションスタッフが収集しておくべき情報が列挙されており，これらの情報を正確に把握したうえで術後のリハビリテーションを実施することが重要である．術前情報には，診療録や問診から得られる情報と身体機能および日常生活活動（ADL：activity of daily living）能力の評価を中心とした理学療法評価から得られる情報がある．本稿では，主に診療録や問診から得られる情報について解説する．

2 術前情報をどう活かすか

1）年齢・性別・体格

a. 年　齢

近年，手術技術や周術期管理の進歩により，従来では手術対象とはならなかった高齢者においても積極的な手術対象となっている．従来より加齢は，心臓血管外科手術のリスクを高めることが知られており，80 歳を超える高齢者は，術後の死亡や合併症発生の危険因子であることが報告されている[1,2]．また，高齢者では脳血管疾患や骨関節疾患などの併存疾患の罹患や，後述するフレイルおよびサルコペニアを呈する症例も多いことからも，術後リハビリテーションの進行遅延には注意が必要である．一方，近年の術後管理として fast track recovery が定着したことや，手術適応の明確化から，術前に ADL 能力が自立している高齢者の術後リハビリテーションは，比較的順調に経過することも報告されている[3~5]．

b. 性　別

従来より女性は，男性と比較して心臓血管外科手術のハイリスク症例であると知られていた．その理由として，心臓血管外科手術の対象となる女性は男性に比べてより高齢であり，併存疾患を多数保有しているからであるとされている．一方，ACC（American College of Cardiology）/AHA（American Heart Association）のガイドラインでは，冠動脈バイパス術（CABG：coronary artery bypass grafting）後の院内死亡率や，術後合併症発生率および長期生存率には性別よりも，より多くのリスク因子や個々の患者の背景因子が関連していると結論づけている[6]．わが国

担当 PT：

【基本情報】

ID：　氏名（ふりがな）：　性別：女・男
生年月日　/　/　（　歳）　身長　cm　体重：　kg
入院日　/　/　病棟：　主治医　/

【医学的情報】

《疾患名》

《術前 NYHA 分類》　Ⅰ・Ⅱ・Ⅲ・Ⅳ・＊
《既往歴》
□脳血管障害　□COPD　□運動器疾患（　）
□循環器疾患（MI・AP・不整脈：AF/AFL・Paf）
□閉塞性動脈硬化症（ABI　Rt：　Lt：　）
□心不全（入院歴　なし・あり）
□心大血管手術の既往（　）＊PCI 含む
□その他（　）

《冠動脈造影》

VD（LMT 病変なし・あり）

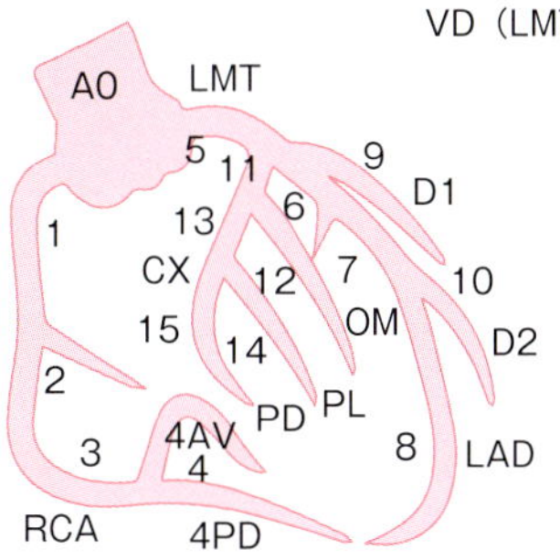

《冠危険因子》　＊BMI25 以上
□高血圧症　□脂質異常症　□高尿酸血症　□肥満
□糖尿病（食事・内服・イシスリン療法）
□CKD（HD：なし・あり）
□喫煙（術前禁煙期間 4 w 以上・4 w 未満・喫煙継続）

《手術前 Labo Date》

WBC：	RBC：	Hb：
Ht：	Plt	TP：
Alb：	GOT：	GPT：
LDH：	e-GFR：	Cre：
BUN：	BS：	HbA1c：
TG:	HDL：	LDL：
Na：	K：	T-bil
CRP：	NT-proBNP	

《X-P》

《ECG》

《呼吸機能検査》
VC：　%VC：
FEV1.0：　FEV1.0%：

《胸部・腹部 CT》
大動脈瘤　胸部（なし・あり：上行・弓部・下行）
胸腹部（なし・あり）　腹部（なし・あり）
DA（なし・あり　St：A・B / Deb：Ⅰ・Ⅱ・Ⅲa・Ⅲb）
偽腔開存（なし・あり）

《経胸壁心エコー（径は mm で記載）》
LAD：　IVS/LVPW：　/
LVDd/Ds：　/　EDV/ESV：　/
LVEF：　E/A：　E/e'：　DcT：
AR：(0・trivial・mild・moderate・severe)
MR：(0・trivial・mild・moderate・severe)
TR：(0・trivial・mild・moderate・severe)
PR：(0・trivial・mild・moderate・severe)
AS：(0・mild・moderate・severe)
(p-PG：m-PG：AVA：　)
MS：(0・mild・moderate・severe)
(p-PG：m-PG：MVA：　)
LV wall motion：

《術前内服薬》

《Vital Sign》
BP：　/　mmHg
HR：　bpm（整・不整）　SpO_2：　%

《その他》
HDS-R：
MMSE：
Euro SCORE Ⅱ：
社会・生活背景など：

図 1　心臓血管外科術後リハビリテーションのための術前アセスメントシート（榊原記念病院）

における各種ガイドラインにおいても，心臓血管外科手術のアウトカムと性差に関する統一した見解はされていないのが現状で[7,8]，術後のリハビリテーションの進行や術後の身体機能においても性別による差異は明らかになっていない．

c. 体　格

術前に高い体格指数（BMI：body mass index）を呈する症例は，術後の合併症発生率や死亡率が高値であり，術後の在院日数が延長することが報告されている[9,10]．特に高度の肥満を呈する症例では，臥床時に内臓脂肪や腹部臓器の圧迫に伴う横隔膜の可動性低下により，肺胞換気量が低下し無気肺を形成することが少なくないため注意が必要である．一方で，obesity paradox という言葉が注目されているように，BMI が高値である症例ほど，術後アウトカムが良好であることや，逆に BMI が低値である症例は BMI が高値の症例と比較して，同等またはそれ以上に予後不良という報告もされている[11〜13]．

2）現病歴・既往歴（併存疾患）

a. 現病歴

心臓血管外科手術における基礎疾患および現病歴を把握しておくことは，術後のリハビリテーションを実施するうえでの基本となる．特に心疾患患者では，基礎疾患の罹患期間や手術に至るまでの経緯および心不全入院歴の有無に加えて，術前の NYHA（New York Heart Association）の心機能分類（**表 1**）や CCS（Canadian Cardiovascular Society functional classification）分類（**表 2**）ならびに身体活動能力質問紙票（SAS：specific activity scale；**表 3**）[14] を用いて術前の自覚症状の程度や運動耐容能を評価しておくことは，患者の全体像を把握するために有用である．また，手術の緊急度（定例または緊急）によっても術後の予後が異なり，緊急手術であれば術前からのショック状態や呼吸不全を呈しているなど，全身状態がきわめて不良な場合が少なくない．したがって，そのような症例では術後の循環動態

表 1　NYHA（New York Heart Association）の心機能分類

Ⅰ度	・身体活動に制限がない ・日常生活における身体活動では，疲労，動悸，呼吸困難や狭心痛が起きない
Ⅱ度	・身体活動に軽度から中等度の制限を認める ・安静時には症状はないが，日常生活における身体活動で疲労，動悸，呼吸困難や狭心痛が起きる
Ⅲ度	・身体活動に高度の制限を認める ・安静時には症状はないが，日常生活以下の身体活動で疲労，動悸，呼吸困難や狭心痛が起きる
Ⅳ度	・いかなる身体活動を行うにも症状を伴う ・安静時にも心不全や狭心症の症状が存在し，身体活動によって症状が増悪する

Ⅱ S（slight）度：身体活動に軽度制限，Ⅲ M（moderate）度：身体活動に中等度制限

や呼吸状態の確立に難渋することから術後のリハビリテーションの開始や進行が遅延する可能性がある．

b. 既往歴（併存疾患）

後述する腎機能障害や肝機能障害および呼吸機能障害に加えて，骨関節疾患や脳血管障害は術後のリハビリテーション進行を遅延させる要因となる．そのため，既

表2　CCS（Canadian Cardiovascular Society Functional Classification）分類

Ⅰ度	・日常の身体活動（歩行や階段昇降）では，狭心症状は起きないが，激しいまたは急激なまたは長時間の活動によって起きる
Ⅱ度	・日常の身体活動が軽度制限される ・速歩や階段昇降，坂道を歩いた場合，食後や寒冷，強風下，情緒的ストレス下または起床後数時間以内の身体活動で制限される ・普通の速度での2ブロック程度の平地歩行や普通の階段を1階以上上ることは可能である
Ⅲ度	・身体活動に制限を認める ・普通の速度や状態での1～2ブロック程度の平地歩行や普通の階段を1階程度上がっても症状が起きる
Ⅳ度	・いかなる身体活動においても狭心症状が起きる ・安静時にも狭心症状が起きることがある

表3　身体活動能力質問紙票（文献14）より引用）

項目	強度	回答	
1. 夜，楽に寝れますか	1MET 以下	はい	いいえ
2. 横になっていると楽ですか	1MET 以下	はい	いいえ
3. 1人で食事や洗面ができますか	1.6METs	はい	いいえ
4. トイレは1人で楽にできますか	2METs	はい	いいえ
5. 着替えが1人で楽にできますか	2METs	はい	いいえ
6. 炊事や掃除ができますか	2～3METs	はい	いいえ
7. 自分で布団が敷けますか	2～3METs	はい	いいえ
8. 雑巾がけはできますか	3～4METs	はい	いいえ
9. シャワーを浴びても平気ですか	3～4METs	はい	いいえ
10. ラジオ体操をしても平気ですか	3～4METs	はい	いいえ
11. 健康な人と同じ速さで平地を100～200 m歩いても平気ですか	3～4METs	はい	いいえ
12. 庭いじり（軽い草むしり）をしても平気ですか	4METs	はい	いいえ
13. 1人で風呂に入れますか	4～5METs	はい	いいえ
14. 健康な人と同じ速度で2階まで上がっても平気ですか	5～6METs	はい	いいえ
15. 軽い農作業（庭掘りなど）はできますか	5～7METs	はい	いいえ
16. 平地を急いで200 m歩いても平気ですか	6～7METs	はい	いいえ
17. 雪かきはできますか	6～7METs	はい	いいえ
18. テニス（または卓球）をしても平気ですか	6～7METs	はい	いいえ
19. ジョギング（時速8 km程度）を300～400 mしても平気ですか	7～8METs	はい	いいえ
20. 水泳をしても平気ですか	7～8METs	はい	いいえ
21. 縄跳びをしても平気ですか	8METs 以下	はい	いいえ

往歴や併存疾患の種類と罹患数から計算されるチャールソン併存疾患指数（charlson comorbidity index；**表 4**）[15] を用いて数値化することも有用な手段である．また，心臓手術の既往のある症例では再手術の際に癒着組織の剥離で生じる組織損傷や，術中術後の出血量増加などが懸念されるため，確実に聴取しておくことが重要である．

3）術前のリスクスコア（EuroSCORE Ⅱ，STS Score，Japan Score）

術前のリスクスコアとは，年齢，性別，併存疾患，心機能，術式など患者の特徴やさまざまな因子を計算式に投入し，手術死亡や合併症発生のリスクを数値化するものである．手術のリスクを客観的に評価し数値化することは，手術適応や周術期管理を行ううえで重要である．わが国で多く用いられているリスクスコアは，EuroSCORE Ⅱ（European System for Cardiac Operative Risk Evaluation），STS（society of thoracic surgeons）score，Japan score である．施設によって使用し

表 4　チャールソン併存疾患指数（文献 15）より引用）

点数	併存疾患
1	**心筋梗塞** **うっ血性心不全**（労作時呼吸困難，夜間呼吸苦，薬物療法に反応した例） **末梢血管疾患**（間欠性跛行，バイパス術後，壊疽，未治療の胸腹部大動脈瘤（6 cm 以上）を含む **脳血管障害**（後遺症のほぼない脳血管障害既往，一過性脳虚血発作） **認知症** **慢性肺疾患**（軽労作で呼吸困難を生じるもの） **膠原病**（全身性エリテマトーデス，多発性筋炎，混合性結合組織病，リウマチ性多発筋痛症，中等度以上の関節リウマチ） **消化性潰瘍** **軽度肝疾患**（門脈圧亢進を伴わない軽度の肝硬変，慢性肝炎） **糖原病**（3 大合併症なし，食事療法のみは除く）
2	**片麻痺**（対麻痺も含む．脳血管障害に起因していなくても可） **中等度-高度腎機能障害**（クレアチニン≧3 mg/dL，透析中，腎移植後，原毒症） **糖尿病**（3 大合併症のいずれかあり，糖尿病性ケトアシドーシスや糖尿病性昏睡での入院歴） **固形癌**（過去 5 年間に明らかに転移なし） **白血病**（急性白血病，慢性白血病，真性赤血球増加症） **リンパ重**（リンパ肉腫，マクログロブリン血症，骨髄腫含む）
3	**中等度-高度肝機能障害**（門脈圧亢進を伴う肝硬変）
6	**転移性固形腫瘍** **AIDS**

/37 点

AIDS：acquired immunodeficiency syndrome

ているリスクスコアは異なる可能性があるものの，個々の病態評価に加えて患者の全体像を評価する際に，術後のリハビリテーションに関わる職種自身も把握しておく必要がある．前述の3つを含め現在汎用されている代表的なリスクスコアを**表5**に示す[16)]．

a. EuroSCORE Ⅱ

EuroSCORE Ⅱは，2012年に世界43カ国154施設の22,381例のデータを基に作成されたリスクスコアである[17)]．従来のEuroSCOREは65％が単独CABG症例，29％が弁膜症の手術症例であったのに対して，EuroSCORE ⅡはCABG症例，弁膜症の手術症例ともに46％程度となっており，病態や術式の片寄りが改良されている．

b. STS score

STS scoreは，1980年代後半に設立された米国胸部外科学会のSociety of Thoracic Surgeons National Adult Cardiac Surgery Database（STS NCD）が1990年から構築したデータベースである．約3年ごとにリスク解析モデルが改定されるため，登録されている疾患や術式の割合が変化するという特徴がある[18)]．

表5 心臓血管外科手術で用いられる代表的なリスクスコア（文献16）より引用）

スコア	データソース	データ収集期間	対称手術	評価項目数	予後評価項目
Parsonnetスコア	3,500例，単一施設	—	弁膜症，CABG	14	手術死亡
Cleveland Clinicスコア	5,051例，単一施設	1986～1988年	弁膜症，単独CABG	9	院内死亡，主要合併症
Northern New Englandスコア	3,055例　5施設	1987～1989年	単独CABG	16	院内死亡
EuroSCORE	8カ国，19,030例	1995年	弁膜症，CABG，大動脈	17	30日死亡，院内死亡
Amblerスコア	16,679例	1995～2003年	弁膜症（±CABG）	14	院内死亡
EuroSCORE Ⅱ	43カ国，22,381例	2010年	弁膜症，CABG，大動脈	17	30日死亡，院内死亡
STS Score	米国，年間28万例	1990年～	弁膜症，CABG	35	院内死亡，主要合併症
JapanSCORE	日本	—	弁膜症，単独CABG，大動脈	23～26	30日死亡，院内死亡，主要合併症
ACEF Score	4,557例（定期手術のみ）	2001～2003年	弁膜症，CABG	3	手術死亡
AusSCORE	31,250例	2001～2011年	単独CABG	21	30日死亡

CABG：冠動脈バイパス術

c. Japan score

Japan scoreは，2000年に日本心臓血管外科学会と日本胸部外科学会の合同による成人心臓血管外科手術データベース（JACVSD：Japan Adult Cardiovascular Surgery Database）が開始されたことにより作成された[19]．Japan scoreは術後死亡率（30日死亡，院内死亡）に加えて，術後の主要合併症（再手術，透析導入，深部胸骨感染，脳梗塞，長期人工呼吸器管理）発生率が算出可能となっている．

4）心機能・冠動脈狭窄・不整脈の有無

a. 心機能

心機能の評価は，経胸壁心臓超音波検査（TTE：transthoracic echocardiography）を用いて評価することが一般的である．左室収縮能の代表的な指標は，左室駆出率（LVEF：left ventricular ejection fraction）であり，術前から左室収縮不全を認める症例では，術後の低心拍出量症候群（LOS：low output syndrome）や急性腎障害（AKI：acute kidney injury）の発生および長期間のカテコラミンの投与を要する症例が多く，周術期の循環動態の確立に難渋することが少ないことから，術後の離床を含むリハビリテーションの進行が遅延する可能性が高くなる．一般的には，LVEFが概ね40〜50％以下の場合に「左室収縮不全あり」と定義され，30％以下が重度とされる[20]．しかし，重度の僧帽弁閉鎖不全症（MR：mitral regurgitation）が存在する場合には，LVEFが過大評価されることがあるため解釈には注意が必要である．そのほかにも，左室拡張障害ならびに左房や左室拡大の有無，弁膜症の重症度や壁運動異常の有無や程度を把握することも心機能や病態を正確に捉えるためには，きわめて重要である．特に左室拡張障害の有無は，左室流入血流速波形（図２）[21]を用いて評価される．高齢者や重度の大動脈弁狭窄症（AS：aortic stenosis）および求心性左室肥大を呈する症例では，左室拡張障害を認める場合が多い．左室拡張障害を認める症例では，輸液負荷に伴う急激な左室充満圧および

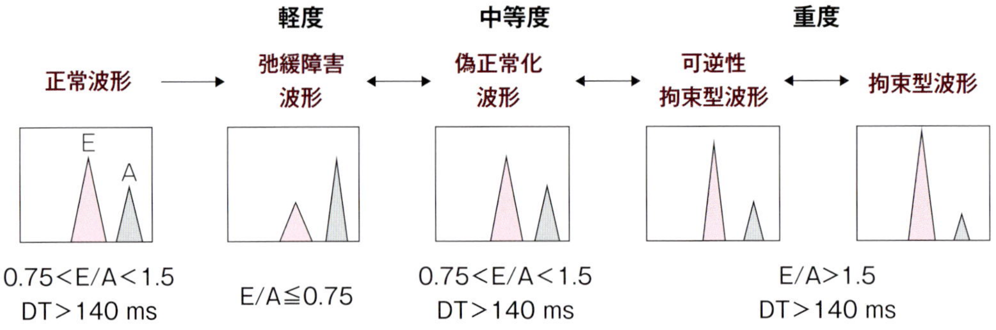

図２　左室流入血流速波形による左室拡張障害の評価（文献21）より改変引用）

E：左室急速流入血流速度，A：心房収縮期流入血流速度，DT：E波の減衰時間，E/A：E波とA波の最大速度比（左室拡張能の指標）

肺動脈楔入圧の上昇（肺うっ血）を認める．また，求心性左室肥大を有する症例では左室内腔の狭小化による一回心拍出量の低下と輸液（体液）不足が重なることでLOSを呈することもあることから，術後による体液管理の状況を注意深く観察しながら術後のリハビリテーション進行の可否を判断する必要がある．さらに，術前から左房拡大を呈する症例では，術後の発作性心房細動（PAF：paroxysmal atrial fibrillation）の発生頻度が高いことが報告されている[22]．このように，術前のTTE所見からLOSやPAFなどの術後のリハビリテーション進行に影響を与える周術期合併症の発生予測が可能であり，術前から確実に把握しておくことが重要である．

b. 冠動脈狭窄

術前の冠動脈狭窄の部位や狭窄度を冠動脈造影の結果から確認し，予定術式とともに確認しておく．TTEにて壁運動異常を認める場合には，冠動脈の支配領域（図3）[20]と合わせて理解しておくことは，病態を適切に捉えるためにも重要である．重度の呼吸機能障害や身体機能の低下を呈する症例では，術前のリハビリテーションが実施されることがある．したがって，虚血性心疾患症例においては，労作時の胸部症状出現の有無および症状出現の活動閾値を把握しておくことも重要である．また，術前から心筋シンチグラフィにて心筋バイアビリティが確認されている心筋では，CABG後に心機能や壁運動異常が改善することがあるため，術前・術後の変化を確認することも術後のリハビリテーションを実施するうえでのリスクの層別化に有用である．

c. 不整脈の有無

術前から基準となる心電図波形を把握しておくことは，術後の新たな心筋虚血や不整脈を鑑別するために重要である．術前からみられる代表的な不整脈としては，心室性期外収縮（PVC：premature ventricular contraction）および心房細動

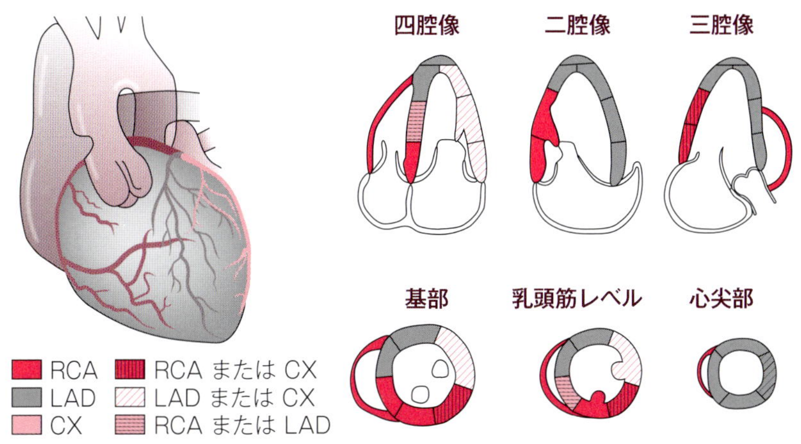

図3　経胸壁心臓超音波画像断面と冠動脈支配領域（文献20）より改変引用）
RCA：右冠動脈，LAD：左前下降枝，CX：回旋枝

表６　Lown 分類

グレード	特　徴
0	期外収縮なし
1	散発性（30 回/時間未満）
2	多発性（30 回/時間以上）
3	多形成
4a	2 連発
4b	3 連発以上
5	R on T

（AF：atrial fibrillation）である．PVC の重症度は Lown 分類（表６）で評価され，グレードが上がるにつれ心室細動（VF：ventricular fibrillation）へ移行しやすいとされている．しかし，この分類は急性心筋梗塞初期の病態に適応されるものであるため，解釈には注意が必要である．

また，AF においては心拍数のコントロール状況を安静時，労作時ともに確認しておくことで，術後の許容される心拍数を推測することが可能となる．特に心臓血管外科手術では，術前に内服していた抗不整脈薬などを一時的に減量または中断していることが多い．したがって，不整脈の有無やコントロール状況と合わせて内服薬の種類や容量を確認しておくことも重要である．

5）胸部 X 線検査・胸部 CT 検査

術前から肺うっ血および胸水などの所見を認める症例では，術後の循環動態や呼吸状態の安定化までに時間を要することがある．したがって，術前の胸部 X 線検査では心胸郭比，肺動脈陰影（うっ血）や胸水など心不全の管理状況および肺野の状態を自覚症状や他の検査所見と合わせて確認しておく．また，胸郭の著明な形態変化についても確認する．胸郭の形態変化は，肺活量（VC：vital capacity）や 1 秒量（FEV_1：forced expiratory volume in one second）の低下を招き，術後呼吸器合併症のリスクを高めるため注意が必要である．

胸部 CT では，肺の活動性病変の有無に加え，冠動脈や大動脈の石灰化の有無が確認可能である．後述するように，上行大動脈に著明な石灰化がある場合は，術後の脳梗塞発症のリスクが高値となるため注意が必要である．また，大血管疾患（大動脈瘤）の場合は瘤の性状や瘤径を確認しておく．胸部大動脈瘤症例では，瘤の圧迫により術前から反回神経麻痺による嗄声や嚥下障害（困難感）を認めることがあり，術前から存在したものか，術後に新たに生じたものかを鑑別することが重要である．

表7　慢性閉塞性肺疾患の重症度分類

病　期	特　　徴
Ⅰ期　軽度	FEV_1%＜70% % FEV_1～80%
Ⅱ期　中等度	FEV_1%＜70% 50%≦% FEV_1＜80%
Ⅲ期　重度	FEV_1%＜70% 30%≦% FEV_1＜50%
Ⅳ期　最重症	FEV_1%＜70% % FEV_1＜30%あるいは % FEV_1＜50%かつ慢性呼吸不全あるいは右心不全合併

※ FEV_1 の測定は原則として気管支拡張薬投与後の値を用いる．FEV_1%：1秒率，% FEV_1：対標準1秒量

6）呼吸機能

心血管疾患患者における併存疾患の一つとして，慢性閉塞性肺疾患（COPD：chronic obstructive pulmonary disease）があげられる．従来よりCOPDは心臓血管外科手術のリスク因子であるとされ，緊急例や検査実施が困難な症例を除き，術前には必ず評価されている項目である．COPDの重症度は，スパイロメトリーで測定された予測1秒量に対する比率である対標準1秒量（% FEV_1；表7）および労作時の呼吸困難などの自覚症状の有無や運動耐容能低下の程度，増悪の頻度などから総合的に判断される．COPDの重症度別の術後アウトカムに関する報告では，COPDの重症度が上がるにつれ，術後の呼吸器合併症の増加や入院期間の長期化が認められ，重度のCOPDは術後30日以内の死亡率の増加と関連することが報告されている[23,24]．

また，弁膜症などを長期間罹患している心疾患患者では，慢性的な左房および左室拡大による肺の圧迫により肺コンプライアンスが低下することで拘束性換気障害を呈する場合がある．その他，間質性肺炎や肺結核術後なども併存疾患として多くみられる疾患であり，胸部X線や胸部CTおよび血液生化学検査と合わせて重症度を確認しておく必要がある．さらに，術前の経皮的動脈血酸素飽和度（SpO_2：percutaneous arterial oxygen saturation）や動脈血液ガス分析を用いた動脈血酸素分圧（PaO_2：arterial oxygen partial pressure），術前からの酸素療法の有無を確認しておくことは，抜管や術後の呼吸器管理を行ううえで有益な情報となる．

7）腎機能

腎機能の代表的な指標は，血液生化学検査から得られる血清クレアチニン（Cr：creatinine）値および推定糸球体濾過量（eGFR：estimated glomerular filtration）である．加齢とともに糸球体濾過率は低下するものの，筋肉量も減少するためCr

の数値としては一定または軽度上昇する程度である．また，Cr は腎機能が 50％程度まで低下しないと基準値を超えるような高値を示すことがないため，Cr だけで腎機能を評価することはできない．そのため，血液中の Cr 量と年齢および性別などから算出される eGFR と合わせて腎機能を評価するのが一般的である．eGFR は慢性腎臓病（CKD：chronic kidney disease）の診断基準にも用いられており，腎障害を示唆する所見（検尿異常，画像異常，血液異常，病理所見など）の存在と合わせて eGFR 60 mL/分/1.73 m^2 未満が 3 カ月以上持続する場合に CKD と診断される（**表 8**）[25]．術前の腎機能障害および CKD は CABG 後の死亡率を上昇させることや周術期の感染症および術後 AKI 発生率を上昇させるという報告がある[26〜28]．さらに，CKD は術後のリハビリテーション進行や退院時の身体機能の低下と関連するとの報告があることから[29〜33]，リハビリテーションの観点からも術前の腎機能障害の有無や程度を把握しておくことは，術後の経過予測や術後のリハビリテーションプログラムを立案するうえで重要な評価指標となる．

表 8　慢性腎臓病の重症度分類（文献 25）より引用）

原疾患		蛋白尿区分		A1	A2	A3
糖尿病		尿アルブミン定量 (mL/日) 尿アルブミン/Cr 比 (mg/gCr)		正常	微量アルブミン尿	顕性アルブミン尿
				30 未満	30～299	300 以上
高血圧 腎　炎 多発性嚢胞腎 移植腎 不　明 その他		尿蛋白定量 (g/日) 尿蛋白/Cr 比 (g/gCr)		正常	軽度蛋白尿	高度蛋白尿
				0.15 未満	0.15～0.49	0.50 以上
GFR 区分 (mL/分/1.73 m^2)	G1	正常または高値	≧90			
	G2	正常または軽度低下	60～89			
	G3a	軽度～中等度低下	45～59			
	G3b	中等度～高度低下	30～44			
	G4	高度低下	15～29			
	G5	末期腎不全 (ESKD)	＜15			

重症度は原疾患・GFR 区分・蛋白尿区分を合わせたステージにより評価する．CKD の重症度は死亡，末期腎不全，心血管死亡発症のリスクを　　のステージを基準に，　　，　　，　　の順にステージが上昇するほどリスクは上昇する（KDIGO CKD guideline 2012 日本人用に改変）

8）肝機能

術前の肝機能障害，特に肝硬変の存在は心臓血管外科手術の危険因子となる．肝硬変の重症度は，Child-Pugh 分類を用いて A～C に層別化され（表9），重症度が上がるにつれ死亡率が増加することが報告されている[34]．近年では肝移植待機患者に使用されていた MELD（model for end-stage liver disease）score の心臓血管外科術前のリスク評価への有用性が報告されている[35,36]．また，肝機能障害が進行すると線溶能の亢進および凝固因子の欠乏に加えて，脾機能亢進による血小板減少のため，術中出血量の増加や術後出血に伴う再開胸の発生頻度が増加する可能性がある．したがって，重度の肝機能障害を有する症例に対し，術後のリハビリテーションの実施や離床の際には，術中の出血量および安静時のドレーンからの排液量や性状の確認に加えて，体動時の排液量や性状の変化にもより注意深い観察が必要となる．

9）貧　血

貧血は血清ヘモグロビン（Hb：hemoglobin）値の濃度により男性 13 g/dl 以下，女性 12 g/dl 以下と定義される．高齢者においては加齢に伴い Hb 値も低下するため，この定義を適用することは実際的ではなく，Hb 値 11 g/dl 以下とすることが一般的となっている[37]．高齢者や心疾患患者の貧血の種類としては，鉄欠乏性貧血および腎性貧血が多い．心臓血管外科手術前の貧血は，術後の腎機能障害，入院期間の延長および術後死亡の予測因子となることが報告されている[38]．

10）血管機能（CT による動脈硬化，頸動脈エコー）

冠動脈疾患や AS を有する症例では，全身の動脈硬化性疾患を有する可能性が高く，CT を用いた全身の血管性状を評価することは，術式や周術期管理方法を検討するうえで重要な情報となる（図4）．開心術の際に用いられる人工心肺装置の多くは，上行大動脈からの送血や遮断操作が必要となり，この部位に強い石灰化や粥腫が存在すると，解離や粥腫の飛散による塞栓症のリスクとなる．さらに，低心機

表9　Child-Pugh 分類

項目/点数	1点	2点	3点
肝性脳症	なし	1～2度	3～4度
腹　水	なし	軽度	中等度以上
血清ビリルビン濃度（mg/dL）	<2	2～3	>3
血清アルブミン濃度（g/dL）	>3.5	2.8～3.5	<2.8
プロトロンビン時間延長（秒）	1～4	4～6	>6

クラス A（軽度）：5～6点
クラス B（中等度）：7～9点
クラス C（重度）：10～15点

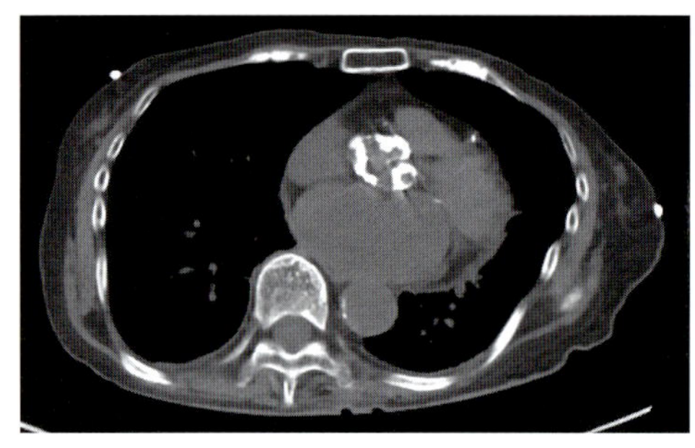

a. 大動脈弁の石灰化

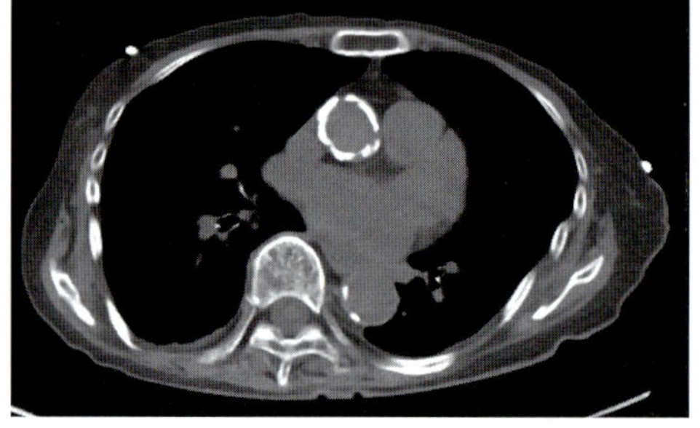

b. 上行大動脈の石灰化

図４　胸部 CT 所見

84 歳，女性，大動脈弁狭窄症．大動脈弁（a）および上行大動脈（b）に著明な石灰化を認める

能症例では大動脈内バルーンパンピング（IABP：intra-aortic balloon pumping）などの補助循環装置を必要とすることがあるため，大腿動脈や腸骨動脈の血管性状を評価しておくことは，カテーテル挿入の際の重要な情報となる．また，重度の内頸動脈の狭窄を認める症例では，術中の血圧変動により脳梗塞が生じる可能性が指摘されている[39,40]．したがって，術前に大動脈の著明な石灰化や重度の内頸動脈の狭窄を有する症例では，術後のリハビリテーションの際に神経学的所見をより注意深く観察する必要がある．

11）栄養状態

近年，高齢者におけるフレイルやサルコペニアが注目されており，その構成要素である栄養状態が術前評価の一つとして取り入れられている．栄養状態の術前評価は，簡易栄養状態評価表（MNA®：mini nutritional assessment）や GNRI（geriatric nutritional risk index）を用いて実施される．**表 10** に代表的な栄養評価法を示すが，心血管疾患患者に対する疾患特異性をもった評価方法はないのが現状である．心臓血管外科手術前の栄養障害は，術後合併症の発生と関連することが報告されている[41,42]．また，心臓血管外科手術前の低栄養と術後のリハビリテーション進行においては，術前に低栄養と評価された症例ではリハビリテーションの進行が有意に遅延し，また術後の自立歩行獲得が遅延する割合が有意に高値となることが報告されている[43]．したがって，そのような症例では術前・術後をとおした栄養サポートチーム（NST：nutritional support team）の介入を検討することも必要となる．

12）精神・心理・認知機能

a. 不安・抑うつ

近年，心疾患の発症や予後規定因子として不安，抑うつなどの精神心理的状態が

表 10　主な栄養評価法一覧

簡易栄養状態評価表（Mini Nutritional Assessment (MNA)®）

【MNA-Short Form（MNA-SF）：スクリーニング】

食事量の減少（0～2 点），体重減少（0～3 点），歩行能力（0～2 点），精神的ストレス・急性疾患（0，2 点），神経・精神的問題（0～2 点），BMI（0～3 点）

低栄養：0～7 点，低栄養リスクあり：8～11 点，栄養状態良好：12～14 点

⇒ 11 点以下の場合はアセスメントへ進む

【アセスメント】

ADL 全般（0，1 点），内服薬（0，1 点），痛み（0，1 点），食事回数（0～2 点），タンパク質摂取（0.0～1.0 点），果物・野菜摂取（0，1 点），水分摂取（0.0～1.0 点），食事介助（0～2 点），栄養状態の自己評価（0～2 点），健康状態の自己評価（0.0～2.0 点），上腕周径（0.0～1.0 点），下腿周径（0，1 点）

【スクリーニング＋アセスメント】

低栄養：0～16 点，低栄養のリスクあり：17～23.5 点，栄養状態良好：24～30 点

Geriatric Nutritional Risk Index（GNRI）

14.89×血清アルブミン値（g/dL）＋41.7×（現体重 kg÷理想体重 kg）

（現体重＞理想体重の場合は 1 とする）

重度リスク＜82，82≦中等度リスク＜92，92≦軽度リスク＜98，リスクなし≧98

Prognostic Nutritional Index（PNI）

10×血清アルブミン値（g/dL）＋0.005×総リンパ球数（/μL）

高度低栄養＜35，35≦中等度低栄養≦38，正常＞38

CONUT スコア

①血清アルブミン値（g/dL）

0 点：≧3.5，2 点：3.49～3，4 点：2.99～2.5，6 点：＜2.5

②総リンパ球（/μL）

0 点：≧1,600，1 点：1,200～1,599，2 点：800～1,199，3 点＜800

③総コレステロール（mg/dL）

0 点：≧180，1 点：140～179，2 点：100～139，3 点：＜100

合計：①＋②＋③

正常：0～1 点，軽度異常：2～4 点，中等度異常，5～8 点，高度異常：9～12 点

注目されている．例えば，心血管疾患患者に対する不安の評価は STAI（state-trait anxiety inventory），抑うつの評価は PHQ-9（patient health questionnaire-9），不安および抑うつの両者が評価可能である HADS（hospital anxiety and depression scale）が用いられることが多い．心臓外科手術において術前の不安や抑うつは，術後の合併症や周術期および長期的な生命予後に影響を与えることや[44,45]，慢性的な術後疼痛との関連が報告されている[46]．また，抑うつ症状は心疾患患者の服薬アドヒアランス低下などの自己管理能力の阻害要因となることや QOL（quality of life）の低下につながることが報告されている[47～49]．したがって，そのような症例に対しては，精神科医や臨床心理士などの介入を検討することも必要となる．

b. 認知機能の低下

心臓血管外科手術を受ける患者の高齢化に伴い認知機能の低下を有する症例が増

加している．認知機能評価には改訂版長谷川式簡易知能評価スケール（HDS-R：Hasegawa's dementia scale-revised），MMSE（mini-mental state examination），Mini-Cog が使用されることが多い．HDS-R で 20 点以下，MMSE で 23 点以下または Mini-Cog で 2 点以下の場合に認知症の疑いがあると判断される[50〜52]．また，近年では将来認知症に移行しやすい状態である軽度認知障害（MCI：mild cognitive impairment）が注目されている．MCI は，①本人や家族から認知機能の低下の訴えがある，②認知機能は正常とはいえないものの認知症の診断基準も満たさない，③複雑な ADL に最低限の障害はあっても基本的な ADL 能力は正常な状態であると定義されており[53]，MMSE や MoCA（Montreal Cognitive Assessment）または MoCA-J（Japanese version of MoCA）を用いてスクリーニングされる．MMSE で 27 点以下，MoCA で 25 点以下の場合に MCI が疑われる[54〜56]．心臓血管外科手術と術前の認知機能の低下に関する報告では，術前の MCI は術後せん妄や呼吸器合併症の危険因子となるとの報告[57,58] や，術前の認知機能障害は術後の自宅退院の可否を予測するとの報告がある[59]．

13）フレイルとサルコペニア

フレイルは，「高齢期に生理的予備能が低下することでストレスに対する脆弱性が増加し，障害，施設入所，死亡などの負の転帰に陥りやすい状態」[60,61] と定義されている．フレイルの評価は Fried ら[60] が報告した CHS（cardiovascular health study）基準が汎用されており，①体重減少，②易疲労性，③活動性低下，④握力低下，⑤歩行速度低下の 5 項目のうち 3 項目以上に該当する場合を「フレイル」，1〜2 項目に該当する場合を「プレフレイル」と判定する（**表 11**）．

心臓血管外科手術患者に対する術前のフレイルの評価方法は統一されていないものの，フレイルは術後合併症の発生率や死亡率を増加させ，在院日数を延長させる危険因子であることが報告されている[62,63]．また，著者ら[64] はフレイル群では非フレイル群と比較して術後の歩行開始病日が有意に遅延し，退院時の屋内歩行の自立割合および自宅退院の割合が有意に低値となることを報告している．一方で，フレイルは適切な介入により改善可能（可逆的）な状態であることから，術前のリハビリテーションによるフレイルの改善および術後アウトカムへの効果が期待されるが，フレイルを呈する症例における術前のリハビリテーションの方法や効果に関するエビデンスは確立されていないのが現状である．

サルコペニアは，1989 年に Rosenberg[65] が提唱した概念であり，加齢に伴う筋肉量の減少を意味する．2010 年に EWGSOP（European Working Group on Sarcopenia in Older People）の定義が示され[66,67]，その後，2014 年には AWGS（Asian Working Group for Sarcopenia）によりアジア人における定義が示された（**図 5**）[68,69]．近年では，サルコペニア肥満という概念も提唱されているように[70]，BMI

表 11　CHS（cardiovascular health study）基準

項　目		基　　準
体重減少		1 年間に 4.5 kg または 5%以上の意図しない体重減少
易疲労性		CES-D の 2 項目（過去 1 週間）について尋ね，週 3～4 日以上をいずれか 1 つ答えた場合に該当 ①何をするのも面倒だ ②物事が手につかない
活動性低下		MLTA（短縮版）の 18 項目について尋ね，1 週間の消費エネルギー量（kcal）を算出する 男性　＜383 kcal/週 女性　＜270 kcal/週
握力低下	男性	BMI ≦24　≦29 kg BMI 24.1～26　≦30 kg BMI 26.1～28　≦30 kg BMI ＞28　≦32 kg
	女性	BMI ≦23　≦17 kg BMI 23.1～26　≦17.3 kg BMI 26.1～29　≦18 kg BMI ＞29　≦21 kg
歩行速度低下 15 feet (4.57 m)	男性	身長≦173 cm　≧7 秒 身長＞173 cm　≧6 秒
	女性	身長≦159 cm　≧7 秒 身長＞159 cm　≧6 秒

CES-D：Center for Epidemiologic Studies Depression Scale，MLTA：Minnesota Leisure Time Activity Questionnaire

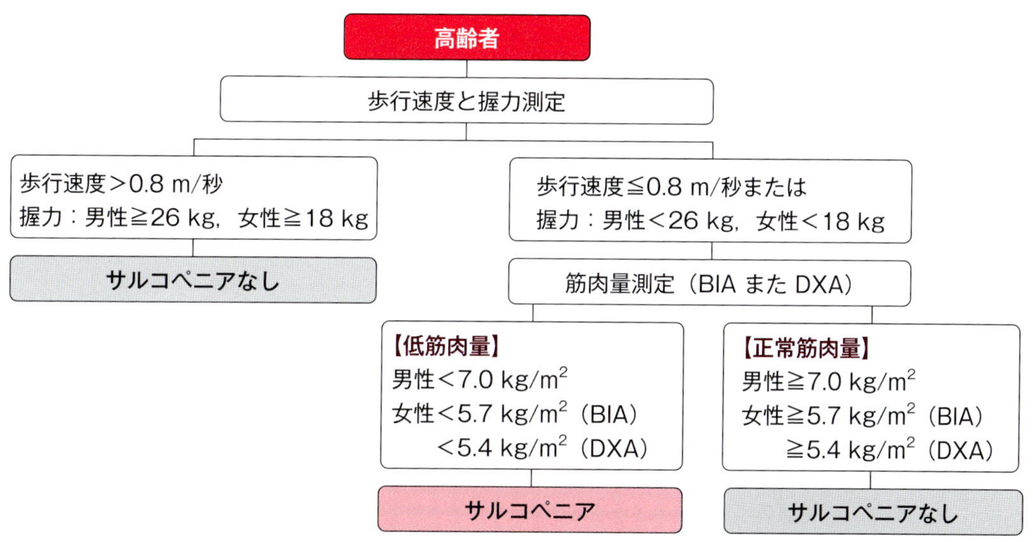

図 5　アジア人におけるサルコペニア診断のアルゴニズム（文献 65）より引用）

BIA：生体インピーダンス法，DXA：二重エネルギー X 線吸収法

が低値の症例の予後が不良との報告[11,12]と同様に，術後のアウトカムとの関連が報告されている[71]．フレイルやサルコペニアを呈する症例では，術前からの低身体機能の影響により術後プロトコルに準じたリハビリテーションの実施が困難な症例が少なくない．したがって，そのような症例においては理学療法評価の結果に基づいた個別的な術後のリハビリテーションプログラムの作成が必要となる．

14）喫煙の有無

タバコ煙に含まれる一酸化炭素（CO），一酸化窒素（NO），ニコチンやタールなどの成分は，生体にさまざまな影響を与えることが知られている．特にCOはヘモグロビン（Hb）との結合性が酸素（O_2）よりも高いため，O_2とHbとの結合を阻害し，血液のO_2含有量を低下させる．また，酸素化ヘモグロビン（O_2Hb）からO_2の解離を阻害し組織へO_2の供給を低下させる．NOは従来，血管拡張作用を有する物質であるが，慢性的かつ過剰なNOの暴露は血管内皮機能を低下させ，NOの作用も低下させる．さらに，ニコチンは交感神経を活性化させ，心筋酸素消費量を増加させる．また，気管支を収縮させ，気道内分泌物を増加させる．その他，タールなどは気道の線毛運動を抑制する[72]．

喫煙量の評価の目安としては，ブリンクマン指数を用いるのが一般的であり，1日の喫煙本数に喫煙年数を乗じた数値で表される[73]．ブリンクマン指数が400以上では肺がんの発症率が高値になるといわれており，200以上は禁煙外来における保険適応基準の一つにもなっている（35歳未満ではこの基準は適応されない）．

心臓血管外科手術前の喫煙は，術後の呼吸器合併症の発生率を増加させることが報告されており[74,75]，術前は可能な限り禁煙をすることが望ましい．ニコチンの半減期は30～40分程度であり，一酸化炭素ヘモグロビン（COHb）の半減期は主に換気量に依存するものの概ね4～12時間であるため，喫煙による循環動態や組織酸素化の影響は，2～3日の禁煙で改善がみられる[76]．一方で，線毛運動は禁煙後4～6日で回復し始め，喀痰の量は2～6週間で正常に戻るが，末梢気道障害の改善には少なくとも4 週間が必要であり，気道クリアランスが完全に正常に戻るのには3カ月以上を要する[77]．術前の禁煙と心臓血管外科手術のアウトカムにおいては，4～8週間の禁煙にて術後の呼吸器合併症の発生が減少したとの報告がされている[77,78]．

15）生活背景・社会背景

高齢者に対する手術が増加している昨今において，入院前の生活背景や社会背景を把握しておくことは，術後のスムーズな退院調整を行ううえで非常に重要である．そのため入院前の生活状況や家屋状況，社会的資源の利用状況およびキーパーソンの有無などを確認しておく．近年では高齢独居の症例も増加してきており，退院後の日常生活上でなんらかのサポートを必要とする症例が増加している．したがって，

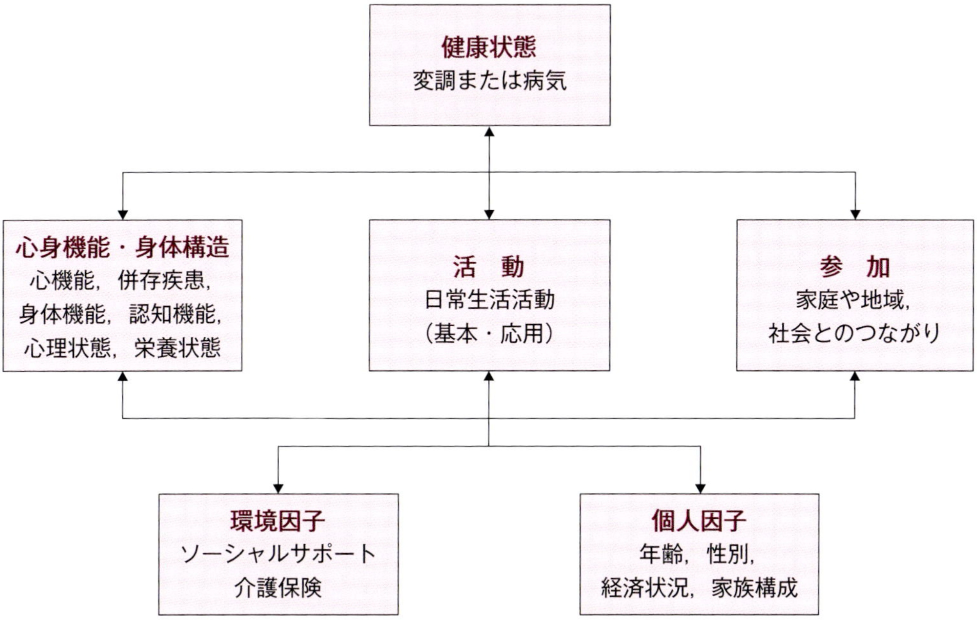

健康状態
変調または病気

心身機能・身体構造
心機能，併存疾患，
身体機能，認知機能，
心理状態，栄養状態

活動
日常生活活動
（基本・応用）

参加
家庭や地域，
社会とのつながり

環境因子
ソーシャルサポート
介護保険

個人因子
年齢，性別，
経済状況，家族構成

図6 国際生活機能分類（ICF）

症例に応じて術前からの医療ソーシャルワーカー（MSW：medical social worker）の介入を検討することも必要となる．また，これら多くの情報を国際生活機能分類（ICF：international classification of functioning, disability and health；図6）[79] などを用いて整理しておくことも患者の生活背景や社会背景を包括的に理解するために有用である．

【文 献】

1）Wang W, et al：Association between older age and outcome after cardiac surgery：a population-based cohort study. *J Cardiothorac Surg* **9**：177, 2014
2）Carmona García P, et al：Mortality in isolated coronary artery bypass surgery in elderly patients. A retrospective analysis over 14 years. *Rev Esp Anestesiol Reanim* **64**：262–272, 2017
3）西川淳一，他：80 歳以上の超高齢心臓外科手術症例の術後リハビリテーションの成績．心臓リハ **22**：56–60, 2016
4）Tobita R, et al：Clinical characteristics of functional recovery after coronary artery bypass graft surgery in Japanese octogenarians. *J Phys Ther Sci* **28**：621–625, 2016
5）澁川武志，他：80 歳以上の高齢者における心大血管手術後 100 m 歩行自立阻害因子の検討．理学療法学 **42**：487–493, 2015
6）Eagle KA, et al：ACC/AHA 2004 guideline update for coronary artery bypass graft surgery：a report of the American College of Cardiology/American Heart Association Task Force on Practice Guidelines（Committee to Update the 1999 Guidelines for Coronary Artery Bypass Graft Surgery）. *Circulation* **110**：e340–437, 2004
7）循環器領域における性差医療に関するガイドライン（http://www.j-circ.or.jp/guideline/pdf/

JCS2010tei.h.pdf）2018 年 1 月 10 日閲覧

8）虚血性心疾患に対するバイパスグラフトと手術術式の選択ガイドライン（2011 年改訂版；http://www.j-circ.or.jp/guideline/pdf/JCS2011_ochi_h.pdf）2018 年 1 月 10 日閲覧

9）Terada T, et al：Severe Obesity Is Associated With Increased Risk of Early Complications and Extended Length of Stay Following Coronary Artery Bypass Grafting Surgery. *J Am Heart Assoc* **5**：e003282, 2016

10）Ghanta RK, et al：Obesity Increases Risk-Adjusted Morbidity, Mortality, and Cost Following Cardiac Surgery. *J Am Heart Assoc* **6**：e003831, 2017

11）Thourani VH, et al：The impact of body mass index on morbidity and short- and long-term mortality in cardiac valvular surgery. *J Thorac Cardiovasc Surg* **142**：1052–1061, 2011

12）Gao M, et al：Impact of Body Mass Index on Outcomes in Cardiac Surgery. *J Cardiothorac Vasc Anesth* **30**：1308–1316, 2016

13）Mariscalco G, et al：Body Mass Index and Mortality Among Adults Undergoing Cardiac Surgery：A Nationwide Study With a Systematic Review and Meta-Analysis. *Circulation* **135**：850–863, 2017

14）Sasayama S, et al：Evaluation of functional capacity of patients with cognitive heart failure. Yasuda H, et al（eds）：New Aspects in the Treatment of Falling Heart. Springer-Verlag, Tokyo, 1996, pp113–117

15）Charlson ME, et al：A new method of classifying prognostic comorbidity in longitudinal studies：development and validation. *J Chronic Dis* **40**：373–383, 1987

16）宮原俊介，他：多様化する術式に対するリスク評価法のアップデート．*INTENSIVIST* 8：3–17, 2016

17）Nashef SA, et al：EuroSCORE Ⅱ. *Eur J Cardiothorac Surg* **41**：734–744, 2012

18）Jin RY, et al：Using Society of Thoracic Surgeons risk models for risk-adjusting cardiac surgery result. *Am Thrac Surg* **89**：677–682, 2010

19）Motomura N, et al：First report on 30-day and operative mortality in risk model of isolated coronary artery bypass grafting in Japan. *Ann Thorac Surg* **36**：1866–1872, 2008

20）Lang RM, et al：Recommendations for Cardiac Chamber Quantification by Echocardiography in Adults：An Update from the American Society of Echocardiography and the European Association of Cardiovascular Imaging. *J Am Soc Echocardiogr* **28**：1–39, 2015

21）Redfield MM, et al：Burden of systolic and diastolic ventricular dysfunction in the community：appreciating the scope of the heart failure epidemic. *JAMA* **289**：194–202, 2003

22）Echahidi N, et al：Mechanisms, prevention, and treatment of atrial fibrillation after cardiac surgery. *J Am Coll Cardiol* **51**：793–801, 2008

23）Ried M, et al：Mild-to-moderate COPD as a risk factor for increased 30-day mortality in cardiac surgery. *Thorac Cardiovasc Surg* **58**：387–391, 2010

24）Saleh HZ, et al：Impact of chronic obstructive pulmonary disease severity on surgical outcomes in patients undergoing non-emergent coronary artery bypass grafting. *Eur J Cardiothorac Surg* **42**：108–113, 2012

25）日本腎臓学会（編）：CKD 診療ガイド 2012（https://www.jsn.or.jp/guideline/pdf/CKDguide2012.pdf）2018 年 1 月 10 日閲覧

26）Yeo KK, et al：Severity of chronic kidney disease as arisk factor for operative mortality in nonemergent patients in the California coronary artery bypass graft outcomes reporting program. *Am J Carsiol* **101**：1269–1274, 2008

27）Minakata K, et al：Preoperative chronic kidney disease as a strong predictor of postoperative infection and mortality after coronary artery bypass grafting. *Cur J* **78**：2225–2231, 2014

28）Huang TM, et al：Preoperative proteinuria predicts adverse renal outcomes after coronary artery bypass grafting. *J Am Soc Nephrol* **22**：156–163, 2011

29）Saitoh M, et al：Factors determining achievement of early postoperative cardiac rehabilitation goal in patients with or without preoperative kidney dysfunction undergoing isolated cardiac surgery. *J Cardiol* **61**：299–303, 2012

30）齊藤正和，他：心臓外科手術後のカテコラミン投与量およびリハビリテーション進行に対する術前腎機能障害ならびに術後急性腎障害の影響の検討．理学療法学　**39**：410–417, 2012
31）齊藤正和，他：心臓手術後患者の術前腎機能障害および術後体液管理状況と術後リハビリ進行との関連．心臓リハ　**18**：64–68, 2013
32）森沢知之，他：冠動脈バイパス術後リハビリテーション遅延の特徴とその関連因子．日集中医誌　**21**：601–606, 2014
33）河合佳奈，他：待機的心臓外科手術後患者における移動動作能力低下に関与する要因の検討．心臓リハ　**18**：89–93, 2013
34）Jacob KA, et al：Mortality after cardiac surgery in patients with liver cirrhosis classified by the Child-Pugh score. *Interact Cardiovasc Thorac Surg*　20：520–530, 2015
35）Suman A, et al：Predicting outcome after cardiac surgery in patients with cirrhosis：a comparison of Child-Pugh and MELD scores. *Clin Gastroenterol Hepatol*　**2**：719–723, 2004
36）Morimoto N, et al：The model for end-stage liver disease（MELD）predicts early and late outcomes of cardiovascular operations in patients with liver cirrhosis. *Ann Thorac Surg*　**96**：1672–1678, 2013
37）堤　久，他：高齢者の貧血．日内会誌　**95**：2021–2025, 2006
38）Miceli A, et al：Preoperative anemia increases mortality and postoperative morbidity after cardiac surgery. *J Cardiothorac Surg*　**9**：137, 2014
39）Reed GL III, et al：Stroke following coronary-artery bypass surgery：A case control estimate of the risk from carotid bruits. *N Engl J Med*　**319**：1246–1250, 1988
40）Faggioli GL, et al：The role of carotid screening before coronary artery bypass. *J Vasc Surg*　**12**：724–729, 1990
41）Lomivorotov VV, et al：Prognostic value of nutritional screening tools for patients scheduled for cardiac surgery. *Interact Cardiovasc Thorac Surg*　**16**：612–618, 2013
42）Jagielak D, et al：The impact of nutritional status and appetite on the hospital length of stay and postoperative complications in elderly patients with severe aortic stenosis before aortic valve replacement. *Kardiochir Torakochirurgia Pol*　**13**：105–112, 2016
43）櫻田弘治，他：術前栄養状態と心大血管手術後リハビリテーション進行の関連：Geriatric Nutritional Risk Index を用いた検証．理学療法学　**40**：401–406, 2013
44）Williams JB, et al：Preoperative anxiety as a predictor of mortality and major morbidity in patients aged ＞70 years undergoing cardiac surgery. *Am J Cardiol*　**111**：37–42, 2013
45）Stenman M, et al：Association between preoperative depression and long-term survival following coronary artery bypass surgery — A systematic review and meta-analysis. *Int J Cardiol*　**222**：462–466, 2016
46）Pagé MG, et al：Do depression and anxiety profiles over time predict persistent post-surgical pain? A study in cardiac surgery patients. *Eur J Pain*　**21**：965–976, 2017
47）Gehi A, et al：Depression and medication adherence in outpatients with coronary heart disease：findings from the Heart and Soul Study. *Arch Intern Med*　**165**：2508–2513, 2005
48）Ziegelstein RC,et al：Patients with depression are less likely to follow recommendations to reduce cardiac risk during recovery from a myocardial infarction. *Arch Intern Med*　**160**：1818–1823, 2000
49）Ruo B,et al：Depressive symptoms and health-related quality of life：the Heart and Soul Study. *JAMA*　**290**：215–221, 2003
50）加藤伸司，他：改訂長谷川式簡易知能評価スケール（HDS-R）の作成．老年精神医学雑誌　**2**：1339–1347, 1991
51）Folstein MF, et al："Mini-mental state". A practical method for grading the cognitive state of patients for the clinician. *J Psychiatr Res*　**12**：189–198, 1975
52）Borson S, et al：The Mini-Cog as a screen for dementia：validation in a population-based sample. *J Am Geriatr Soc*　**51**：1451–1454, 2003
53）Petersen RC, et al：Mild cognitive impairment as a clinical entity and treatment target. *Arch Neurol*　**62**：1160–1163, 2005

54）Kaufer DI, et al：Cognitive screening for dementia and mild cognitive impairment in assisted living：comparison of 3 tests. *J Am Med Dir Assoc* **9**：586–593, 2008
55）Nasreddine ZS, et al：The Montreal Cognitive Assessment, MoCA：A brief screening tool for mild cognitive impairment. *J Am Geriatr Soc* **53**：695–699, 2005
56）Fujiwara Y, et al：Brief screening tool for mild cognitive impairment in older Japanese：validation of the Japanese version of the Montreal Cognitive Assessment. *Geriatr Gerontol Int* **10**：225–232, 2010
57）Veliz-Reissmüller G, et al：Pre-operative mild cognitive dysfunction predicts risk for post-operative delirium after elective cardiac surgery. *Aging Clin Exp Res* 19：172–177, 2007
58）Aykut K, et al：Preoperative mild cognitive dysfunction predicts pulmonary complications after coronary artery bypass graft surgery. *J Cardiothorac Vasc Anesth* **27**：1267–1270, 2013
59）Harrington MB, et al：Preoperative Cognitive Status is Independently Associated with Discharge Location after Cardiac Surgery. *Am J Crit Care* **20**：129–137, 2011
60）Fried LP, et al：Frailty in older adults：evidence for a phenotype. *J Gerontol A Biol Sci Med Sci* **56**：146–156, 2001
61）Walston J, et al：Research agenda for frailty in older adults：toward a better understanding of physiology and etiology：summary from the American Geriatrics Society/National Institute on Aging Research Conference on Frailty in Older Adults. *J Am Geriatr Soc* **56**：991–1001, 2006
62）Sepehri A, et al：The impact of frailty on outcomes after cardiac surgery：A systematic review. *J Thorac Cardiovasc Surg* **148**：3110–3117, 2014
63）Abdullahi YS, et al：Systematic review on the predictive ability of frailty assessment measures in cardiac surgery. *Interact Cardiovasc Thorac Surg* **24**：619–624, 2017
64）堀健太郎，他：Frailty（フレイル）を呈する高齢心臓外科手術患者の術後リハビリテーション進行状況および術後経過に関する検討．心臓リハ **21**：83–91, 2016
65）Rosenberg IH：Summary comments. Am J Clin Nutr 50：1231-1233,1989
66）Cruz-Jentoft AJ,et al：European Working Group on Sarcopenia in Older People. Sarcopenia：European consensus on definition and diagnosis：Report of theEuropean Working Group on Sarcopenia in Older People. *Age Ageing* **39**：412–423, 2010
67）高齢者における加齢性筋肉減弱現象（サルコペニア）に関する予防対策確立のための包括的研究研究班：サルコペニア—定義と診断に関する欧州関連学会のコンセンサス—高齢者のサルコペニアに関する欧州ワーキンググループの報告—の監訳．日老医誌 **49**：788–805, 2012
68）Chen LK, et al：Sarcopenia in Asia：consensus report of the Asian Working Group for Sarcopenia. *J Am Med Dir Assoc* **15**：95–101, 2014
69）荒井秀典：フレイルの意義．日老医誌 **51**：497–501, 2014
70）小原克彦：サルコペニア肥満．日老医誌 51：99–108, 2014
71）Visser M, et al：Sarcopenic obesity is associated with adverse clinical outcome after cardiac surgery. *Nutr Metab Cardiovasc Dis* **23**：511–518, 2013
72）Warner DO：Perioperative abstinence from cigarettes：physiologic and clinical consequences. *Anesthesiology* **104**：356–367, 2006
73）BRINKMAN GL, et al：The effect of bronchitis, smoking, and occupation on ventilation. *Am Rev Respir* **87**：684–693, 1963
74）Christenson JT, et al：Adult respiratory distress syndrome after cardiac surgery. *Cardiovasc Surg* **4**：15–21, 1996
75）Jones R, et al：Current smoking predicts increased operative mortality and morbidity after cardiac surgery in the elderly. *Interact Cardiovasc Thorac Surg* **12**：449–453, 2011
76）禁煙ガイドライン（2010 年改訂版；http://www.j-circ.or.jp/guideline/pdf/JCS2010murohara.h.pdf）2018 年 1 月 10 日閲覧
77）Warner MA, et al：Role of preoperative cessation of smoking and other factors in postoperative pulmonary complications：a blinded prospective study of coronary artery bypass patients. *Mayo Clin Proc* **64**：609–616, 1989
78）Al-Sarraf N, et al：Effect of smoking on short-term outcome of patients undergoing coronary ar-

tery bypass surgery. *Ann Thorac Surg* **86**：517–523, 2008
79）障害者福祉研究会（編）：ICF 国際生活機能分類—国際障害分類改訂版．中央法規出版，2002, p17

術前の理学療法評価とその意義

Summary

術前の理学療法評価は，①術前状態の把握と②プレハビリテーションの計画，③術後リスクの把握や④術後離床の進行予測，⑤目標設定，⑥術後介入計画などに用いる．フレイルやサルコペニア，脳血管疾患や骨関節疾患の合併は術後の離床遅延に関連することが知られており，特に理学療法評価には注意が必要である．評価は，ベッド上や座位で可能な運動負荷量とし，負荷量が小さいものから順に行う．

身体機能評価においてshort physical performance battery（SPPB）は，立位バランス，歩行テスト，椅子からの立ち上がりテストから構成される身体的フレイルの評価法として重要である．関節可動域は，術前ADLを把握するために重要であり，術後の起居動作などのADLへ及ぼす影響の予測に用いる．また，筋力は日常生活動作を遂行するうえで，重要であり，運動耐容能とも関連し，サルコペニアの指標の一つでもある．筋力を把握しておくことで，術後の筋力低下を正確に捉えることができ，予後を判定する指標として役立つ．バランスは転倒リスクの予測にも用いられ，術後の適切な離床方法の検討や転倒の懸念からくる術後の身体活動量における減少予測に用いることができる．運動耐容能は，術後の合併症や死亡と関連し，術後の機能回復や離床の進行予測に用いる．歩行能力も身体的フレイルの評価やサルコペニアの評価に用いられ，術後の合併症や死亡の予測，離床の進行予測に活用する．

ADL評価は，術前の低ADLが術後の離床を遅延させると報告されており，術後の重点的介入や術後早期から転院などを検討する材料として利用する．

疼痛は，胸背部症状だけでなく，動作を阻害する腰痛や下肢痛も評価する．例えば，疼痛性跛行を有する患者では歩行のエネルギー効率の低下や交感神経活性などにより息切れが発生しやすくなるため，その影響の推察や術後の離床方法の検討などに用いる．

神経学的異常の評価は，術後の合併症として脳梗塞などを発生する可能性があり，発生時期の判別や術後の離床や運動療法の検討に役立つ．

術前の認知機能障害は，術後せん妄や術後認知機能障害の危険因子とされ，認知機能・精神心理状態を把握する必要がある．

疾患理解や現状認識は，術後の行動変容も踏まえた包括的プログラムを作成するために評価し役立てる．

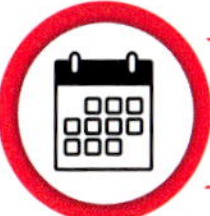

情報収集すべき項目

術前の理学療法評価の開始前に確認する情報	
1. 術前情報	前項を参照
2. 問診	詳細な症状について発生状況の確認
3. バイタルサイン	血圧，脈拍，経皮的酸素飽和度など
4. 視診・触診	頸静脈の怒張・拍動の観察や浮腫，末梢の循環状態の評価
5. 聴診・打診	呼吸音だけでなく心音も聴取し，術後を想定して背臥位や座位で評価
理学療法評価	
1. 疾患の理解や現状認識	患者自身の病態についての理解や，どのような生活習慣が原因で発症となったかなどの理解
2. 認知機能・精神心理状態	認知機能障害，抑うつ，不安などの評価
3. 神経学的異常	術前の頭部 CT や MRI で異常が認められた時は，動作などに問題が認められない場合でも詳細に評価
4. 痛み	胸背部痛だけでなく，動作を阻害する腰痛や下肢痛の評価
5. 関節可動域	四肢だけでなく，胸郭や体幹の可動性も評価
6. バランス	下記の SPPB の中にもバランス機能評価は含まれるが，片脚立位や functional reach test などでも評価
7. 筋力	下肢の抗重力筋を中心に実施し，可能であれば握力やハンドヘルドダイナモメーターなどで膝伸展筋力も評価
8. 運動耐容能	呼気ガス分析器を用いた心肺運動負荷試験や 6 分間歩行試験などで評価
9. SPPB	立位バランス，歩行，椅子からの立ち上がり評価
10. 歩行能力	速度，耐久性，安全性，安定性などから総合評価
11. ADL	寝返りから歩行は，他の評価を実施しながら同時に評価し，問題のある動作は別途で詳細に評価

SPPB：short physical performance battery

1 行うべき術前の理学療法評価

術前の理学療法評価は，①術前状態の把握と②プレハビリテーションの計画，③術後リスクの把握や④術後離床の進行予測，⑤目標設定，⑥術後の介入計画などに用いる[1)]．評価は，すでに検査されている医学的情報の確認の後に行い，ベッド上や座位で評価可能な運動負荷量として小さいものから順に行う（図 1）[1～4)]．ADL や神経学的異常，認知機能・精神心理状態，そして疾患理解や現状認識に関しては，他の項目の評価を行いながら同時にスクリーニング的に評価を進める．

術前検査後に患者の状態変化を捉えられるのは，主に理学的所見となる．手術までに状態が変化し悪化している場合は，主治医に報告し，術前状態を改善して可能な限り良い状態で手術に挑めるようにする．

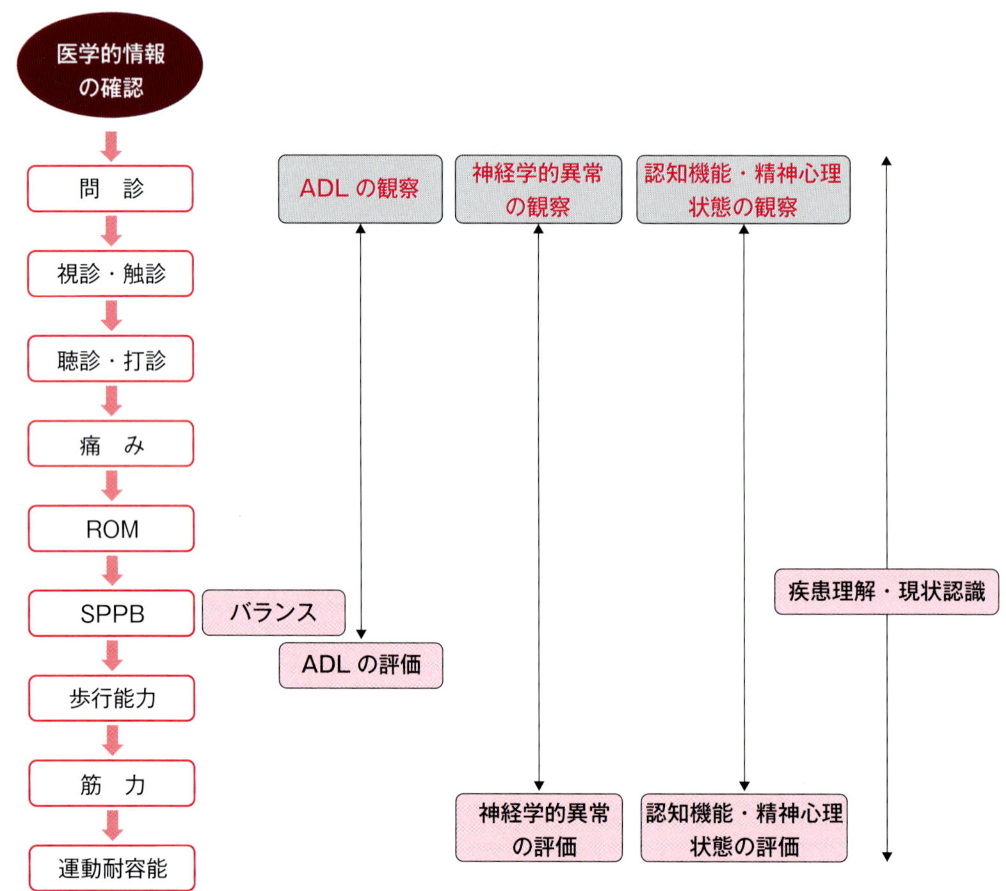

図 1　理学療法評価の流れ

2　術前の理学療法評価をどう活かすか

1）身体機能評価①—SPPB

a. SPPBとは

SPPB（short physical performance battery）は，フレイルの評価法の一つである[5]．フレイルは，加齢に伴うさまざまな機能変化や予備能力の低下によって健康障害に対する脆弱性が増加した状態と定義され，身体的，精神心理的，社会的側面を含む多面的な要素を含んだ概念といわれている[6]．SPPBは，身体的フレイルのスクリーニング評価として用いられており，バランステスト（閉脚立位，セミタンデム立位，タンデム立位），歩行テスト（4 m），椅子からの立ち上がりテスト（5回連続）の3項目から構成される[5]．各項目4点満点で，合計は12点で点数が高いほど身体機能が高いことを示す．特殊な測定器具を用いずに数分で測定可能である．5点以下をフレイルとする場合や，0～6点以下を低機能，7～9点を中間機能，10～12点を高機能とする報告がある[7,8]．測定の手順を図2に示す．

1. バランステスト

※各4点、合計12点満点

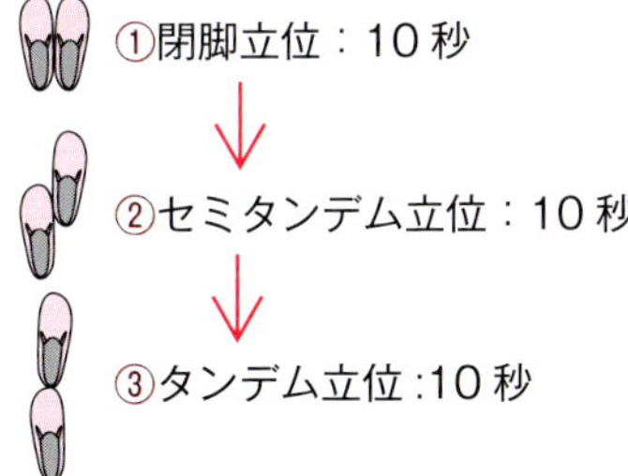

0点：①<10秒
1点：①≥10秒，②<10秒
2点：①，②>10秒，③<3秒
3点：①，②>10秒，③3～9.99秒
4点：①，②，③>10秒

方法：補助をなくした時点から測定を開始する．①，②が10秒未満の場合，歩行テストへ

2. 4 m歩行

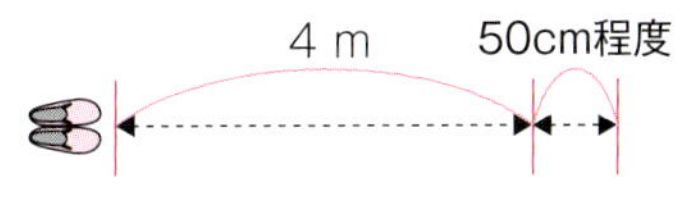

0点：不可
1点：>8.7秒
2点：6.21～8.70秒
3点：4.82～6.20秒
4点：<4.82秒

方法：動作開始から4 mの線を一側の足部が完全に超えるまで測定

※4 m線を踏んだ場合は，測定は継続する，また，4 m線から余分に50 cm程度の歩行路を設ける．普段使用する歩行補助具を使用してよいが，できれば独歩で実施し，通常速度で2回測定した最速値を採用する

3. 立ち上がり

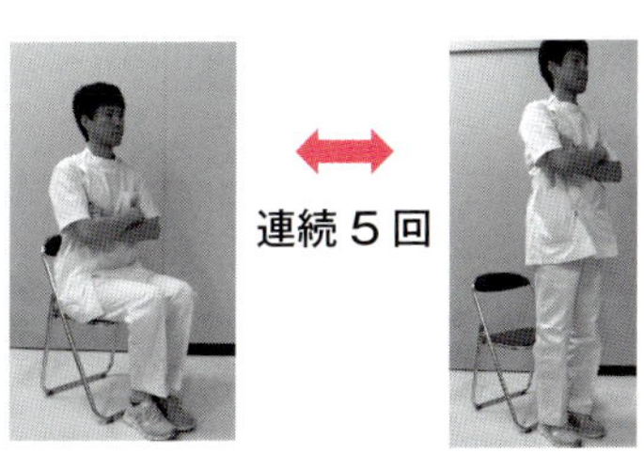

0点：>60秒または不可
1点：16.7～59.99秒
2点：13.7～16.69秒
3点：11.2～13.69秒
4点：≤11.19秒

方法：検者の合図から5回目の立位までを測定する．最大速度で2回測定し最速値を採用する

図2　SPPB（short physical performance battery）の測定手順

b. なぜ，評価しなければならないのか

フレイル患者は生理的予備能が低下しているため，手術侵襲や術後管理による過度の安静によって身体的かつ精神的に負担がかかることで，さまざまな健康障害が生じやすい状態である．先行研究において，フレイルを呈した心臓外科手術患者は，術後死亡率や合併症発生率の増加，ICU 滞在日数の延長，在院日数の延長，転院率の増加など，予後が不良であることが示されている[7]．そのため，術前にフレイルの有無を把握しておくことで，術後経過を予測するだけでなく，個人因子や環境因子なども考慮して望ましい転帰先に到達するための準備を早くから進めていく必要性を判断する参考とするために評価しなければならない．

c. SPPB を術後のリハビリテーションにどう活かすか

SPPB によって身体的フレイルの有無や程度を簡便に数値化することが可能になるため，術後のリハビリテーションプログラムの選択や効果判定に役立つだけでなく，他職種と情報を共有する基礎資料として用いやすい．術前からフレイルを有する患者では，離床の遅延や合併症の発生頻度が高くなることが予想されるため，他職種と協力して重点的に安全かつ効率的な離床プログラムの立案に活かすことができる．CPN（Cardiovascular surgery Physiotherapy Network）の検討では術後における歩行再獲得が可能な術前 SPPB のカットオフ値は 10 点であった．

2）身体機能評価②—関節可動域

a. 関節可動域とは

四肢の関節可動域（ROM：range of motion），胸郭の柔軟性を評価する．

b. なぜ，評価しないといけないのか

開胸術施行後の創痛などによる上肢の使用制限により，肩関節の ROM 制限が悪化すれば ADL，特に更衣動作や洗髪・結髪動作に影響を及ぼす．また，下肢の ROM 制限による歩容の異常は，歩行のエネルギー効率の低下や転倒のリスクを増大させ，術後における身体活動性の改善に影響を与える．特に胸郭コンプライアンスの不良患者では，頸部や肩関節に ROM 制限を伴うことが多い．

c. 術後のリハビリテーションにどう活かすか

四肢・体幹の ROM 制限を有している患者では，それ以上に ROM 制限を悪化させないようにするため，術前より ROM 運動をリハビリテーションプログラムに加える．また，術前から各関節の可動域を把握して，起居動作などの ADL へ及ぼす影響の予測に活かす．

3）身体機能評価③—筋力

a. 筋力とは

手術侵襲による異化亢進や安静により，抗重力筋を中心に術後早期から筋力低下

を認めることがある．術前の筋力評価として，握力や等尺性膝伸展筋力などが測定される[9,10]．その際，息こらえにより過度な収縮期血圧の上昇や不整脈が発生する危険性が高くなるため安全面を考慮して対象者を選択し，実施する時は説明を十分に行い，過負荷にならないように配慮する．特に大動脈瘤や重度の大動脈弁狭窄症の術前評価では，等尺性収縮による最大筋力の評価は重篤な合併症につながる可能性があるため，実施の際には医師と相談する．

b. なぜ，筋力を評価しなければならないのか

筋力は日常生活動作を遂行するうえで重要であり，特に下肢筋力は運動耐容能と関連するため[9,11]，術前から筋力を評価しておくことは術後の経過を予測するうえで重要になる．心臓血管手術後には異化や中枢神経障害，圧迫による末梢神経障害，ICU 関連筋力低下（ICU-AW：ICU-acquired weakness）など，さまざまな原因から全身の筋力が低下し，離床の妨げになることがある．術前の筋力を把握しておくことで，術後の筋力低下の部位と程度を正確に把握でき，介入効果や予後を判定する指標として役立つ．

c. 筋力の評価を術後のリハビリテーションにどう活かすか

術前の筋力を評価することで，術後に生じた筋力低下の経過や介入効果を予測する一指標として活かすことができる．

4）身体機能評価④—バランス

a. バランスとは

姿勢や動作時の安定性は，身体の重心と支持基底面の位置を調整することで維持されるが，バランス能力が低下すると安定性が低下する．バランス能力の評価は，支持基底面の広さや重心の高さを基本とし，静的バランスや動的バランス，環境，課題などを変化させた時の対象者の姿勢や反応から判断する．特に感覚系，中枢神経系，筋骨格系などが相互に関連することで制御されるため，バランス障害を呈している機能的な原因を評価することも必要である．なお，65 歳以上の高齢者で転倒リスクが増加する片脚立位保持時間のカットオフ値は 3 秒以下と報告されている[12]．

b. なぜ，評価しなければならないのか

心臓血管手術後の急性期は，数多くのルートやドレーンなどが挿入された状態で離床を進めていくことが多い．転倒やそれによるルート類の誤抜去を防ぐために，離床する前にはどのような介助や環境設定が必要になるか想定し準備することが重要である．最大限に安全性を確保するためには，術前からバランスの状態を把握し，適切な離床方法を選択する必要があり，その評価を行う必要がある．

c. 術後のリハビリテーションにどう活かすか

術前よりバランス能力が低下している患者は，転倒リスクが高くなるため院内の移動に監視が必要となる．このような患者は，歩行の機会が減ることで身体活動量が減少し，運動耐容能や筋力の改善が遅れる場合がある．そのため，術前のバランス状態を評価することで術後経過の予測に活かすことができる．

5）身体機能評価⑤―運動耐容能

a．運動耐容能とは

運動耐容能は「疲弊状態に至る前に到達できる個人の身体的努力のレベル」と定義され[13]，呼気ガス分析器を使用した心肺運動負荷試験（CPX：cardiopulmonary exercise test）で得られる最高酸素摂取量（peak$\dot{V}O_2$）や嫌気性代謝閾値（AT：anaerobic threshold）などで表される．なお，代謝当量（METs：metabolic equivalents）で表現されることもある．臨床では6分間歩行試験（6MWT：6-minute walk test）もよく使用される．6 MWT は peak$\dot{V}O_2$ と相関関係を示すことが報告されている[14]．また，労作中の症状や動作能力により分類される NYHA（New York Heart Association）の心機能分類や CCS（Canadian Cardiovascular Society）の狭心症分類，身体活動指数（CCS：specific activity scale）などでも運動耐容能は推測可能である．

b．なぜ，評価しないといけないのか

運動耐容能の評価は，単なる全身持久力の評価としてではなく「術後の機能回復の指標」や「術後離床の進行予測」として評価すべきである．例えば，peak$\dot{V}O_2$ は心臓血管外科手術後の合併症の出現と相関し[15]，AT は術後死亡の独立した危険因子となる（図３）[16]．また，6MWT の結果が冠動脈バイパス術患者の死亡との関連や，NYHA の心機能分類が術後ウィーニング遅延の予測因子となると報告されており[17,18]，これらより術前から運動耐容能は評価すべきである．

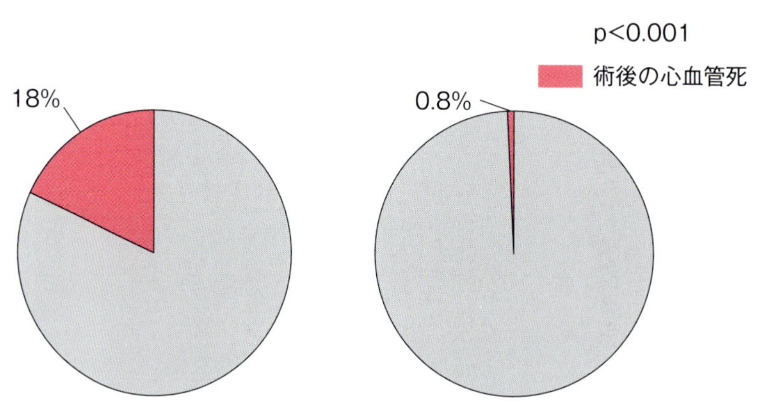

図３　術後の心血管死と嫌気性代謝域値

術前の嫌気性代謝閾値（AT）で患者を２群に分け，術後の心血管死を比較すると，術前の AT が 11 ml/min/kg 未満群では、死亡率が有意に高かった

c. 術後のリハビリテーションにどう活かすか

術前からの運動耐容能の評価は，術後の予後や離床を安全に行うための参考にすることだけが目的ではない．術前の運動耐容能は，術後のリハビリテーションの当初の数値目標として，また再発リスクの軽減や長期予後の改善に向けた心臓リハビリテーション（以下，心リハ）を継続するモチベーション維持向上の数値目標として活かす．

6）身体機能評価⑥—歩行能力

a. 歩行能力とは

歩行能力は速度，耐久性，安全性，安定性などから総合的に評価する．定量的な歩行能力の評価方法の一つとして 5 m 歩行速度が用いられており，心臓血管外科手術患者において，術前に 0.83 m/s 未満の患者は入院期間の延長や転院率の増加など，予後が不良であると報告されている[19]．また，Fired ら[20] によると 5 m 歩行速度を 3 回計測し平均で 6 秒以上かかる患者はフレイルとされる．

b. なぜ，評価しなければならないのか

歩行能力の低い患者は，術後に歩行能力の回復に期間が必要となると報告されている[21]．術後に安全な歩行を実施するためには，術前の歩行補助具の使用状況を知っておくことは重要である．術後には疼痛などの影響により歩容が乱れ，歩行効率が低下する場合がある．そこで術後に効果的な歩行練習を行うために，術前の歩容を詳細に観察しておくことが必要となる．

c. 術後のリハビリテーションにどう活かすか

術前の歩行能力を把握しておくことで，術後の歩行獲得までの進度を予測することに活かす．

7）日常生活活動（ADL）の評価

a. 日常生活活動とは

ADL とは「一人の人間が独立して生活するために行う基本的な，しかも各人に共通で日常的な活動」のことである[22]．

b. なぜ，評価しなければならないか（表 1）

術後の身体機能で退院後も循環動態に過度な負担を与えることなく ADL を自立できるかどうかを判断するため，あるいは術前より ADL が自立困難な患者の術後の目標設定のために，術前の生活環境を含め具体的に情報収集し，評価する必要が

表 1　術前における ADL 評価の目的

❶退院後に身体にかかる運動強度の評価
❷術後の動作目標
❸術後のリハビリテーション経過予測

ある．同じ動作を行う場合であっても活動スピードや，活動範囲・環境（自宅の広さ，階段使用の有無）が異なるため，各人において ADL 実施上での運動強度に差が生じる．そのため，実際の術前 ADL がどの程度の運動強度となるかを正確に評価しておくことで，退院後の ADL が術後の身体機能（運動耐容能）にとって過負荷になるかどうかを判断することが可能となる．また近年，注目されているフレイルを呈する患者では，術後の自宅退院率が非フレイル群と比べて 10.6％低値であることや，病棟内歩行における自立遅延の理由には術前 ADL に介助が必要な状態であることが報告されている[23,24]．したがって，術前 ADL の詳細な評価を行い，術後経過の難渋が予想される場合には術後に重点的な介入や早期から転院を進める準備を行う目安とすることもできる．

c. 術後のリハビリテーションにどう活かすか

退院後の生活環境や家族協力の有無は，フレイル患者や術前から ADL に介助が必要な患者において，自宅退院が可能かどうかの判断に大きく影響する．具体例としては，住居が団地の 5 階でエレベーターが設置されていない集合住宅に居住していた場合，退院までに 4 フロア分の階段昇段動作が可能にならなければならない．また，独居などの家族協力が得られなければ，術前の身体機能レベルまで回復することを目標として介入を行うことが望ましい．しかし，経過が遅延している場合は可及的早期に多職種で状況を共有したうえで，生活環境の整備や転院調整を進めていく必要がある．そのため，術前の ADL 評価は術後の自宅退院が可能かどうかの判断に活かす．

8）身体各所における痛みの評価（確認）

a. 身体各所の痛みとは

厚生労働省による平成 25 年国民生活基礎調査の概況によると，多くの国民が腰痛や手足に関節痛を有しており，また介護保険法の要支援と認定された原因の第 1 位が関節疾患（20.7％）であると報告されている[25]．高齢者における代表的な関節疾患は変形性関節症であり，痛みを有する変形性腰椎症および変形性膝関節症の患者は，それぞれ 1,100 万人および 800 万人と推定されている[26]．心臓外科手術を受ける患者の高齢化に伴い，このような関節疾患由来の痛みを有する患者は増加している．また，それ以外にも下肢の閉塞性動脈硬化症による虚血や潰瘍に伴う痛みなどが心疾患患者には多い．

b. なぜ，評価しなければならないか，術後のリハビリテーションにどう活かすか

腰痛や下肢痛を有する患者の中には，痛みにより ADL が制限され，心不全による労作時の息切れや狭心症の評価が難しい場合がある．また，疼痛性跛行を伴う患者は歩行のエネルギー効率が低下するため，痛みのない患者と比較して運動負荷が

高くなる．痛みを伴う患者の術前の評価時には，そのことを念頭において患者の運動耐容能を評価する必要がある．

特に痛みによる歩行障害を有する場合，術後の離床を円滑に行う工夫が必要となる．歩行器などの歩行補助具を使用することにより疼痛が軽減し，歩行がスムーズに行えるならば，術後の離床時には歩行補助具を用いることで，術後のディコンディショニングの改善を円滑に進めることが可能となる．痛みを伴う患者の中には，歩行よりもむしろ自転車エルゴメーターによる運動のほうが痛みは少なく，運動負荷も調整しやすいため，持続的な運動が可能となる．したがって，術前から実際に行って評価し，どのように術後の離床を進めていくのか，どのような方法で運動療法を行っていくのかを計画する際に活かす．

9）神経学的異常の評価

a. 神経学的異常とは

術後管理の進歩や低侵襲手術の発展に伴い高齢者に対する手術適応が拡大し，心臓手術を受ける患者の中には重複障害を有する患者が増加している．特に同一の危険因子をもつ脳血管障害の既往を有する患者は多く，その既往がある場合は術前に詳細な評価をしておく必要がある．既往がない場合でも，術前の頭部 CT や MRI などの画像検査において，その疑いがあれば精査しておくほうがよい．脳血管障害のほかにも糖尿病性神経障害や脊柱管狭窄症など，特に高齢患者において神経学的異常所見を呈する疾患を有している場合がある．障害が軽度の場合，自覚症状がないことや加齢による衰えなどと患者本人が思い込んでいることもしばしばみられるため，患者の ADL を評価する際，なんらかの問題が疑われる場合は詳細に評価する必要がある．

b. なぜ評価しなければならないか，術後のリハビリテーションにどう活かすか

心臓血管外科手術の重大な合併症の一つとして，術後の脳卒中が報告されている（表２）[27]．そのほかにも，大動脈手術後の脊髄障害や術後の末梢神経障害などの合併症を起こすことがある．いずれも早期発見，早期治療を行うことが重要となるが，

表２　心臓手術後の脳卒中発生率（文献 27）より改変引用）

心臓手術	発生率
冠動脈バイパス術	4.1%
弁膜症手術	3.1%
冠動脈バイパス術＋弁膜症手術	7.9%
冠動脈バイパス術＋その他の手術	7.2%
大動脈基部置換術	8.7%
その他の手術	3.6%

高齢者や既往に同様の疾患を有する場合，術前から有していたものか，術後新たに起こったものか判断が難しい場合がある．特に人工呼吸器管理中や，鎮静剤などにより覚醒不良がある場合，本人の協力が必要な検査は信頼性が乏しくなる．筋力や協調性などの随意運動検査はもちろんであるが，病的反射や深部腱反射，筋緊張異常などの患者の随意努力を必要としない検査を術前に評価しておくことで，術後の神経学的異常の早期発見に活かすことができる．

また術後，離床や有酸素運動を行ううえで特に障壁となってくるのは運動麻痺である．麻痺による歩行障害がある場合，歩行のエネルギー効率が低下するため，同じ運動でも高負荷となる．したがって，術前の評価に基づき，術後の離床や運動療法をどのように進めていくか個別に検討する際に活かすことが重要である．

10）認知機能・精神心理機能の評価

a. 認知機能・精神心理機能とは

認知機能障害とは，記憶，計算，遂行機能など多数の高次脳機能障害からなり，認知症の中核症状とされる．スクリーニング検査としてはMMSE（mini-mental state examination）などがあり，軽度認知障害（MCI：mild cognitive impairment）の評価スケールとしてはMoCA（Montreal cognitive assessment）などがある．

精神心理機能は，心リハの分野では不安やうつといった精神機能の低下や，コンプライアンス，アドヒアランスといった患者の心理的側面を表すことが多い．例えば，PHQ-9（patient health questionnaire）は9項目からなる自己記入式質問紙であり，米国心臓協会（AHA：American Heart Association）が推奨する心疾患患者に対するうつ病のスクリーニング検査にも使用されている[28]．

b. なぜ，評価しなければならないか

近年，MCIと心不全の関連性が多く報告されており，心不全による脳灌流障害が脳の器質的変化を直接的に引き起こし，認知機能を低下させるといわれている（図4）[29]．術前の認知機能の低下は，術後の認知機能障害（POCD：postoperative cognitive dysfunction）や術後せん妄と関連することが報告されており[30,31]，術前の認知機能を評価することは，それらのリスクを把握することにつながる．POCDは，手術や麻酔を契機として認知機能の低下が生じるものであるが，明確な診断基準はなく，その機序も正確には明らかとなっていない．高齢者に対しては，術前の認知機能検査をルーチンに取り入れることが推奨されているが[32]，多くの施設で実施できていないのが現状と思われる．

二次予防のための自己管理には，患者自身のコンプライアンスやアドヒアランスといった心理的側面が重要となる．うつ病は，それらを低下させる原因となるが，慢性心不全患者の約21.5%がうつ病を合併しているとされ，健常人よりもその有病

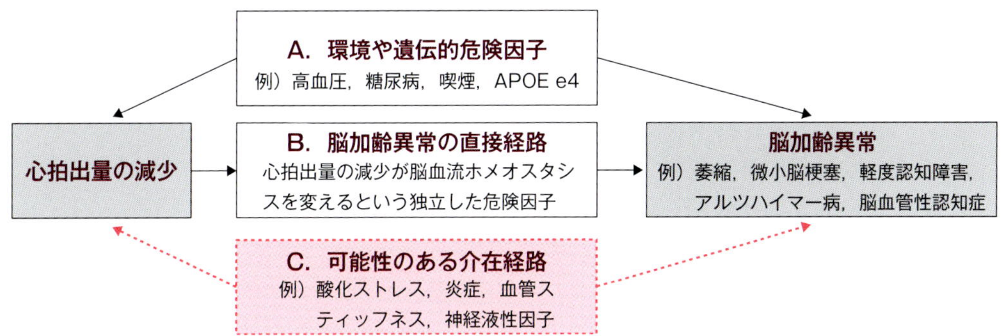

図４ 心不全と脳加齢異常・認知機能低下の関連性に対する論理的モデル（文献29)より改変引用）

率は高い．そのため，心疾患患者に対するうつ症状のスクリーニング検査の実施および治療介入はガイドラインにおいても推奨されている[33]．

c. 術後のリハビリテーションにどう活かすか

術前に認知機能の低下がみられた場合，術後せん妄の発症に注意し，環境調整，早期離床などの対策をより積極的に行うなど，せん妄予防に活かす必要がある．また，退院後の生活管理においても，家族などキーパーソンの協力や患者によっては訪問看護やデイサービスといった地域医療や介護の協力を要することもあり，術前からその可能性を把握し準備を進めておくことにより，術後スムーズな退院へと活かすこともできる．

認知機能や精神心理機能の低下症例に対する心リハを行う場合は，特に多職種による介入や家族，社会的資源を含めた多くのサポートを必要とするため，術前から継続した評価による情報共有を行う必要がある．

11）病気についての理解や現状認識についての確認

a. 病気についての理解や現状認識とは

病気や現状の理解や確認は，病気の原因となる基礎疾患やそれに伴う生活習慣，症状増悪因子について患者自身がどの程度理解し，それを解決しようとしているのかを計ることにある．

b. なぜ，評価しなければならないか

術後の心リハは，原疾患や術式の相違によって主要な心リハの介入目的や注意点が異なる．術後の心リハには，病態を考慮した包括的なプログラムの作成・介入が必要であり[33]，患者自身の病態についての理解や現状認識について確認することで心リハの介入目的を多職種で共有し，それにより術後に対する不安を軽減し[34]，退院後の行動変容を踏まえた心リハプログラムをスムーズに進めていくことが可能となる．

c. 術後のリハビリテーションにどう活かすか

冠動脈バイパス術（CABG：coronary artery bypass grafting）の予定である虚

血性心疾患患者は，術前の罹患期間は比較的に短いため心不全を合併する頻度は少なく，生活習慣病による動脈硬化の進行が主な原因となっていることが多い．二次予防として生活習慣病の管理が必要であることを術前から確認し，術後の回復期における心リハの導入を行う．動脈硬化の危険因子として患者自身が何を有しているか，どんな生活習慣が原因で原疾患の発生となったかについての理解の程度を評価することは，術後の回復期における心リハへのスムーズな移行に活かすことができる．

一方で，弁膜症患者は術前の罹患期間が長く，心不全の合併はほぼ全例に認められる．術前のデコンディショニングも高度であり，一般的にCABG症例より運動耐容能は低下していることが多い．過去に運動が過負荷となり心不全が増悪した経験を有する患者も存在し，運動療法には消極的であることが見受けられる．運動に関しては，全身状態に応じた適切な運動強度があること，心不全の増悪予防のために運動強度の管理が必要であることを説明し，理解を得ることが重要である．動脈硬化の危険因子を有する場合は，CABG症例と同様に動脈硬化の進行予防についての理解の程度を確認することも必要である．特に患者が高齢である場合は，「歳のためだから疲れやすいと思っていた」など，心不全症状を理解していないことが多く存在する．そのため，病態理解や現状認識について確認することは術後の心不全管理に活かすことができる．

【文　献】

1) 西村真人，他：心臓を手術したのに運動させても大丈夫なのか？—心臓外科手術の理学療法 - 評価から再発予防まで．丸山仁司，他（編）：考える理学療法 内部障害編—評価から治療手技の選択．文光堂，2008, pp257-267

2) Filalo J, et al：Frailty assessment in the cardiovascular care of older adults. *J Am Coll Cardiol* **63**：747-762, 2014

3) Afilalo J,et al：Gait speed as an incremental predictor of mortality and major morbidity in elderly patients undergoing cardiac surgery. *J Am Coll Cardiol* **56**：1668-1676, 2010

4) Veliz-Reissmüller G, et al：Pre-operative mild cognitive dysfunction predicts risk for post-operative delirium after elective cardiac surgery. *Aging Clin Exp Res* **19**：172-177, 2007

5) Guralnik JM,et al：A short physical performance battery assessing lower extremity function：association with self-reported disability and prediction of mortality and nursing home admission. *J Gerontol* **49**：M85-94, 1994

6) 新井秀典：フレイルの意義，日老医誌 **51**：497-501, 2014

7) Filalo J,et al：Frailty assessment in the cardiovascular care of older adults. *J Am Coll Cardiol* **63**：747-762,2014

8) Guralnik JM,et al：Lower extremity function and subsequent disability：consistency across studies, predictive models, and value of gait speed alone compared with the short physical performance battery. *J Gerontol A Biol Sci Med Sci* **55**：M221-231, 2000

9) Kamiya K,et al：Quadriceps isometric strength as a predictor of exercise capacity in coronary artery disease patients. *Eur J Prev Cardiol* **21**：1285-1291, 2014

10) Cook JW, etal：The influence of patient strength, aerobic capacity and body composition upon outcomes after coronary artery bypass grafting. *Thorac Cardiovasc Surg* **49**：89-93, 2001

11) 松永篤彦，他：入院期心リハプログラム終了時の虚血性心疾患患者の下肢筋力と運動耐容能の関係．

PT ジャーナル **37**：156–162, 2003
12）Shimada H, et al：Which Neuromuscular or Cognitive Test Is the Optimal Screening Tool to Predict Falls in Frail Community-Dwelling Older People? *Gerontology* **55**：532–538, 2009
13）石田名香雄（編集代表）：医学英和辞典 第2版．研究社，2008, p669
14）Zugck C, et al：Is the 6-minute walk test a reliable substitute for peak oxygen uptake in patients with dilated cardiomyopathy? *Eur Heart J* **21**：540–549, 2000
15）McPhail N, et al：The use of preoperative exercise testing to predict cardiac complications after arterial reconstruction. *J Vasc Surg* **7**：60–68, 1988
16）Older P, et al：Preoperative Evaluation of Cardiac Failure and Ischemia in Elderly Patients by Cardiopulmonary Exercise Testing. *Chest* **104**：701–704, 1993
17）Stewart R, et al：Exercise capacity and mortality in patients with ischemic left ventricular dysfunction randomized to coronary artery bypass graft surgery or medical therapy：an analysis from the STICH trial（Surgical Treatment for Ischemic Heart Failure）. *JACC Heart Fail* **2**：335–343, 2014
18）Oura K, et al：Determinants of prolonged mechanical ventilation after cardiac surgery. *Kyobu Geka* **67**：528–532, 2014
19）Afilalo J,et al：Gait speed as an incremental predictor of mortality and major morbidity in elderly patients undergoing cardiac surgery. *J Am Coll Cardiol* **56**：1668–1676, 2010
20）Fried P, et el：Frailty in older adults：evidence for a phenotype. *J Geronotol A Biol Sci Med Sci* **56**：M146–156, 2001
21）西村真人，他：術前低移動能力は，冠動脈バイパス術後の歩行回復に影響する．心臓リハ **20**：179–184, 2015
22）奈良 勲（監），内山 靖（編）：理学療法学事典．医学書院，2006，p596
23）堀健太郎，他：Frailty（フレイル）を呈する高齢心臓外科手術患者の術後リハビリテーション進行状況および術後経過に関する検討．心臓リハ **21**：83–91，2016
24）高橋哲也，他：心臓血管外科手術後リハビリテーション進行目安の検討．心臓リハ **17**：103–109, 2012
25）平成25年国民生活基礎調査の概況（http://www.mhlw.go.jp/toukei/saikin/hw/k-tyosa/k-tyosa13/index.html）2018年1月10日閲覧
26）吉村典子：コホート調査からみえるロコモティブシンドローム―大規模住民調査ROADより．*Modern Physician* **30**：467–469, 2010
27）McKhann GM, et al：Stroke and Encephalopathy After Cardiac Surgery An Update. *Stroke* **37**：562–571, 2006
28）Lichtman JH, et al：Depression and coronary heart disease：recommendations for screening, referral, and treatment：a science advisory from the American Heart Association Prevention Committee of the Council on Cardiovascular Nursing, Council on Clinical Cardiology, Council on Epidemiology and Prevention, and Interdisciplinary Council on Quality of Care and Outcomes Research. *Circulation* **118**：1768–1775, 2008
29）Jefferson AL：Cardiac Output as a Potential Risk Factor for Abnormal Brain Aging. *J Alzheimers Dis* **20**：813–821, 2010
30）Bekker A, et al：Does mild cognitive impairment increase the risk of developing postoperative cognitive dysfunction? *Am J Surg* **199**：782–788, 2010
31）Fick DM, et al：Delirium superimposed on dementia：a systematic review. *J Am Geriatr Soc* **50**：1723–1732, 2002
32）Chow WB,et al：optimal preoperative assessment of the geriatric surgical patient：Best practices guideline from the American College of Surgeons National Surgical Quality Improvement Program and the American Geriatrics Society. *J Am Coll Surg* **215**：453–466, 2012
33）心血管疾患におけるリハビリテーションに関するガイドライン（2012年改訂版；http://www.j-circ.or.jp/guideline/pdf/JCS2012_nohara_h.pdf）2018年1月30日閲覧
34）Antonia K, ,et al：Can nurse-led preoperative education reduce anxiety and postoperative complications of patients undergoing cardiac surgery? *Eur J Cardiovasc Nurs* **15**：447–458, 2016

術前における理学療法の実際

Summary

心臓外科手術後の過度な安静臥床は，身体的デコンディショニングを引き起こし，術後の合併症を惹起するため，可及的早期から循環動態に応じて離床を進め，術前の身体機能の再獲得を目指す必要がある．

術前におけるオリエンテーションの項目では，術後の離床をスムーズに進行させるための取り組みについて具体的に説明した．

術前の呼吸練習は，術後の呼吸器合併症の予防目的に用いられる．咳嗽，ハフィングなど呼吸練習の実際について，目的と方法を記載している．呼吸練習については，あまり複雑になるとかえって理解が不十分となることがあるため，患者自身の状態に応じて指導内容を調節する必要がある．

創保護の練習については，創保護の方法は基本的には医師の方針によるが，指導するタイミングやどのような動作に注意が必要になるかについて解説している．術後より徐々に創部痛は改善していくが，急激な動作を行った際は強い疼痛が出現することもあり，疼痛の遷延の原因になることもある．患者の理解度に合わせて，なるべく具体的な指導が望ましいと考えられる．

術前よりフレイルを呈する患者においては，手術までの期間の過度な安静により身体的デコンディショニングが進行し，術後の回復を遅延することにもつながる．そのため適切な循環動態の評価を行い，術前での運動耐容能の維持における運動範囲を明示することや，術前の筋力維持のためのレジスタンストレーニングの適応と禁忌・プログラムについて解説した．

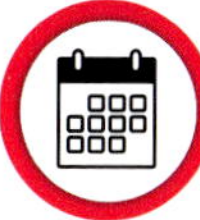

情報収集すべき項目

術後における理学療法の重要性についてのオリエンテーション

1. 術前オリエンテーションの目的について
2. 術前オリエンテーションの実際

呼吸練習

1. 咳嗽
2. ハフィング
3. 深呼吸
4. 自動周期呼吸法（ACBT）
5. 吸気筋運動

創保護の練習

1. 胸帯・胸骨補助帯について
2. 創保護を目的とした動作

身体活動の維持・制限（第Ⅳ章を参照）

1. 術前の身体活動の維持・制限の目的
2. 身体活動の維持・制限の方法
3. 禁忌や注意事項の説明

筋力トレーニング

1. 筋力トレーニングの禁忌（p45 の表 1 を参照）
2. 筋力トレーニングのプログラム（p46 の表 2，3 を参照）

1 術後における理学療法のオリエンテーション

1）術前オリエンテーションの目的

術前オリエンテーションの目的は，術後の離床を安全に進め，安静臥床に伴う活動性低下や合併症を防ぐことで術前 ADL の早期獲得を目指すことである．

心臓外科手術後の過度な安静臥床は身体的デコンディショニングを引き起こし，術後の合併症を惹起するため，可及的早期から循環動態に応じて離床を進め，術前の身体機能の再獲得を目指す[1]．しかし，術後の離床について患者が不安を感じることが多い．そのため，具体的なプログラムや歩行時の状態について説明し，理解を得ることで離床をスムーズに進めることが可能となる．特に術後の合併症予防のために離床が重要であることを理解してもらえれば，術後の離床時に協力を得られやすくなる[2]．どうしても理解が十分に得られない場合は，病棟看護師と連携して実際の ICU を術前に見学し，雰囲気を感じてもらうことも方法の一つである．口頭や資料ではなく，実際の場所をみることで，より具体的に術後の状態が理解できるようになる．

2）術前オリエンテーションの実践方法

術後は胸骨正中切開による術創部の疼痛が存在するため，術前オリエンテーションの際に，術後早期の呼吸練習や胸骨保護を意識したベッド上での起居動作練習を行う．呼吸練習の詳細は，以降の項で述べるが，術後に痰の自己喀出を促すためにも，一度は呼吸練習をしておくことは有用である[3]．術後のベッド上での起居動作としては，正中創部の疼痛を仮定したうえでの動作練習を実施しておくことで，動作時の疼痛の軽減が可能となる．実際の起き上がり方法の一例を図 1 に示す．ベッド柵を引っ張るなど大胸筋の使用は正中創部に負担がかかり，疼痛の原因や骨癒合の遅延につながることが考えられるため，注意するように指導しておく．また，疼

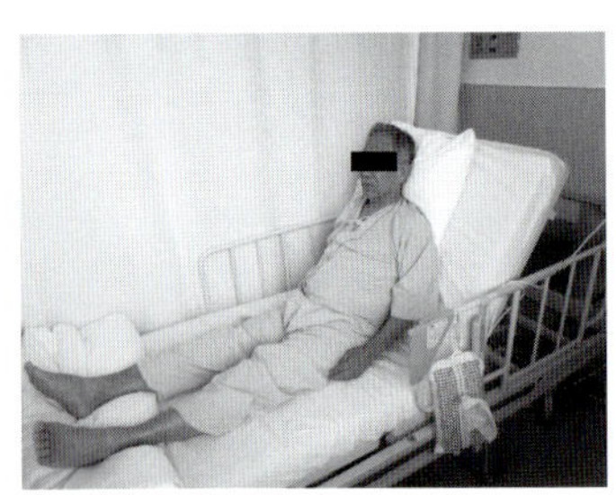

a．ギャッジアップ座位

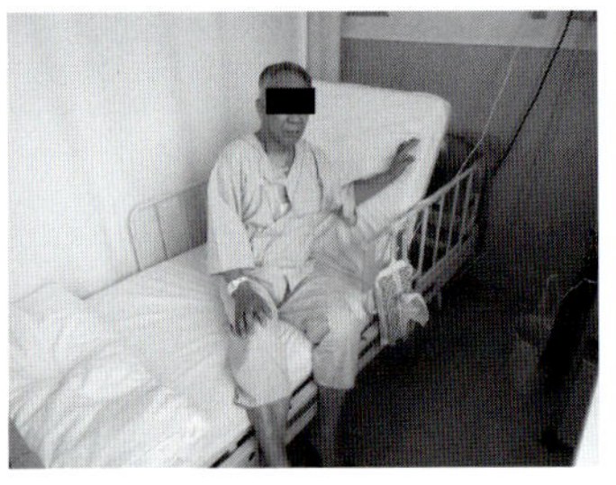

b．上肢支持での起き上がり姿勢

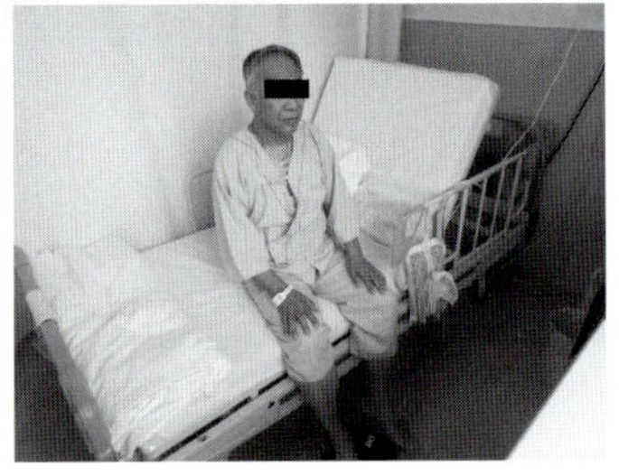

c．ベッド上端座位

図 1　ベッドでの起き上がり方法の実際

起き上がる場合には，ベッドのリクライニングを使用してギャッジアップし（a），片脚ずつベッドから下ろしながら（b）ベッドを上肢で押して端座位（c）へと移行する

痛コントロールのためにも，なるべく疼痛が生じにくい動作を指導しておくことは重要である．

術前オリエンテーションでの指導内容が多いと，かえってうまくできるかが不安と感じる患者も少なくない．注意点を理解してもらうことに努めて，覚えてもらうことは最小限にとどめ，必要なことはその都度説明すると伝えると安心されることが多い．また，術前オリエンテーションで患者と一度会って話したセラピストが，術後 ICU に訪室してくれることで患者が精神的に安心して，離床を進めやすくなることも術前オリエンテーションを行う利点の一つである．

また，術前から二次予防のための患者教育を開始し，病棟内での ADL 獲得後，回復期における心臓リハビリテーション（以下，心リハ）へスムーズに移行できるようにする．術前は疾患の易罹患性や発症した場合の重大性への認識が高い状態であるため，手術が終わったら終わりではなく，それ以降の生活習慣の管理の重要性について認識してもらえるよい機会でもある．今までの食事や運動習慣について聴取して，これまでの習慣の問題点は何であったか，今後はどのようにしていくのかを確認することができれば，回復期以降での指導をスムーズに進めることが可能となる．

2 呼吸練習

呼吸練習は，術後における呼吸器合併症の予防目的に用い，主に咳嗽の指導やハフィング，深呼吸である．

1）咳　嗽

咳嗽は，創部を手や枕（図２a），胸骨補助帯（図２b）などで固定して創部の動揺を抑制する指導を行う．これにより創痛が軽減するため，効果的な咳嗽が期待できる．

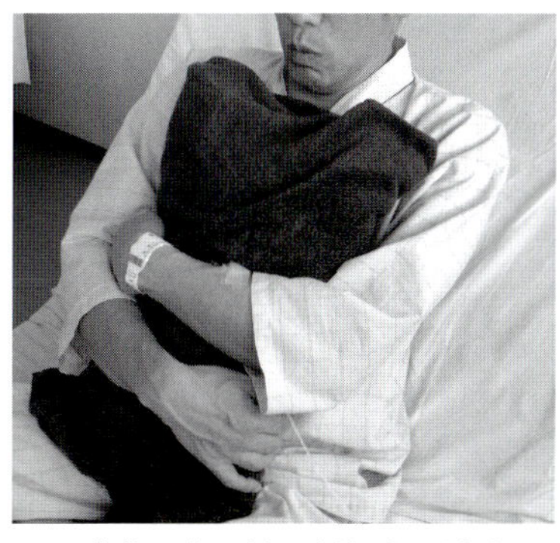

a. 咳嗽の際に枕で創部を圧迫する

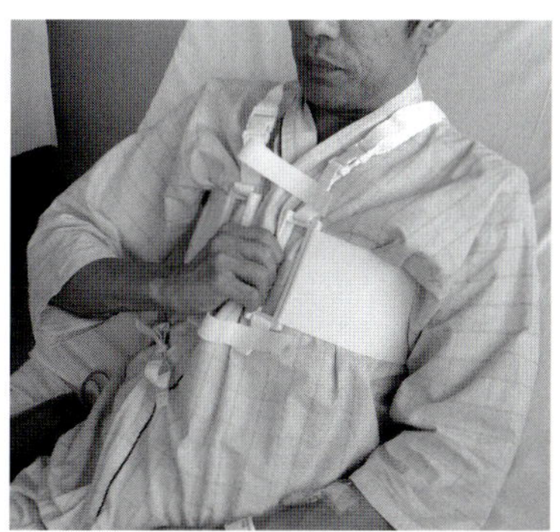

b. 咳嗽の際に持ち手を握って固定する

図２　枕や胸骨補助帯を用いた咳嗽

2）ハフィング

ハフィングは，末梢気道の分泌物移動を目的とする場合は，中等度肺容量からゆっくりと長く絞り出すように「は〜〜〜…」と行い，中枢気道の分泌物の移動を目的とする場合は高肺容量から勢いよく速く短く「はっ！はっ！」と行う．

3）深呼吸

呼吸コントロールとしての深呼吸は，横隔膜呼吸とも呼ばれ，リラックスできる姿勢で前胸部と上腹部に患者の手をそれぞれおき，患者に呼吸パターンを認識させたうえでセラピストが呼気時に優しく上腹部を圧迫して呼出を促進し，吸気時には上腹部の圧迫を解除して自然に上腹部が持ち上がるように患者に認識させる．意識的に腹部を持ち上げようとすると，コントロールしにくくなることが多い．

胸郭拡張練習としての深呼吸は，前述と同様にリラックスできる姿勢で行う．下部胸郭に軽く手を添え，ゆっくりとリラックスして十分に呼出させる．その後に添えた手を押し広げるように意識させながらゆっくりとした吸気のあとに3秒間最大吸気位を保持し，再びゆっくりとリラックスして呼気を行う．

4）自動周期呼吸法

ハフィングと深呼吸を組み合わせたものが自動周期呼吸法（ACBT：active cycle of breathing techniques）である（図3）．高齢者では組み合わせを複雑にする

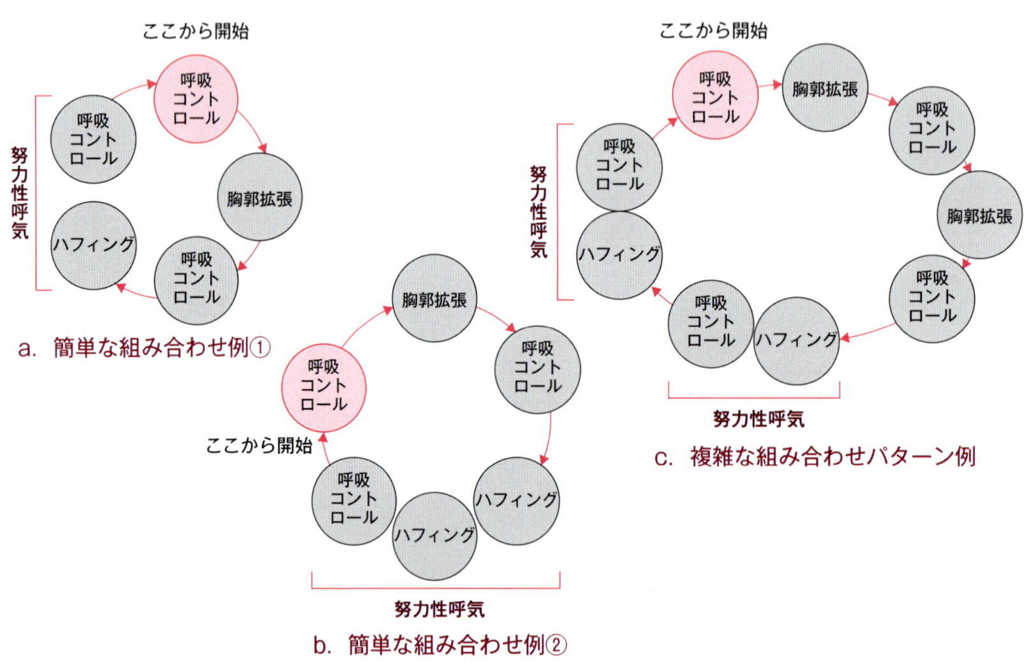

図3　自動周期呼吸法（ACBT）

と混乱する患者も存在するので，患者の理解度に合わせて組み合わせを調節する．

5）吸気筋運動

吸気筋運動の多くは効果の証明ができないとされてきたが，近年のシステマティックレビューでは効果があると報告されている[4]．これらの報告で実施の際に用いられる用具は，閾値負荷の Threshold® であり，容量負荷や流速負荷のインセンティブスパイロメトリーでないところが特記すべき点である．しかし，多数の症例を用いたランダム化比較試験（RCT：randomized controlled trial）は少なく，今後さらなる報告が待たれるところである．

3 筋力トレーニング

筋力トレーニングの適応基準は，表 1 のとおりである[5]．術前患者だからといって禁忌ではない．術後は手術侵襲に伴う異化に加え，特にフレイル患者では術後一時的に介助が必要な状態になり，その結果，さらに身体活動量が減少し筋萎縮および筋力低下が進行するといった悪循環に陥る可能性がある．よって，術前に心電図などによる監視下でトレーニングを行い，筋力を維持・改善しておくのがよい．トレーニングの段階と重症度に応じたプログラムを表 2，3 に記す．

高齢者やフレイル患者の多くは，表 2 のステップ 1 の予備トレーニングの状態である．評価後に自重やゴムバンドなどの軽度の負荷から開始するが，ウエイトマシーンも低負荷の調整が可能であれば使用可能である．また，施行の際には息こらえをさせずにバルサルバ効果を避け，ゆっくりとリズムよく行い，各セット間は 90 秒以上の休憩を挿入し，心拍数および収縮期血圧の累積的な増加を避けるようにする[8]．

表 1　レジスタンストレーニングの禁忌（文献 5）より引用）

絶対禁忌	相対的禁忌
・不安定な冠動脈疾患 ・非代償性心不全 ・コントロール不良の不整脈 ・重症肺高血圧（平均肺動脈圧>55 mmHg） ・重症かつ症候性大動脈弁狭窄症 ・急性心筋梗塞，心膜炎，心内膜炎 ・コントロール不良の高血圧症（>180/110 mmHg） ・急性大動脈解離 ・マルファン（Marfan）症候群 ・活動性増殖性網膜症または中等度または憎悪傾向にある非増殖性糖尿病性網膜症患者に対する高強度（80～100% 1RM）の抵抗運動	・主要リスクファクター ・コントロール不良の高血圧症（>160/100 mmHg） ・低運動耐容能（<4METs） ・筋骨格系制限 ・ペースメーカーや除細動植え込み

表2　慢性心不全患者用のステップ別レジスタンストレーニングプログラム（文献6)より引用）

	ステップ1 予備トレーニング	ステップ2 抵抗/持久力トレーニング	ステップ3 筋力トレーニング/ 筋肥大トレーニング
目　的	・正しい方法を学ぶ ・身体的知覚を学ぶ ・筋肉間の協調性を改善	・局所の有酸素持久力を改善 ・筋肉間の協調性を改善	・筋肉量の増加（筋肥大） ・筋肉内の協調性を改善
運動様式	動　的	動　的	動　的
強　度	＜30% 1RM, RPE＜12	30～40% 1RM, RPE＜12-13	40～60% 1RM, RPE＜15
回　数	5～10回	12～25回	8～15回
セット	1～3セット	1セット	1セット
頻　度	2～3日/週，1～3サーキット/セッション	2～3日/週，1サーキット/セッション	2～3日/週，1サーキット/セッション

表3　心不全患者に対する重症度別プログラム（文献7)より引用）

	NYHA分類 Ⅰ度	NYHA分類 Ⅱ～Ⅲ度
頻　度	2～3日/週	1～2日/週
期　間	15～30分	12～15分
強　度	50～60% 1RM	40～50% 1RM
収縮スピード	6秒（3秒求心性-3秒遠心性）	6秒（3秒求心性-3秒遠心性）
運動/休憩比（時間）	1：2以上（運動60秒～）	1：2以上（運動60秒～）
運動種類	4～9種類	3～4種類
各セット数	2～3セット	1～2セット
1セットあたりの回数	6～15回	4～10回
含まれる筋群	一側または両側	一側または両側
トレーニングモード	導入の最初の1カ月は単関節運動で，全身運動は耐えられればまれに	主に単関節運動で，全身運動はもし耐えられれば
柔軟・バランストレーニング	できれば毎日	できれば毎日

NYHA：New York Heart Association

4 創保護の練習

わが国では，胸骨正中切開術後の創保護を目的として胸帯（図4a）が使用されることが多いが，有効性については不明である．胸帯は，肋骨骨折後に胸郭の運動を制限する目的で使用されており，胸骨正中切開術後に胸帯を使用する有用性に関しての報告はみられず，患者の安心感や咳嗽時の疼痛の軽減を期待して経験的に使用されていることがほとんどである．胸帯使用に関するデメリット（表4）も考慮し，開胸術に伴う肋骨骨折など運動を制限する必要がある例を除いて，胸帯の積極的な使用は控えるべきと考えられる．胸骨に負担がかかる体動や，咳嗽時のみに徒手の代わりに

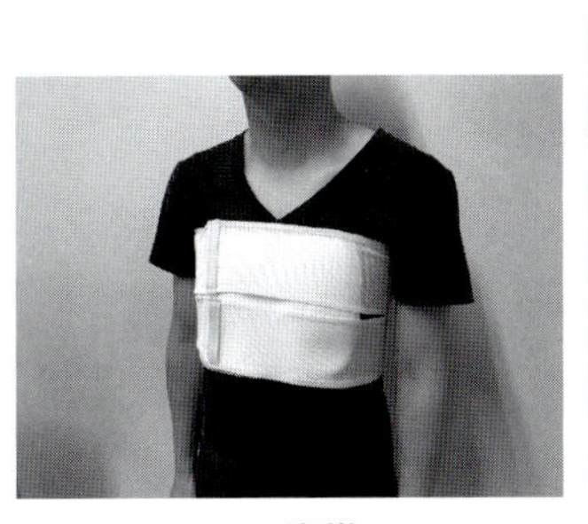
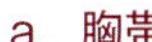
a. 胸帯

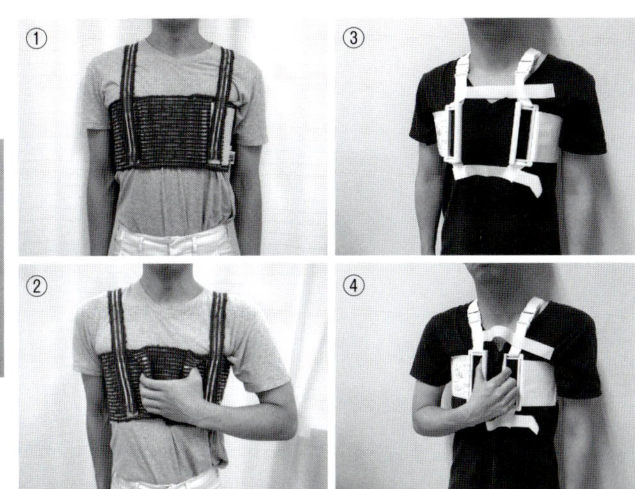
b. 胸骨補助帯

図4 胸帯，胸骨補助帯〔①と②：QUALI BREATH（Qualiteam 社製），③と④：Heart Huggar（General Cardiac Technology 社製）〕の装着時

表4 胸帯使用によるデメリット

❶胸郭コンプライアンス・肺活量・一秒量の減少[1]
❷生理学的死腔の増加（1 回換気量増加の制限）による術後の無気肺の危険性[2]

胸郭の運動を制限する胸骨補助帯（sternal support harness；図4b）が使用されることもある[11].

胸骨正中切開術後の5～8週間は，上肢挙上時の負荷は約4 kgまでとし，胸骨の動揺や疼痛といった不安定性を示す徴候が認めらなければ，創部の疼痛に応じて上肢の運動や軽量物の運搬作業は許可されるとされている[10]．しかし，明らかな創部付近の軟部組織と骨の損傷は術中に生じており，過度の上肢の安静は正中創部周囲の軟部組織の癒着を招くため，可動域拡大を目的とする運動は術後24時間以内に開始したほうがよいとされる[12].

創保護の動作として，術後のベッド上での起居動作に関しては前述したとおりである．胸骨補助帯がない場合には，咳嗽時に枕を抱えて咳嗽するなど，胸郭の運動を制限することを術前に指導することで術後急性期における自己喀痰を促すことができる．また，胸骨に負担がかかる動作に関しては，重量物の運搬や身体をひねる動作（ゴルフのスイング動作またはラジオ体操，急に振り返る時など）があげられるが，これらの動作は入院期間中には行うことが少ない動作であるため，術後で病棟内ADLが獲得されてから指導を行ったほうが患者の理解が得られやすいと考えられる．

5 身体活動の維持（制限）

術前患者であるとのことだけで安静にすることは，デコンディショニングを進行し術後の回復を遅延することにもつながる．心不全や虚血の徴候が認められない範囲での身体活動は，デコンディショニングを抑制し術後の回復も促進すると考えられ推奨される．先行研究においては安定した冠動脈バイパス手術患者に安静ではなく運動療法を行うことにより，術後における SF-36（MOS 36-Item Short-Form Health Survey）の身体的側面が改善し，ICU 入室期間や入院期間を短縮する[13,14]と報告されている．しかし，術前評価においては運動負荷前後での心電図評価や可能な限り心肺運動負荷試験を施行し，医師と協議して安全な運動範囲を患者に明示する必要がある．また，高齢者や糖尿病患者，長期間罹患した弁膜症患者では，自覚症状に乏しいため評価後に指導することが望ましい．特に入院前の外来患者の場合，非監視下となるので負荷強度は低めに指導し，また階段昇降時や入浴時など血圧変動が予想される ADL 時の注意や症状出現時の対処法なども指導する．

【文 献】

1）心血管疾患におけるリハビリテーションに関するガイドライン（2012 年改訂版；http://www.j-circ.or.jp/guideline/pdf/JCS2012_nohara_h.pdf）2018 年 1 月 30 日閲覧

2）西村真人，他：心臓を手術したのに運動させても大丈夫なのか？丸山仁司，他（編）：考える理学療法 内部障害編—評価から治療手技の選択．文光堂，2008，pp257–272

3）安達　仁，他：入院中の心臓リハビリテーション－離床と患者教育．安達　仁（編）：眼でみる実践　心臓リハビリテーション．中医学社，2013，pp12–29

4）Snowdon D, et al：Preoperative intervention reduces postoperative pulmonary complications but not length of stay in cardiac surgical patients：a systematic review. *J Physiother* **60**：66–77, 2014

5）Williams MA,et al：Resistance Exercise in Individuals With and Without Cardiovascular Disease：2007 Update. *Circulation* **116**：572–584, 2007

6）Piepoli MF, et al：Exercise training in heart failure：from theory to practice. A consensus document of the Heart Failure Association and the European Association for Cardiovascular Prevention and Rehabilitation. *Eur J Heart Fail* **13**：347–357, 2011

7）Braith RW,et al：Resistance exercise：training adaptations and developing a safe exercise prescription. *Heart Fail Rev* **13**：69–79, 2008

8）Lamotte M1,et al：Acute cardiovascular response to resistance training during cardiac rehabilitation：effect of repetition speed and rest periods. *Eur J Cardiovasc Prev Rehabil* **17**：329–336, 2010

9）諸富伸夫，他：心臓手術患者の胸帯使用による呼吸機能への影響について．心臓リハ **11**：5070–5070, 2006

10）心血管疾患におけるリハビリテーションに関するガイドライン（2012 年改訂版；http://www.j-circ.or.jp/guideline/pdf/JCS2012_nohara_h.pdf）2018 年 1 月 30 日閲覧

11）Meisler P：The sternum support harness for the treatment of sternotomy pain and prevention of sternal instability. *Cardiopulmonary Physical Therapy* **11**：63–68, 2004

12）Pollock ML, et al：AHA Science Advisory. Resistance exercise in individuals with and without cardiovascular disease：benefits, rationale, safety, and prescription：An advisory from the Committee on Exercise, Rehabilitation, and Prevention, Council on Clinical Cardiology, American Heart Association, Position paper endorsed by the American College of Sports Medicine. *Circulation* **101**：828–833, 2000

13) Arthur HM, et al：Effect of a preoperative intervention on preoperative and postoperative outcomes in low-risk patients awaiting elective coronary artery bypass graft surgery. A randomized, controlled trial. *Ann Intern Med* **133**：253–262, 2000

14) Herdy AH,et al：Pre- and postoperative cardiopulmonary rehabilitation in hospitalized patients undergoing coronary artery bypass surgery：a randomized controlled trial. *Am J Phys Med Rehabil* **87**：714–719, 2008

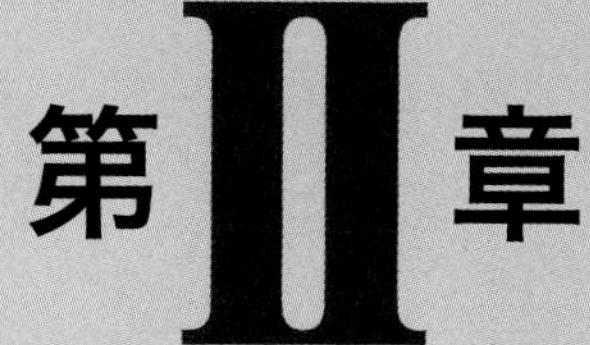

第II章

術後のリハビリテーションのために集めるべき手術・周術期情報

手術・周術期情報をどう活かすか

Summary

心臓血管外科手術および周術期に収集する情報は，非常に多岐にわたる．術後のリハビリテーションのために，リハビリテーションスタッフが集めるべき手術および周術期情報を示す．

手術中の情報では，術式，手術の種類，手術時間，人工心肺時間，出血量，輸血量，さらには術中のイベントなどの情報を収集する必要がある．術式は，原疾患により大きく異なり，冠動脈疾患，弁膜症疾患，大血管疾患およびその他に分類される．術後の合併症は術式により異なるため，手術の方法まで理解しておくことは，非常に重要である．また，手術時間，麻酔時間，あるいは人工心肺時間などは，手術侵襲の指標として用いることができる．手術侵襲が大きい場合，組織の炎症反応の増加を介して血管内皮細胞の障害や血小板が活性化し，微小血管の血栓傾向が強くなる．その結果，多臓器にわたる機能不全が生じる場合があり，特に肺はその影響を強く受け，人工呼吸器の離脱が遅延する．また，不整脈などの術中のイベントは，術後にも継続して影響する可能性があり，特に確認するポイントである．

手術後の情報としては，人工呼吸器装着時間，鎮痛および鎮静管理，カテコラミンの使用，さらにドレーンの管理などの情報を収集する．近年，低侵襲手術の普及によって術後の人工呼吸器装着時間が短縮されている．しかし，術後に人工呼吸器装着時間が延長する症例は一定の割合で存在し，リハビリテーションの遅延につながり，呼吸器合併症および廃用症候群のリスクとなる．カテコラミンは，術後の循環管理において昇圧および臓器血流維持などの目的で使用されるが，カテコラミンの種類によって作用する受容体や作用の強さが異なり，使用量の把握とともに臨床的な効果について理解しておく必要がある．術後の鎮痛および鎮静管理は，スムーズなリハビリテーションを実施するためにも重要である．大血管手術および開心術後の合併症の一つとして急性腎障害（AKI：acute kidney injury）があるが，術後に AKI を呈した症例は，尿量の低下などから術後の体液管理に難渋し，リハビリテーション進行の遅延を呈することが報告されている．

このように心臓血管外科手術および周術期には，さまざまな情報を収集して術後のリハビリテーションのリスクを層別化し，リハビリテーションの進行予測やテーラーメイドなリハビリテーションプログラムの作成に活かすことが重要である．

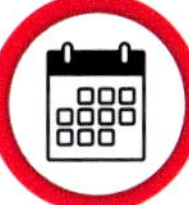

情報収集すべき項目

確認すべき手術中の情報

1. ・術式
2. 手術の種類（待機手術，準緊急手術，緊急手術）
3. 手術時間
4. 麻酔時間
5. 人工心肺時間
6. 人工心肺の回路の組み方
7. 大動脈遮断時間
8. 出血量と輸血量
9. 術中の使用薬剤
10. 術中の IN-OUT バランス（総バランス）
11. 術中のアクシデントの有無
12. 低体温

確認すべき手術後の情報

1. 人工呼吸器の」装着時間
2. 持続性血液濾過透析の使用
3. カテコラミンの使用状況
4. 鎮静管理
5. 鎮痛管理
6. 血糖管理
7. 腎機能
8. 補助循環の使用
9. ドレーン管理
10. 体外式ペースメーカーの使用
11. 脳梗塞の有無

1 手術（術式，開胸部位，定期手術，緊急手術）

1）冠動脈疾患に対する手術

冠動脈バイパス術（CABG：coronary artery bypass graft）の対象疾患は，狭心症や心筋梗塞などの虚血性心疾患である．近年，CABGの件数は経皮的冠動脈インターベンション（PCI：percutaneous coronary intervention）の普及に伴い減少しているが，左主幹部病変や重症多枝病変ではCABGが適応となる．

a. 何をみているのか

手術は，体外循環を使用した冠動脈バイパス術（on-pump CABG）と，体外循環を使用しない冠動脈バイパス術（OPCAB：off pump coronary artery bypass graft）に分類される．on-pump CABGは，人工心肺を使用して心停止下で手術を行うため，確実な血管吻合ができるが，人工心肺使用による合併症を生じやすい．一方，OPCABは人工心肺を使用しないため低侵襲であり合併症が少ない．しかし，心拍動下で血管縫合をするため手術手技の習熟が必要であり，術中の血行動態の変化も生じやすい．また，左開胸小切開冠動脈バイパス術（MIDCAB：minimally invasive direct coronary artery bypass）を行う施設もある．通常のCABGは胸骨正中切開であるが，MIDCABは第4・5肋間で切開を行い，内胸動脈を左前下行枝に吻合する方法が標準的であり，低侵襲な手術である（図1）．

バイパスの本数は，通常1～3本である．使用するグラフトの種類は，左内胸動脈（LITA：left internal thoracic artery），右内胸動脈（RITA：right internal thoracic artery），橈骨動脈（RA：radial artery），大伏在静脈（SVG：saphenous vein graft），胃大網動脈（GEA：gastroepiploic artery）などが一般的であり，年齢や吻合部位などにより使い分ける．特に，左前下行枝（LAD：left anterior de-

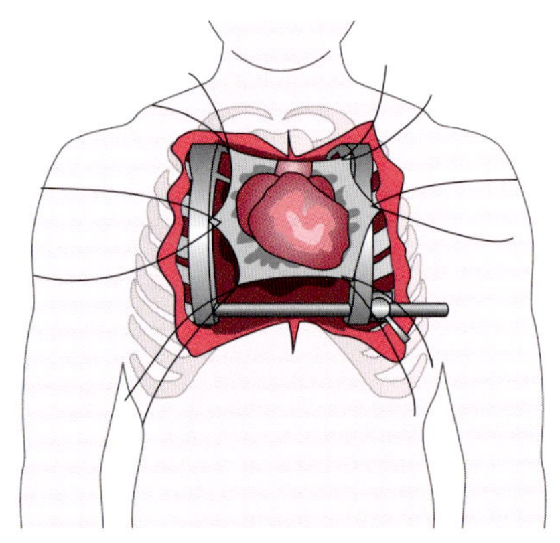

a. 胸骨正中切開

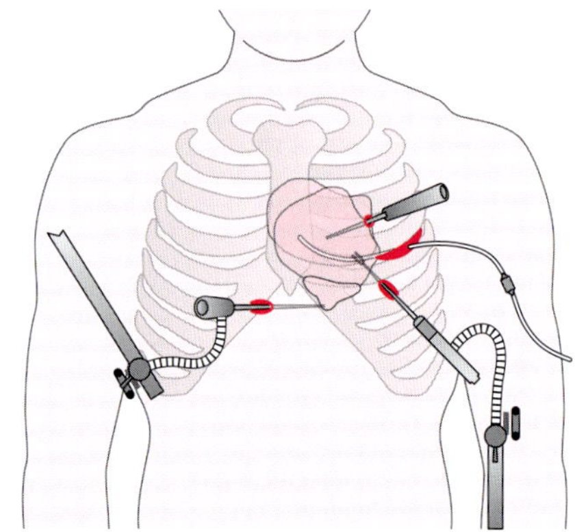

b. MIDCAB

図1 胸骨正中切開と左開胸小切開冠動脈バイパス術（MIDCAB）

scending artery）に使用するグラフトとしては，LITA を使用するのが基本である（図 2）．なお，単独 CABG では，初回・待機手術の術後 30 日以内の死亡率は 1％未満であるが，緊急手術は約 5％と高い[1)]．

b. なぜ，知らなければならないのか，どう活かすか

人工心肺の使用は，脳塞栓症，全身性炎症反応症候群，凝固線溶系の異常による出血量の増加，術後の心機能の低下による低心拍出量症候群（LOS：low output syndrome），心房細動（AF：atrial fibrillation）などの術後不整脈など出現に関係するため，合併症の出現に留意するべきである．また，術中に off-pum から on-pump に切り替わる症例は，予定されていた on-pump 症例と比較して，術時間の延長などの理由で短期予後が不良であり，リハビリテーションを実施する際には全身状態に注意して進める必要がある．

動脈グラフトの特徴は，静脈グラフトに比べて開存率が良好であることがあげられ，特に ITA では動脈硬化が起こりにくいことから遠隔期の予後がよいとされている．一方で RA は，血管平滑筋が豊富であり血管攣縮を生じる可能性がある．そのため，攣縮予防のために術後はカルシウム拮抗薬や硝酸薬を使用するのが一般的であり，グラフトの種類によって術後の使用薬剤の選択に関係することを知っておく必要がある．また RA は前腕に，SVG は大腿部に皮膚切開を伴うため，術後のリハビリテーションの際には創部にも注意を要する．

胸骨正中切開では，胸骨の安定性が得られる術後 3 カ月間は，上肢挙上時の負荷は 3 kg 以下にすることが[2)] 推奨されており，一定期間は生活面での注意が必要である．一方で，MIDCAB は胸骨の切開がないため，術後早期から上半身の荷重が可能であり，社会復帰も早い．

緊急手術の予後が悪い理由として，患者の術前からの病状の深刻さが主因とされており[1)]，緊急手術後のリハビリテーションの進行は待機手術と比較して遅延することが特徴である．

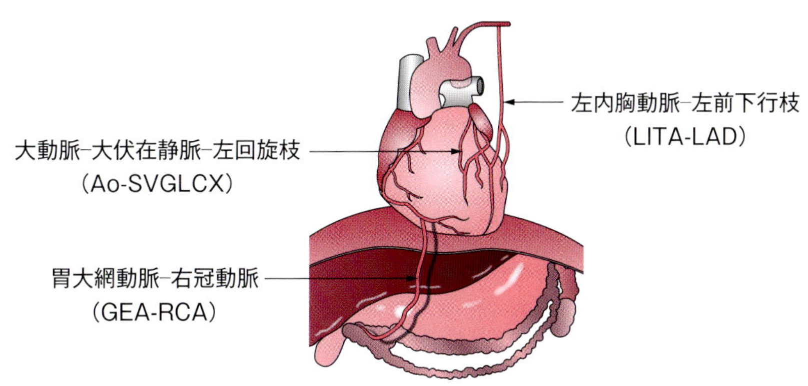

図 2　バイパスグラフトの種類と吻合部位

2）弁膜疾患に対する手術

弁膜疾患に対する手術件数は，高齢者の大動脈弁狭窄症や僧帽弁変性疾患の増加，および術後のQOLを考慮して手術が早期に行われるようになったことから上昇傾向にある．手術数は大動脈弁疾患が最も多く，次いで僧帽弁疾患である．

a. なにをみているのか

大動脈弁疾患（大動脈弁狭窄症，大動脈閉鎖不全症）では，主に人工弁を用いた大動脈弁置換術（AVR：aortic valve replacement）が行われる．AVRは胸骨正中切開および人工心肺下で行われる．大動脈の切開は大動脈基部の1 cm遠位で行われ，大動脈弁は弁輪の近くで弁輪を残し弁尖を切除される．その後，弁のサイズの決定を行い，人工弁を縫着する．人工弁は機械弁と生体弁の2種類があり，それぞれ特徴がある（**表1**）．大動脈弁疾患の手術は，生体弁が人工弁より多いが，その理由として手術を受ける患者の高齢化があげられる[1]．

僧帽弁疾患（僧帽弁狭窄症，僧帽弁閉鎖不全症）では，人工弁を用いる僧帽弁置換術（MVR：mitral valve replacement）か，自己弁を温存する僧帽弁形成術（MVP：mitral valve plasty）が行われる．MVRとMVPのどちらも胸骨正中切開で，人工心肺下にて手術が行われる．僧帽弁への到達は，右側左房切開，経心房中隔的到達，あるいは上方中隔切開を用いて左房を展開する．MVRは病的な弁を切除し，人工弁に置き換える手術である．使用する人工弁は，機械弁と生体弁の2種類である（**図3**）．MVPは，逸脱している僧帽弁の弁尖の切除や人工検索の移植などを行い，拡大した弁輪周囲に人工弁輪を縫着する弁輪形成術を追加することもある．MVPの対象は，主に僧帽弁逸脱による僧帽弁閉鎖不全症である．僧帽弁疾

表1　弁置換と弁形成の適応，長所，短所

	機械弁	生体弁	弁形成
適応	生体弁の適応を除く患者	高齢患者，妊娠・出産を希望する女性，出血のリスクが高い患者	心エコーにより弁形成の可能性が高い場合
長所	耐久性が高い	血栓を生じにくい．術後，洞調律であれば3カ月の時点で抗凝固療法の中止が検討可能である	左室機能が温存される．ワルファリンによる抗凝固療法が不要である
短所	血栓を生じやすいため、抗凝固療法が必要である	耐久性に欠けるため、再手術が必要になる可能性がある	再手術の可能性がある

患の手術は，弁形成が最も多く，次いで機械弁，生体弁の順に多い[1]．

三尖弁疾患は，他の弁との組み合わせで手術することが多い．多くは僧帽弁疾患の病態進行に伴う二次的な三尖弁閉鎖不全であるため，三尖弁形成術（弁輪縫縮術）が多く行われている．

b. なぜ，知らなければならないのか，どう活かすか

AVR において，上行大動脈には人工心肺の送血管を抜去した部分や大動脈を吻合した部分があり，血圧の過上昇でその部分から出血することがあるため，リハビリテーションの際は術後の出血量に注意するべきである．また，大動脈弁輪の近くには刺激伝導系があり，術操作により損傷すると房室ブロックなどを生じることがあるため，心電図の確認をすることが重要である．

MVR および MVP においては，僧帽弁は収縮期血圧が直接かかるため，低めの収縮期血圧（90～100 mmHg）で管理して修復部や人工腱索を保護する必要がある．そのため，術後におけるリハビリテーション中の血圧上昇には注意が必要である．また，MVP 後には遺残逆流が存在する場合もあり術後心不全の原因となることから，術後の心エコーなどの情報を確認することが必要である．MVP では自己弁が温存されることから，QOL に大きな影響をもたらす．特に長期間の抗凝固療法が不要であることや，人工弁の合併症のリスクを回避できることが重要である．一方で，人工弁（特に機械弁）では抗凝固薬であるワルファリンカリウムを内服し続けることから出血のリスクがあり，弁機能不全や人工弁感染などのリスクがあることも知っておくべきである．

3）大血管疾患に対する手術

大血管疾患に対する手術は年々増加している[1]．対象疾患は，主に非解離性の大動脈瘤と大動脈解離である．大動脈瘤の手術適応は，腹部≧50 mm，胸部≧60 mm である．大動脈解離は，Stanford A 型で上行大動脈の偽腔が開存している

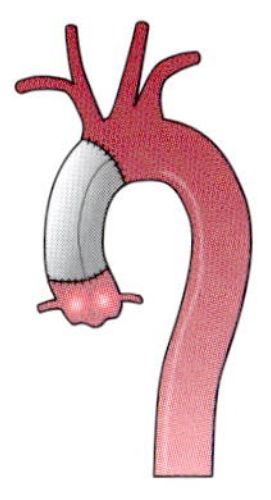

a. 上行大動脈置換術

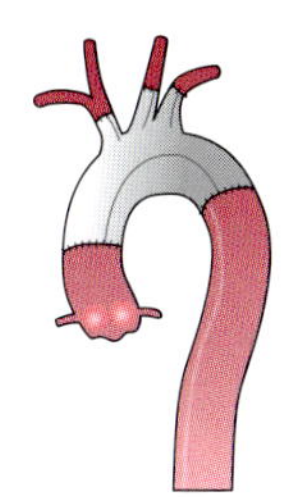

b. 弓部大動脈置換術

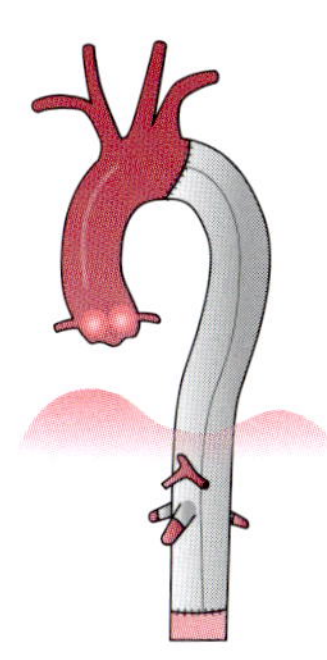

c. 胸腹部大動脈置換術

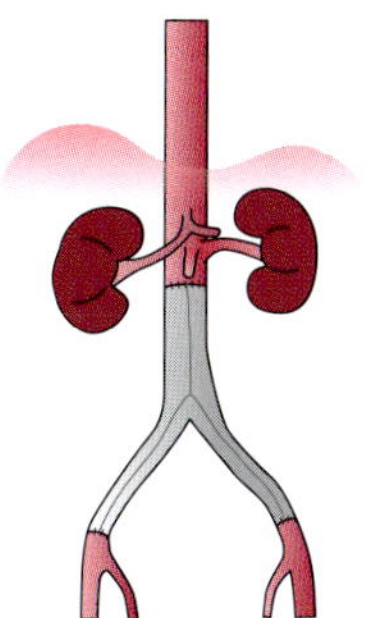

d. 腹部大動脈置換術

図３　各大動脈人工血管置換術の部位

場合や偽腔が拡大している場所では緊急手術の適応である．また，Stanford B型であっても切迫破裂や臓器虚血があれば手術適応となる．

a. なにをみているのか

上行大動脈置換術は，胸骨正中切開で行う．上行大動脈を遮断できる真性瘤の場合は腕頭動脈直下で大動脈を鉗子で遮断し，上大静脈（SVC：superior vena cava）および下大静脈（IVC：inferior vena cava）から脱血，弓部大動脈または大腿動脈から送血し人工心肺を確立する．一方で，急性大動脈解離や弓部大動脈の粥状硬化が強い場合などは大動脈を遮断できないため，脱血はIVC，送血は弓部大動脈，右大腿動脈，右腋窩動脈などの複数の部位から選択して行う．その後，超低体温と逆行性脳灌流にて脳保護を行い循環停止として，人工血管に置換する．

弓部大動脈置換術は，胸骨正中切開で開胸し，人工心肺を使用して全身を冷却して超低体温で循環停止を行う．循環停止の間の脳保護に対しては，逆行性能灌流または選択的脳灌流を行い，大動脈を切除し，人工血管は末梢，中枢，弓部3分枝の順番で吻合する．

胸腹部大動脈置換術は左開胸で行い，部分体外循環を使用し，分節的に大動脈を遮断して人工血管置換を行う．その際，積極的に肋間動脈を再建し脊髄灌流圧を保つように努める．体外循環中の温度管理は，軽度低体温（直腸音で31～33°）とするのが一般的である．なお，各大動脈の人工血管置換部位を（図3）に示す．

b. なぜ，知らなければならないのか，どう活かすか

上行大動脈置換術や弓部大動脈置換術では，循環停止の操作が必須であり，脳保護の対策（超低体温療法や脳分離体外循環）が施される．しかし，術後は脳梗塞，一過性の意識障害，せん妄などを発症する割合が他の手術と比較して高いため，中枢神経の合併症に注意をする．また，弓部置換術では人工血管の吻合部位が多いため，術後の出血に注意が必要である．

胸腹部大動脈置換術において脊髄は，Adamkiewicz動脈からだけでなく，さまざまな側副血行路より血流を受けている．そのため，術中の血行動態の悪化などにより，側副血行路からの血流が減少すると脊髄血流が低下し，脊髄梗塞などの虚血障害を惹起する場合がある．また，左開胸は胸骨正中切開と比較して疼痛が強いため，リハビリテーションを行う際の疼痛コントロールは重要である．さらに，左開胸は視野確保のため肺を虚脱して行うため 胸水や無気肺が生じやすく，酸素化に影響するため，術後の肺合併症に注意する必要がある．

2 手術侵襲

1）手術時間・麻酔時間

a. なにをみているのか

手術時間は，手術室において皮膚を開創してから閉創するまでの時間である．冠動脈バイパス術（CABG）の手術時間は約4～5時間であり，人工心肺の使用やバイパスの本数が増えるに従い手術時間は増加する．弁疾患に対する手術では，単弁手術の手術時間は4時間程度であるが，2～3弁手術あるいはCABGなどの手術の追加により手術時間は延長する．大血管疾患に対する手術では，単独の上行大動脈置換術は4～5時間，弓部大動脈置換術および胸腹部大動脈置換術は6～7時間，単独の腹部大動脈置換術は4時間程度であり，いずれも他の手術手技の追加で手術時間は延長する．

麻酔時間は，麻酔を開始してから麻酔を終了するまでの時間である．特にガス麻酔器を使用する麻酔の実施時間は，麻酔器に接続した時間を開始時間とし，当該麻酔器から離脱した時間を終了時間としている．手術時間や麻酔時間は手術侵襲と強く関係するため，手術侵襲の指標として使用されている．

b. これらの項目をなぜ知る必要があり，術後のリハビリテーションにどう活かすか

手術侵襲が加わると，組織は炎症反応の増加を介して血管内皮細胞の障害や血小板を活性化させ，微小血管の血栓傾向が強くなる．この血栓傾向は，術時間が延長するに従い強くなり，また手術時間の延長は手術部位の感染率と関係する．

麻酔薬であるセボフルランやプロポフォールなどは，血小板機能に抑制的な影響を与える．また，麻酔薬は手術中の血行動態の変化，不整脈の出現，あるいは肝臓や腎臓に及ぼす影響が大きいため，麻酔時間が延長するほど術中および術後の合併症が増加する．

心臓血管外科手術後の患者において，手術時間や麻酔時間は人工呼吸器の装着時間に影響し，手術侵襲が大きいほど人工呼吸器の離脱が遅延することが報告されている[3]．また，手術時間や麻酔時間が長いほど，術後のリハビリテーションの進行も遅延することが報告されている[4]．このため，手術時間や麻酔時間の延長を認めた場合，合併症の出現などにより術後のリハリハビリテーションが遅延するおそれがあることを知っておく必要がある．

2）手術中の人工呼吸器装着時間・人工心肺時間・大動脈遮断時間

a. なにをみているのか

術中の人工呼吸器装着時間は，気管挿管をして人工呼吸を開始してから手術室で抜管して人工呼吸器から離脱するまでの時間である．手術室で人工呼吸器を離脱し

ない場合は，手術室を退室するまでの時間でカウントしている．人工呼吸器は全身麻酔を使用した手術には必須である．手術中の人工呼吸器の換気モードは，主に調節換気が用いられ，呼吸回数，1 回換気量，酸素濃度などは人工呼吸器に依存する．

人工心肺時間は，人工心肺を開始してから離脱するまでの時間である．人工心肺装置は，心臓を停止させて手術を行う際に心臓と肺の機能を代替する装置である．

大動脈遮断時間は，大動脈に遮断鉗子をかけてから鉗子を外すまでの時間である．大動脈遮断は，人工心肺中に上行大動脈に遮断鉗子をかけて上行大動脈より心臓側へ血液が流入しないようにする手技である．

b. これらの項目をなぜ知る必要があり，術後のリハビリテーションにどう活かすか

人工呼吸は陽圧を与えて肺を内部より拡張させるため，非生理的な呼吸となる．人工呼吸が生体に及ぼす影響として肺の圧損傷，換気不均衡，心拍出量低下などがあげられる．術中および術後の人工呼吸器時間が長いほど，術後の呼吸器合併症が出現しやすくなる．

人工心肺使用時はヘパリンの使用や，回路に血液が接触することにより血小板や凝固因子が消費され，凝固機能が低下する．そのため，人工心肺時間が延長するほど出血傾向となる．また，人工心肺下にて心停止させた後には，術前の心臓の収縮力に回復するまで数日間を要する．よって，人工心肺時間が延長するほど，術後に LOS を発生しやすく，カテコールアミンの使用量も多くなる．また，大動脈解離患者において人工心肺時間が長い患者は，術後のリハビリテーションの進行が多くの患者で遅延したと報告されている[5)]．

大動脈遮断時間や循環停止時間が延長するほど，脳梗塞の発生や死亡率が増加する．よって，これらの時間が長い患者は，呼吸器合併症，出血，多臓器不全などの合併症により術後のリハビリテーションの進行が遅延する可能性がある．

3）回路の組み方（主に脱血管や送血管の部位）

a. なにをみているのか

人工心肺装置は，心臓を停止させて心臓内部の手術を行う時や，大血管を人工血管に置換する際に，心臓と肺の機能を代替する装置である．人工心肺の回路構成は，主に静脈系（上大静脈，下大静脈，右心房）から静脈血を取り出す脱血管，脱血した血液を一時的に貯留する貯血槽，ガス交換を行う人工肺，循環血流量をコントロールする遠心ポンプ，酸素化された血液を動脈系へ送る送血管からなる（図 4）．

また，それ以外に左心室から血液を排出するベント回路，術野の血液を回収する吸引回路，心臓に心筋保護液を注入する心筋保護回路，大動脈弓部の人工血管置換術では脳分離送血回路などが使用される．特に，送血管と脱血管がどの部位に挿入されていたかを確認することが重要である．

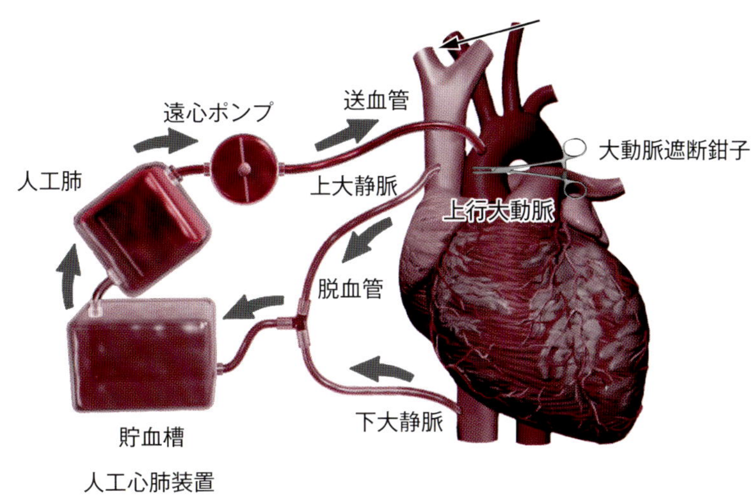

図４　開心術における人工心肺装置の一般的な回路

表２　輸血製剤の種類とその成分

輸血製剤の種類	成　　分
赤血球製剤（RCC）	血液から血漿，白血球，血小板の大部分を除去したもの
血漿製剤（FFP）	各種の血液凝固因子を含む血漿を取り出したもの
血小板製剤（PC）	止血機能をもつ血小板を採取したもの
全血製剤	血液に保存液を加えたもの

表３　出血量に応じた輸液および輸血製剤の種類

出血量	使用製剤
循環血液量の20％以下	細胞外液輸液（乳酸加リンゲル液）を出血量の2～3倍投与
循環血液量の20～50％	さらに赤血球製剤（RCC）を投与
循環血液量の50～100％	さらに血漿増量薬またはアルブミン製剤を投与
循環血液量以上	さらに血液検査値や臨床所見を参考に血漿製剤（FFP）や血小板製剤（PC）を投与

b. これらの項目をなぜ知る必要があり，術後のリハビリテーションにどう活かすか

脱血管や送血管などをカニュレーションする部位は，それぞれの手術によって異なる．カニューレが抜去された後の血管は縫合されるが，人工心肺後は易出血傾向にあるため，その部分から術後出血する可能性もあり，術後は吻合部位からの出血に注意を払う必要がある．

4）出血量・輸血量

a. なにをみているのか

心臓血管外科手術は，人工心肺使用による血液のヘパリン化や血小板の消耗に加えて，低体温による血小板の機能低下などにより出血しやすい状態となっている．一般的に循環血液量（成人で 70 mL/kg）の 20％前後の出血で輸血を開始する．輸血製剤は**表２**の 4 種類に分類され，出血量に応じて輸血される（**表３**）．一方で，輸血には感染のリスクもあり，自己血輸血の重要性が高まっている．自己血輸血の方法としては，主に以下の3つの方法がある．

①体外循環の開始前に自己血を貯血し，体外循環終了時にそれを輸血する．

②人工心肺の回路に残っている血液を返納する．

③術後に縦隔から出血した血液を輸血する．

b. これらの項目をなぜ知る必要があり，術後のリハビリテーションにどう活かすか

出血量は手術侵襲の指標として使用されている．心臓血管外科患者において，術中の出血量は術後の歩行自立を予測する一要因であることが報告されている[6]．また，輸血の種類や量によって術中の出血の重篤度を推定することが可能である．術中の出血が多量であると貧血状態となるが，貧血により酸素運搬能力が低下し運動中の息切れの原因や，術後の心不全の遷延に関与することもある．

5）手術中の使用薬剤

a. なにをみているのか

(1) 麻酔薬

麻酔薬は，静脈麻酔，鎮痛薬，吸入麻酔，筋弛緩薬を組み合わせて使用される．麻酔導入には静脈麻酔と鎮痛薬が使用されることが多い．静脈麻酔は，静脈内に投与して，鎮痛・鎮静効果を得る麻酔方法である．吸入麻酔薬に比べて調節性に乏しいため，主に吸入麻酔薬を補う目的で用いられている．麻酔維持には吸入麻酔が使用されることが多い．吸入麻酔の特徴として，持続性が短いため麻酔終了後の覚醒が早く，比較的に呼吸や循環抑制などの副作用が少ないことがあげられる．筋弛緩薬は挿管時から使用されることがあり，骨格筋の緊張を除去し，また開口を容易とし声門を開くことで挿管しやすくする．また，挿管に伴うバッキング（痙攣性の咳嗽運動）の防止や，筋の緊張を抑えて手術操作をしやすくするために使用される．**表4**に術中に使用する主な麻酔薬の種類と薬剤名を示す．

表4　手術中に使用する主な麻酔薬の種類と薬剤名

麻酔薬の種類	薬　剤　名
吸入麻酔	セボフルラン（セボフレン）
静脈麻酔	ミダゾラム（ドルミカム） プロポフォール（ディプリバン）
鎮 痛 薬	フェンタニルクエン酸塩（フェンタニル）
筋弛緩薬	ベクロニウム臭化物（ベクロニウム） ロクロニウム臭化物（エスラックス）

(2) 抗凝固薬とその拮抗薬

抗凝固薬とその拮抗薬は，人工心肺を使用する際に回路内での血液凝固を予防するために投与される．通常，活性化全血凝固時間（ACT：activated coagulation time）が400秒以上にしてから人工心肺を開始する（ACTの基準値は100〜130秒）．人工心肺の終了後は，速やかに拮抗薬を投与（プロタミン硫酸塩）しACTを評価する．

(3) 昇圧薬および強心薬

昇圧薬および強心薬は，人工心肺の終了後や体外循環を使用しない冠動脈バイパス術（OPCAB）中の動脈圧の低下が認められた時に投与される．

(4) 硝酸薬

硝酸薬は，CABGの際に冠動脈の血管を拡張させるために投与される．

(5) カルシウム拮抗薬

カルシウム拮抗薬は，CABGの際に冠動脈の血管を拡張させるために投与される．

(6) 抗不整脈薬

抗不整脈薬は，手術中は術操作や薬剤の影響でさまざまな不整脈が出現する．それぞれの不整脈に対応した薬剤が使用される．

(7) β遮断薬

β遮断薬は，Vaughan-Williams分類でII群に分類される抗不整脈薬である．陰性変時作用（心拍数を低下させる作用）と陰性変力作用（心収縮力を低下させる作用）をもつ薬剤である．術中は陰性変力作用が弱い薬剤であるランジオロール塩酸塩などがよく用いられる．主に，心房細動（AF）の予防目的に使用される．

(8) アミオダロン

アミオダロンは，Vaughan-Williams分類でIII群に分類される抗不整脈薬である．電気的除細動に抵抗性がある場合は，アミオダロンが第一選択となる．Kチャネル遮断薬以外にも，NaやCaチャネルに対する作用もある．副作用は血圧低下と徐脈で．主に術後のAFや心室頻拍（VT：ventricular tachycardia）および心室細動（VF：ventricular fibrillation）に使用される．

(9) リドカイン

リドカインは，Vaughan-Williams分類でI群に分類される抗不整脈薬である．主にVTやVFの出現時あるいは予防的に使用される．陰性変力作用が少なく使いやすいが，エビデンスが少ない．

なお，**表5**に，麻酔薬以外に術中に使用する薬剤と薬剤名を示す．

b. これらの項目をなぜ知る必要があり，術後のリハビリテーションにどう活かすか

手術の状況や患者の状態の変化によって，投与される薬剤と投与量が変化する．投与された薬剤の種類や投与量により，手術中の患者の血行動態やイベントなどを

表5　麻酔薬以外の術中の使用薬剤

麻酔薬以外の術中の使用薬剤	薬　剤　名
抗凝固薬とその拮抗薬	
・抗凝固薬	ヘパリンナトリウム（ノボ・ヘパリン）
・抗凝固薬拮抗薬	プロタミン硫酸塩（ノボ・硫酸プロタミン）
昇圧薬・強心薬	ノルアドレナリン（ノルアドレナリン） アドレナリン（ボスミン） 塩酸塩ドブタミン（塩酸ドブタミン） ドパミン塩酸塩（塩酸ドパミン） PDE Ⅲ 阻害薬（ミルリノン）
硝酸薬	ニコランジル（シグマート）
カルシウム拮抗薬	ジルチアゼム塩酸塩（ヘルベッサー） ニカルジピン塩酸塩（ペルジピン）
抗不整脈薬	
・β遮断薬	ランジオロール塩酸塩（オノアクト）
・アミオダロン	アミオダロン塩酸塩（アンカロン）
・リドカイン	リドカイン（リドカイン）

把握することが可能である．そのためには，まず使用される薬剤の目的と作用を知るべきであり，また併せて副作用も把握することが重要である．

6）手術中のIN–OUTバランス（総バランス）

a. なにをみているのか

一般に，手術中の輸液，輸血，静脈注射など体内に入った水分量の総和を計算したものをINという．一方で，尿量，出血量，胃菅からの排液を計算した排液量をOUTという．INからOUTを差し引いた総和をIN-OUTバランス（総バランス）と呼び，術中のバランスシートに記載される．なお，手術中の不感蒸泄（500～700 mL）はバランスシートには記載されないが，総バランスで加味されるのが一般的である．

INがOUTよりも多い（入った量が，出た量よりも多い）状態をプラスバランスといい，逆に，OUTがINよりも多い（出た量が，入った量よりも多い）状態をマイナスバランスという．術中のバランスの管理は，前負荷（循環血液量）を管理する際の指標となる．術後には，サードスペースを考慮してプラスバランスとするのが一般的である．

b. サードスペース

通常，術操作による臓器の機械的刺激（圧迫，牽引，摩擦，伸展）や，術後の全身性炎症反応症候群（SIRS：systemic inflammatory response syndrome）によって血管壁の透過性が亢進し，水分が血管内から血管外（間質）へ移動しやすい状態となる．血管内から浸出した細胞外液は，全身のあらゆるところに分布し，場所に

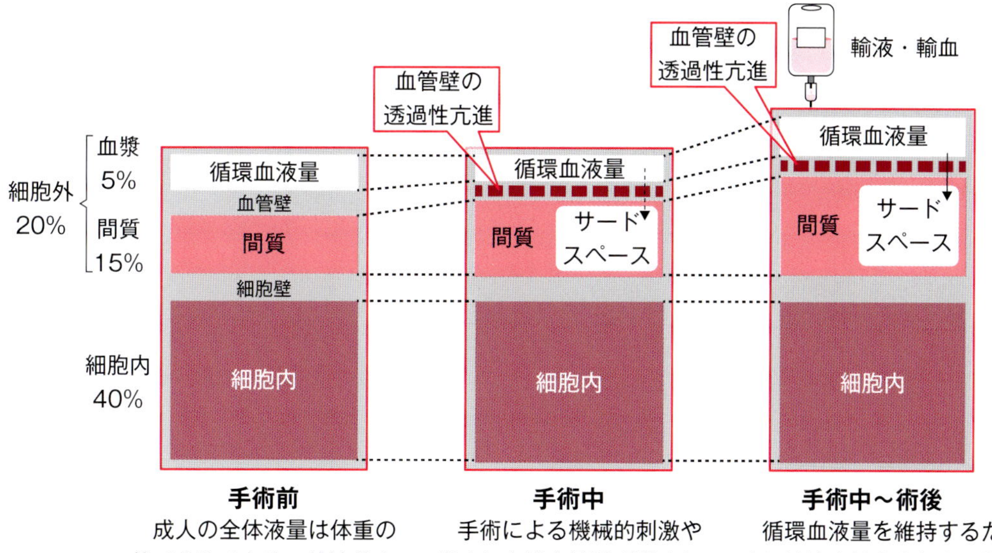

図 5　手術中から術後のサードスペースの形成

より浮腫，胸水，腹水などとして現れる．サードスペースに貯留した液体は，生体にとって機能しない液体のため，非機能的細胞外液とも呼ばれる．術侵襲が大きく，炎症が強いほどサードスペースに貯留する細胞外液量は多くなる（図 5）．

c. これらの項目をなぜ知る必要があり，術後のリハビリテーションにどう活かすか

手術中の出血により血管内の血液ボリュームは低下する．血圧を維持するために細胞外液が輸液されるが，その際に出血量の 2～3 倍の輸液が行われる．これらの輸液の多くは血管内にとどまらず，間質や細胞内へと移行しサードスペースを形成する．そのため大量の出血があるほど多くの輸液を必要とし，総バランスは大きくプラスに傾く．また，手術による炎症が強い場合にもサードスペースへ貯留する細胞外液量が多くなるため，この場合も手術中の総バランスは大きくプラスに傾く．総バランスがプラスであるほど術後に全身の浮腫が生じるだけでなく，肺うっ血や肺水腫など心不全症状を生じやすくなり，術後のリハビリテーション進行に影響すると考えられている．Saitoh ら[7] によると，慢性腎臓病がない患者において，心臓血管外科手術後の総水分バランスを術前の体重で除した値（POFB/PWB）は，術後のリハビリテーション進行に影響する要因であり，その進行目標を達成するため

の POFB/PWB のカットオフ値は 4.9%であったことを報告している．また，手術中の総水分バランスは腎機能に強く影響されるため，術前の腎機能の把握も重要である．

7）手術中のイベント有無（不整脈を含む）

a. なにをみているのか

(1) 手術中の血圧低下

原因としては，出血による循環血液量の低下，麻酔薬による心収縮力の低下および末梢血管抵抗の低下などがあげられる．出血による循環血液量の低下に対しては，輸液や昇圧薬（末梢血管を収縮させる薬剤）で血圧を維持する．また，心収縮力の低下に対しても昇圧薬の投与を行うが，単回投与で反応しない場合は昇圧薬の持続投与が必要になることもある．

(2) 心筋虚血

冠動脈疾患の場合，手術中の痛み刺激やカテコラミン投与によって心収縮力の増加や頻脈が生じ，心筋の酸素消費量が増加することで，心筋虚血に陥る場合がある．また，手術中の低血圧によっても冠動脈の血流量が低下し心筋虚血を起こす場合がある．通常は，心電図の ST の低下によって評価される．

(3) 不整脈

心臓血管外科手術中に発生する不整脈で重要なものとして，AF，VT，VF，徐脈性不整脈があげられる．AF は心房への外科的刺激，心房の虚脱，人工心肺による SIRS などが原因であり，周術期の AF は開心術では 20〜30%と高いことが知られている[8]．また，心室性不整脈の既往がある患者では，手術中の心筋への刺激や交感神経の興奮を決起として VT や VF が発生する．特に人工心肺離脱時に起こりやすく，虚血再灌流障害，心筋虚血，不十分な心筋保護，血清カリウム値の異常が原因としてあげられる．徐脈性不整脈の多くは，大動脈遮断解除後に発生する．心筋保護液の影響や手術操作による刺激伝導系の障害が原因となる．一時的なものであれば時間経過による回復が期待できるが，恒久的なペースメーカーが必要になることもある．なお，図 6 に人工心肺離脱時の不整脈の対応を示す．

b. これらの項目をなぜ知る必要があり，術後のリハビリテーションにどう活かすか

手術中になんらかのイベントを生じると，術時間や麻酔時間が延長し，術侵襲は大きくなる．また手術中の血圧低下症例は，術後にもその影響が遷延する場合が多く，術後の昇圧剤の使用量も多くなる．さらに，周術期に心筋梗塞が生じると予後は悪くなり，術後に経皮的冠動脈インターベンション（PCI）やその他の治療が必要となることから，術後の安静度を確認しながら個別の対応が必要となる．特に手術中および術後に最も多い不整脈は AF であるが，AF を生じると血行動態の破綻

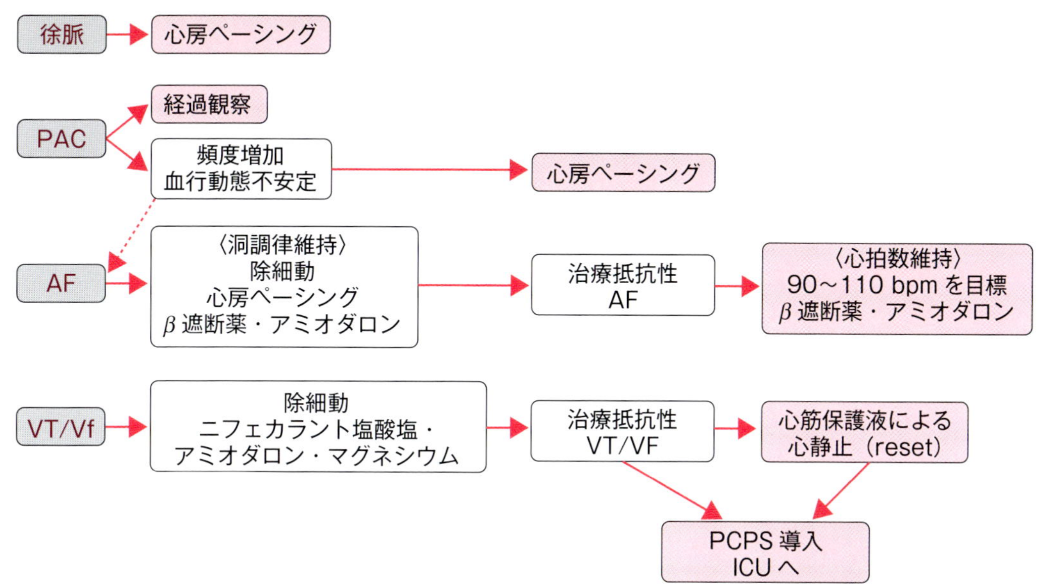

図6 人工心肺離脱時の不整脈の対応（文献9）より一部改変引用）
AF：心房細動，VF：心室細動，VT：心室頻脈，PCPS：経皮的心肺補助，PAC：上室期外収縮

から術後のリハビリテーションの進行が遅延することが報告されている．

8）低体温

a．何をみているのか

手術中，患者は何も着ないで 22～24℃の手術室に長時間横たわり，冷たい輸液や輸血をされる．また，閉胸前には縦隔炎の予防のために，縦隔や心嚢内を冷たい洗浄液を使用し洗浄することから，手術中の患者の体温は低下する．低体温に陥るとシバリング（体温の回復を目的とした身震い）を生じる患者もいる．

一方で，心臓血管外科手術の中には極度の体温低下を人為的に引き起こす手術がある．主に人工心肺中の循環停止に伴う臓器保護が目的であり，なかでも重要なのが脳と心臓の保護である．特に急性大動脈解離症例および瘤が腕頭動脈分岐部レベル近傍に及ぶ症例に対する上行大動脈置換術では，大動脈遮断が不可能のため循環停止の操作が必要となる．一般的には鼓膜温を 18～20℃まで冷却した後，循環停止として大動脈の切開を開始する（超低体温循環停止）．冷却方法は，人工心肺による深部冷却が最も効率的で，調節も容易である．低体温とすることで，脳や心臓の酸素需要量を低下させて細胞壊死を防ぐのが目的である．また，上行大動脈置換術では脳保護として逆行性脳灌流，心臓の保護として心筋保護液の注入を併用する．弓部置換術においても，超低体温循環停止の操作が必要となる．弓部置換術の脳保護は，超低体温循環停止に加えて選択的順行性脳灌流を用いる．

手術中の体温測定は，基本的に 2 カ所以上の中枢温をモニタリングする．最も多い組み合わせは「直腸温と膀胱温」と「鼻咽頭温または鼓膜温」である．特に後者は，脳の温度を反映するといわれている．

復温（低体温療法から体温を戻すこと）は，人工心肺装置の熱交換装置を使用して行われるが，人工心肺離脱後も低体温が進行する．体温の調節方法は，エアパッド加温装置や電気毛布が使用される．

b. これらの項目をなぜ知る必要があり，術後のリハビリテーションにどう活かすか

低体温の臓器保護作用は，非常に有効な手段であるが，低体温は合併症も引き起こす．低体温による合併症は末梢循環不全，凝固能の低下，急激な復温による細胞障害，溶血などである[10]．なお，低体温療法のデメリットを表６に示す．特に超低体温療法は，冷却と復温のため人工心肺時間が長くなる傾向がある．人工心肺時間が３時間を超えると，ヘパリンをプロタミン硫酸塩で中和した後も，なんらかの凝固障害をきたすことがあり，このため弓部大動脈置換術のような長時間の手術では，ほかの心臓手術より出血リスクが高くなる．また，手術中の体温が低いほど，さらに低体温にさらされている時間が長いほど，術後の合併症の発生率が高くなる．一方で，復温してくると血管が拡張することで，相対的に循環血液量が低下して血圧が低下する場合があるため血行動態の変化に注意が必要である．

近年，合併症を避けるために，大血管手術を除く多くの手術において常温体外循環が主流であり，軽度低体温（30℃以上）を採用している施設も多い．なお，シバリングは酸素消費量を増大させるために心筋虚血や致死的不整脈を誘発するおそれがあるため，術後は体温を保持することが重要である．

3 周術期管理

1）術後の人工呼吸器装着時間・持続性血液濾過透析

a. 何をみているのか

(1) 術後の人工呼吸器装着時間

術後の人工呼吸器装着時間は，気管挿管をして人工呼吸を開始してから，抜管して人工呼吸器から離脱するまでの時間である．なお，人工呼吸器離脱の開始基準として米国呼吸療法学会（AARC：American Association for Respiratory Care）が

表６　低体温療法のデメリット

・末梢循環障害	・不整脈
・血小板機能低下	・溶血
・凝固機能低下	・復温時のシバリング
・電解質異常	・易感染性

イドラインなどが使用される（表 7）．

近年，人工心肺時間や低体温時間の短縮，低侵襲心臓手術（MICS：minimally invasive cardiac surgery）の導入，体外循環を使用しない冠動脈バイパス術（OP-CAB）の導入，麻酔法の変化などによって術後の呼吸機能への悪影響が減少し，術後の人工呼吸器装着時間が短縮されている．しかし，術前から呼吸機能が低下している症例や人工心肺離脱後の低心拍出量症候群（LOS）を合併した症例，大血管手術の症例などでは，依然として術後に長期の人工呼吸管理を必要とする場合が多い．また，体液バランスの不均衡や急性呼吸窮迫症候群（ARDS：acute respiratory distress syndrome）による酸素化障害のために呼吸管理に難渋し，人工呼吸器装着時間が延長することもある．

(2) 持続性血液濾過透析

集中治療が必要な急性腎不全患者の多くは，尿毒素物質の蓄積よりも溢水のほうが治療上で問題なることが少なくない．このような患者は，経静脈栄養，抗生剤，昇圧剤などを治療のために投与する過程で 1 日 2～5 L の水分が同時に供給されることが多く，標準的な短時間の血液透析は困難であることが多い．そこで，補液と同時に水分を除去する方法として持続性血液濾過透析（CHDF：continuous hemo-diafiltration）がある．CHDF は，血液透析（HD：hemodialysis）と血液濾過（HF：hemofiltration）の原理を使用して持続的に血液浄化する．通常の HD では 3～4 時間で透析濾過量を処理するが，CHDF は 24 時間連続して処理することから，時間あたりの透析量および濾過量は少なく循環動態に与える影響は少ないとされている．CHDF は，バスキュラーアクセス（患者），血液濾過器（ヘモフィルター），血液回路（各種ポンプ），透析液，補充液，加温器で構成されている．バスキュラーアクセスは頸部の内頸静脈，鎖骨下静脈，大腿静脈のいずれかが選択されカテーテルが留置される．

表 7　人工呼吸器ウィーニングの開始基準

適正な酸素化	PaO_2≧60 mmHg（FIO_2≦0.4，PEEP≦5～10 cmH_2O），PaO_2/FIO_2≧150～300
安定した循環動態	心拍数≦140/min，安定した血圧，昇圧剤非投与あるいは極小量の投与
平　熱	＜38℃
ヘモグロビン正常値	≧8～10 g/gL
安定した代謝状態	正常範囲の電解質，呼吸性アシドーシスなし
正常な精神状態	覚醒状態，GCS≧13，鎮静剤の持続投与なし

PaO_2：動脈血酸素分圧，FIO_2：吸入気酸素濃度，GCS：Glasgow Coma Scale

b. これらの項目をなぜ知る必要があり，術後のリハビリテーションにどう活かすか

(1) 術後の人工呼吸器装着時間

術後の人工呼吸器時間の延長は，離床の遅延など，術後のリハビリテーションへの遅延につながる．さらにリハビリテーションの遅延による臥床時間の増加は，呼吸器合併症，廃用症候群のリスクとなる．

術後の人工呼吸器装着時間の延長に独立した関連因子は，緊急手術，術前心機能，心不全重症度，術前の腎機能であると報告されており[3]，これらの因子に該当する患者は，早期より呼吸器合併症および廃用症候群の出現に注意が必要である．

(2) 持続性血液濾過透析の使用

術後にCHDFを必要とする患者の多くは，心機能が低下していることが多く，そのため積極的に除水を行っている患者の離床時には低血圧に注意する必要がある．また，CHDF実施中におけるベッド上の運動やベッドサイドでの自動運動は，カテーテルの詰まりや抜去などの有害事象の発生は低いとされているが，バスキュラーアクセス近辺を動かすことによるストレスには注意が必要である．また，カテーテルの固定が不十分である場合や十分な長さが確保できない場合は，離床により計画外抜管が生じる可能性があるために注意が必要である．

2) 術後のカテコールアミンの使用状況

a. 何をみているのか

手術という大きな侵襲が加わると，炎症反応を介して血管透過性が亢進し，血漿から間質（サードスペース）へと体液が移行して，血管内水分量（一般にボリュームと呼ぶ）が低下することにより循環動態不安定の一因になる．さらに手術中の侵襲により心機能が低下し，その回復の遅延も起こることから循環動態を保つために交感神経作動薬（カテコールアミン）が必要となる．

自律神経は交感神経と副交感神経からなり，各器官は二重の支配を受け，多様で柔軟な支配・調整を受けている．交感神経の神経伝達は，組織への接続部でノルアドレナリンやアドレナリンが放出され，それらがα受容体やβ受容体によって受け取られることで臓器に情報が伝達される．このα受容体，β受容体には，いくつかのサブタイプがあり作用する組織が異なる（表8）．

b. これらの項目をなぜ知る必要があり，術後のリハビリテーションにどう活かすか

カテコールアミンは，特に周術期の循環管理における血圧調節，心不全の治療，臓器血流維持などの目的で使用されるが，カテコールアミンの種類によって作用する受容体や作用の強さが異なり，臨床的な効果においても心臓を含めた血管以外への作用もおのおの違っている（表9）．術後のリハビリテーションにあたっては，

表８　各組織におけるカテコールアミン受容体と生理学的作用

受容体タイプ	作用する組織	効　果
α_1	・血管平滑筋 ・心臓 ・肝臓 ・腸の平滑筋	・収縮 ・収縮性と興奮性↑ ・グリコーゲン分解と糖新生 ・弛緩
α_2	・血管平滑筋 ・膵β細胞 ・神経	・収縮 ・インスリンの分泌↓ ・ノルアドレナリンの遊離↓
β_1	・心臓 ・心臓 ・腎臓の傍糸球体細胞	・変時性と変力性↑ ・房室結節電動速度↑ ・レニン分泌↑
β_2	・血管平滑筋 ・肝臓	・弛緩 ・グリコーゲン分解と糖新生
β_3	・脂肪	・脂質分解

色字は特に循環と関連する効果

表９　カテコールアミンが作用する受容体と臨床的効果

	作用する受容体				臨床効果
	α_1受容体	β_1受容体	β_2受容体	ドパミンDA1受容体	
塩酸ドパミン					
投与量 0～5γ	−	＋	−	＋＋	腎血流量↑，尿量↑
投与量 5～10γ	＋	＋＋	−	＋＋	心拍出量↑，末梢血管抵抗↑
投与量 10～20γ	＋＋	＋＋	−	＋＋	末梢血管抵抗↑↑
塩酸ドブタミン	−/＋	＋＋＋	＋＋	−	心拍出量↑，末梢血管抵抗↓
ノルアドレナリン	＋＋＋	＋＋＋	＋＋	−	心拍出量↑，末梢血管抵抗↓（低用量），末梢血管抵抗↑（高用量）

＋＋＋：非常に強い作用，＋＋：中等度の作用，＋：弱い効果，−：効果なし
α_1受容体：動脈血管壁，心臓に存在，血管収縮，心臓収縮時間の延長（心拍出量は増大させない）の作用
α_2受容体：心臓に存在，陽性変力作用と陽性変時作用
α_3受容体：骨格筋血管壁に存在，血管拡張作用
ドパミンDA1受容体：腎臓，腸間膜，脾臓，冠血管平滑筋に存在，血管拡張作用

患者の病態を正確に把握することが重要で，そのためにも用いられているカテコールアミンの薬理作用（作用機序，臨床効果，使用量，副作用）を理解する必要がある．心血管疾患におけるリハビリテーションに関するガイドラインでは，術後の離床開始基準として「ノルアドレナリンやカテコールアミンなど狭心症が大量投与されていないこと」「強心薬を使用しても収縮期血圧が80～90 mmHg以下でないこと」とされている．さらに，集中治療室における早期リハビリテーションから早期離床やベッドサイドにおける積極的運動に関する根拠に基づくエキスパートコンセンサスでは，カテコールアミンの24時間以内の増量がないことが早期離床やベッ

ドサイドからの積極的運動の開始基準としている．そのためカテコールアミンの使用量の把握，作用機序を理解することに加え投与量の増減の確認をすることで，現在の患者の病態を推し量ることができるためリハビリテーション開始や進行の基準，リスク管理の一助となる．

一方で，術後のカテコールアミン投与状況とリハビリテーションの進行調査では，少用量～中用量のカテコールアミンの投与が術後のリハビリテーション進行に影響しなかったとされており，呼吸循環のモニタリングに加えて治療の反応性を確認するなどの厳格なリスク管理のもとであれば，早期のリハビリテーションを開始することが可能である[11]．

3）術後の鎮静・鎮痛管理や血糖管理

a．何をみているのか

(1) 術後の鎮静・鎮痛管理

心臓手術では，一般的に鎮静薬・鎮痛薬を使用する．その目的は，①人工呼吸器中の不安・疼痛を和らげ，動揺・興奮を抑制すること，②手術侵襲によるストレスホルモンや炎症性サイトカインから惹起されるさまざまな生体反応を減少させることである．①に関しては気管チューブ留置の不快感を減少させ，自己抜去防止に役立つとされている．②に関しては術後にストレスホルモン，炎症性サイトカインの増大により，酸素消費量が増加し，心仕事量は増大する．また，血糖は上昇しインスリン抵抗性も増加するため耐糖能が低下する．さらに鎮静・鎮痛により，これらの発生を減少させることを目的としている（表 10，11）．

表 10　鎮静薬の種類・作用・特徴（文献 12）より引用）

	初回投与時後の発現	作用持続時間	作　用	特　徴
ミダゾラム（ドルミカム）	2～5 分	1.8～2.5 時間	鎮静，催眠，抗けいれん，抗不安，健忘	・呼吸抑制を誘発する ・48～72 時間以上の持続投与で鎮静が遷延化する場合あり
プロポフォール（ディプリバン）	1～2 分	30～60 分	鎮静，催眠，抗けいれん，抗不安，健忘，制吐	・用量依存に呼吸循環抑制あり ・投与中止後の意識の回復が速やか（神経学的評価のために覚醒が必要な患者に使用される） ・長期および大量投与の際にはプロポフォール症 候群に注意が必要
デクスムデトミジン塩酸塩（プレセデックス）	5～10 分	2 時間	鎮静，鎮痛，交感神経抑制	・軽い刺激で覚醒し，意思の疎通が良好 ・呼吸抑制が軽微（深鎮静には不向き） ・長期投与で副作用の増加を認めず，耐性も生じにくい

(2) 術後の血糖管理

手術などの生体侵襲は，ストレスホルモン（コルチゾール，カテコラミン，グルカゴンなど）の分泌が増加し，肝での糖新生促進に加えて，末梢においてインスリン抵抗性の増大が生じるため高血糖となりやすい．明らかな耐糖能異常のない患者でも，感染症や手術などの生体侵襲を契機に外科的糖尿病と呼ばれる高血糖を呈することがあり，耐糖能異常のある患者では，さらに血糖への影響が大きくなるため，そのコントロールは重要とされている．

(3) 術後の鎮静・鎮痛管理

人工呼吸中の鎮静のためのガイドラインでは，鎮静レベル管理のためのスケールとしてRASS（Richmond agitation-sedation scale）が推奨されており，積極的な運動療法の開始基準は「−2≦RASS≦＋1」とされている．鎮静が不十分で好戦的な際にはベッドからの転落，気管チューブやカテーテル類の抜去や医療スタッフへの暴力などの問題が多く，リハビリテーションの実施には適していない．また，人工呼吸器開始48時間以内の深鎮静は抜管の遅延，死亡率の増加をもたらすと報告されている．そのため鎮静・鎮痛薬の投与にあたり，個々の患者で目標とする鎮静レベルを事前に決定しておくことが重要とされている．至適鎮静レベルは，患者によって異なるため医師，看護師，薬剤師などの医療スタッフとともに協議し決定することが望ましい．そのため鎮静・鎮痛管理の薬剤の種類や効果，鎮静レベルの評価方法を理解し，リハビリテーションの実施前および実施中の鎮静・鎮痛状態を評価して医療スタッフ間で共有することは重要である[13]．

また，術後早期からのリハビリテーションの効果として人工呼吸器時間の短縮や

表 11 鎮痛薬の種類・作用時間・特徴（文献 12）より引用）

		作用持続時間	特徴
麻薬			・副作用として呼吸抑制，低血圧（特にモルヒネ），意識レベルの低下，胃・消化管機能の抑制
	モルヒネ	4～5 時間	・腎障害がある場合は作用が遷延する ・血管拡張作用，ヒスタミン遊離作用があるため低血圧が起こりやすい
	フェンタニルクエン酸	30～60 分	・心筋収縮力抑制作用や血管拡張作用が少ないため，循環状態が不安定な場合はモルヒネよりフェンタニルクエン酸塩の使用が推奨される
非麻薬性鎮痛薬（ププレノルフィン塩酸塩，ペンタゾシン）		3～9 時間	・米国集中治療医学会のガイドラインでは，長期間の麻薬投与においては麻薬離脱症状を起こしやすいこと，麻薬投与が行いにくくなることなどの理由で推奨されていない
非ステロイド性抗炎症薬		薬剤によりさまざま	・麻薬など他の鎮痛薬の使用量を減少させるなどの利点がある ・低血圧，腎障害，消化管出血，血小板機能抑制など重大な副作用の危険性があり

退院時の身体機能の回復が良好であったほかに，せん妄期間の短縮も認められている[14]．早期リハビリテーションのアウトカムとしての鎮静・鎮痛に加え，せん妄の評価も重要である．

(4) 術後の血糖管理

術後の高血糖は，免疫細胞の機能低下を生じさせ易感染性となったり，浸透圧利尿で脱水を助長させたり，創傷治癒遅延と関連していることが報告されている．このため，術後の血糖値と投与されているインスリンの量を確認することが重要である．例えば手術などの生体侵襲により高血糖状態となると，副腎皮質ホルモンが増大し蛋白の異化が亢進する．そのため，術後の代謝の障害期では異化の亢進を助長しないために過剰な運動負荷をかけないように注意が必要である．周術期に用いられる血糖管理としてはスライディングスケールがあり（**表 12**），測定して得られた血糖値に対してインスリン投与量を逐次決定していく方法である．これにより血糖値測定のタイミング，インスリン投与の有無，投与量を確認し，運動実施後の血糖値の変動を評価することで，低血糖症状が起きやすい状況でのリハビリテーション実施を避けるなどの注意が必要である．

4）術後の腎機能（尿量）

a. なにをみているのか

大血管手術および開心術後の合併症の一つとして急性腎障害（AKI：acute kidney injury）があるが，その病態生理で重要と考えられているのは，血圧の低下や酸素供給不足による腎虚血である．従来からこの腎虚血により急性尿細管壊死が起こるのが AKI の主な原因とされている．AKI の頻度は術式によっても異なり，手術侵襲の高い心臓移植が 1 週間以内で 25～70％と最も頻度が多く，心臓手術は 1 週間で 30～53％と報告されている[15]．

AKI の診断基準としては，RIFLE（Risk，Injury，Failure，Loss，End strage renal failure）分類，AKIN（Acute Kidney Injury Network）分類，KDIGO（Kidney Disease Improving Global Outcomes）分類の 3 つの国際的な診断基準がある．こ

表 12　スライディングスケールの一例

	スケール A	スケール B	スケール X
血糖値（mg/dL）	速効型インスリン（皮下注）		
～79	低血糖の指示参照		
80～199	なし	なし	（　　）単位
200～299	2 単位	4 単位	（　　）単位
300～399	4 単位	6 単位	（　　）単位
400～	Dr コール		

※いずれかのスケールを選択して○で囲む

れらの診断基準はいずれも，血清クレアチニン濃度または推定糸球体濾過量（eGFR：estimate glomerular filtration rate）と尿量の2本立てで構成されており，重症度分類は各分類ともに7日以内での評価であるが，AKIの定義としては48時間以内（AKIN分類，KDIGO分類）と7日以内（RIFLE分類，KDIGO分類）と違いがある（表13）．また，各分類において院内死亡や入院期間の予測に有用であるとの報告がみられる．

b. これらの項目をなぜ知る必要があり，術後のリハビリテーションにどう活かすか

心血管疾患におけるリハビリテーションに関するガイドラインの心臓血管外科手術後の離床開始基準において，低心拍出量症候群（LOS）により尿量が0.5～1.0 mL/kg/hr以下を2時間以上続いていないことが条件となっている．尿量の減少はAKIを示唆するため，術後の尿量の確認はきわめて重要である．

一般に心臓血管外科手術後は，術後4～6時間程度は心拍出量が低下し，心臓手術侵襲に伴う全身の炎症性反応の充血により，毛細血管の透過性亢進，血漿浸透圧の低下，血管拡張反応などが生じる．そのため，組織の灌流量の維持のための輸液投与と並行して，利尿薬やカテコールアミン製剤の投与量を調整し過剰に貯留した体水分の排出を行う（図7）．しかし，術後AKIを呈した症例は，尿量の低下などから術後体液管理に難渋し，術後のリハビリテーションの進行遅延を呈することが報告されている[16]．

また，リハビリテーションの進行のみならず，周術期にAKIが発生すると，入院期間あるいは術後30日といった短期間の転帰が悪化することが広く知られている．さらに，心臓血管外科手術や移植手術などの一部の術式ではAKIが長期の死

表13　RIFLE, AKIN, KDIGO分類の比較

	RIFLE	AKIN	KDIGO
診断に用いる基準	血清クレアチニン/eGFR，尿量	血清クレアチニン，尿量	血清Cre，尿量
重症度分類	リスク，障害，不全（7日以内）	ステージ1, 2, 3（7日以内）	ステージ1, 2, 3（7日以内）
腎代替療法の扱い	関係しない	ステージ3	ステージ3
AKI定義（血清クレアチニン基準）	基礎クレアチニンから≧1.5倍の増加	≧0.3 mg/dLの増加 または ≧1.5倍の増加（48時間以内）	≧0.3 mg/dLの増加（48時間以内） または 基礎creから≧1.5倍の増加（7日以内）
除外項目	なし	腎前性，腎後性の否定	腎前性，腎後性の否定

AKI：急性腎障害，eGFR：推定糸球体濾過量

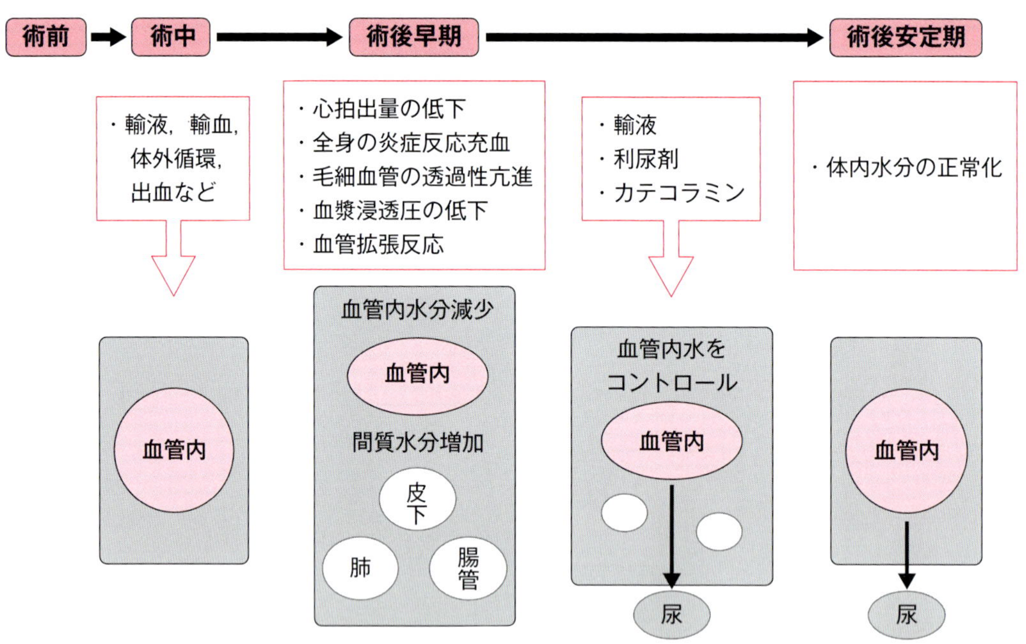

図 7　手術前後の体液分布の変化

亡率を高めるだけでなく，慢性的に腎機能を悪化させ透析のリスクを高めるなど，長期にわたって患者の健康に悪影響を与える可能性があることが示されている．

これらにより術後の腎機能ならびに尿量を評価し，離床開始のタイミング，リハビリテーションにおける進行の評価指標として活用することが重要である．

5）術後における補助循環の使用

a. 何をみているのか

(1) 大動脈内バルーンパンピング

大動脈内バルーンパンピング（IABP：intra aortic balloon pumping）とは，容量 20～40 mL のバルーンのついたカテーテルを大腿動脈から挿入し，左鎖骨下動脈起始部の 2～3 cm 下方の下行大動脈において拡張・収縮させることで心臓のポンプ機能を補助する補助循環法の一つである．心電図あるいは動脈圧波形と同期させ，心臓拡張期にバルーンを拡張させることでダイアストリック（拡張期）・オーグメンテーション効果が得られ，冠動脈血流量，脳および腎血流量を増加させる．また，心臓収縮期にバルーンを収縮させることでシストリック（収縮期）・アンローディング効果が得られ，大動脈圧が低下することにより左室の後負荷を軽減し，左室仕事量の低下，心筋酸素消費量の低下といった効果をもたらす（図 8）．

IABP による補助は，心拍出量の 10～20％といわれ限定的である．IABP で循環が保てない場合は，より多くの心拍出量を補助し，呼吸補助機能をもつ経皮的心肺

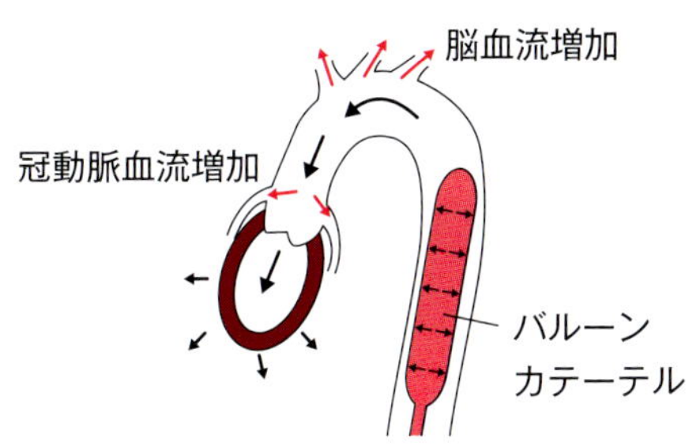

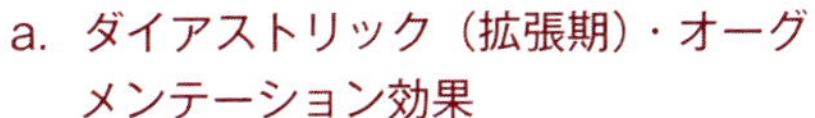
a. ダイアストリック（拡張期）・オーグメンテーション効果

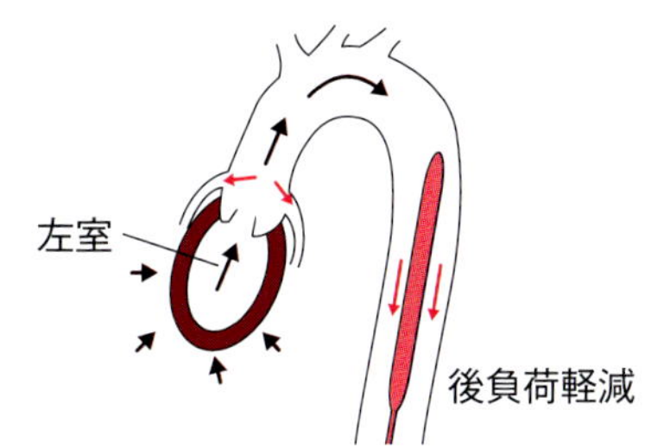

b. シストリック（収縮期）・アンローディング効果

図８　大動脈内バルーンパンピング（IABP）の効果

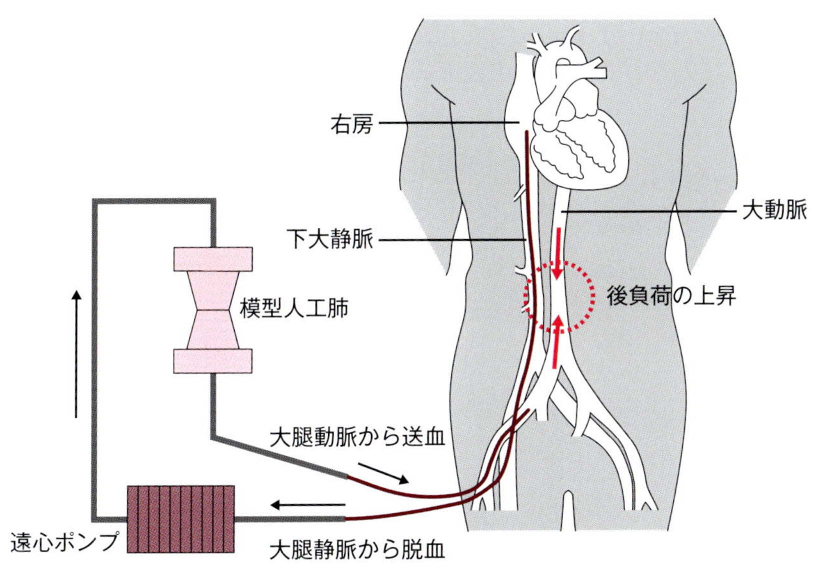

図９　経皮的心肺補助（PCPS）の概要

補助（PCPS：percutaneous cardiopulmonary support）などの補助循環が必要となる．

（2）経皮的心肺補助

PCPSとは，カテーテルを大腿静脈から経皮的に挿入して右房から脱血し，膜型人工肺で酸素化した血液を遠心ポンプで大腿動脈や鎖骨下動脈から送血する補助循環である（図９）．PCPSは，心臓のポンプ機能が低下し，薬剤やIABPでは十分な心拍出量が得られない場合に用いられる補助循環であり，心拍出量の50～70％の血液循環補助に加え呼吸補助機能も有する．特に膜型人工肺で酸素化された血液は大腿動脈から逆行性に送血されるため，心臓の後負荷が上昇し，かえって心負荷が増大する可能性がある．そのためIABPの併用による後負荷の軽減が推奨され，カテコールアミン系薬剤の投与量も多い．

b. これらの項目をなぜ知る必要があり，術後のリハビリテーションにどう活かすか

(1) 大動脈内バルーンパンピング

補助循環を使用しているということは，患者の全身状態の安定化が最優先であることを示している．IABP のカテーテルは大腿動脈から挿入されており，ベッドアップ 30° 程度は許容されるが離床は困難である．IABP の管理下においてベッド上での運動療法を行うかは施設によって異なるが，医師の許可が得られればカテーテル挿入部以外の四肢のストレッチングや自動介助運動などのコンディショニングを行うことは可能である[17]．ベッド上での運動が心負荷とならないよう，運動中は循環動態の変化に注意を払う．また，IABP の管理中は抗凝固療法として通常ヘパリンの持続投与が行われ，活性化全血凝固時間（ACT）を 150〜180 秒，活性化部分トロンボプラスチン時間（APTT：activated partial thromboplastin time）を 60〜80 秒程度の目安にコントロールされるため，出血には注意する．特に抜去後は圧迫止血を要するが，抜去部に皮下血腫が出現することもあるため，離床の際は抜去部の皮膚の状態を確認するべきである．

IABP の合併症は 10〜25％で発生し，出血，下肢虚血，腹部臓器虚血，血栓塞栓症，バルーン破裂，感染，腓骨神経麻痺などがある．出血や下肢虚血，血栓塞栓症などがあるため，下肢の色調，腫脹，熱感などの観察が必要である．

(2) 経皮的心肺補助

PCPS 装着時も治療が最優先の状態であり，患者の心臓は生命維持のために必要な血液をなんとか拍出している状態である．PCPS などの補助循環装着時における早期離床に関しては，現時点で明確なエビデンスはなく原則禁忌である．しかし，循環血液量やバイタルサインの変化がないことを確認しながらベッド上でのコンディショニングや除圧，体位変換は可能である．また，体外式膜型人工肺（ECMO：extracorporeal membrane oxygenation）の中でも V-V ECMO 装着下でのベッドアップなどの早期離床に関しては，トレーニングされたチームによる高度な管理下で行うことは許容されることがある[18]．IABP の管理中と同様に，抗凝固療法により ACT は 180〜200 秒に維持され，出血傾向を呈するため注意する．PCPS 装着時の合併症では，IABP の項目以外に溶血などがあり注意を要する．

長期臥床による廃用症候群が生じると，各種の合併症を生じるおそれがある．そのため，心臓のポンプ機能が改善し，補助循環の離脱が可能となれば離床を進める．この時，離床が円滑に行われるよう患者の病態をあらかじめ把握しておき，全身状態の変化を見極めながら慎重に進めることが大切である．

6）術後のドレーン管理

a. 何をみているのか

心臓血管手術では体外循環の使用や術中・術後の抗凝固療法により，術後出血を生じやすい状態にある．術後ドレーンは主に心嚢，縦隔，胸腔の3つの部位に留置され，経皮的にトロッカーカテーテルを挿入し，低圧持続吸引装置に接続することでドレナージを行う（図10）．主な目的は体内に貯留する血液や浸出液，空気などを体外に排出させ，感染や無気肺，心タンポナーデなどの合併症を予防・治療することである．さらに，排液の性状や量などにより全身状態を把握し，治療方針を決定するうえでも重要な役割をもつ．

心嚢ドレーンは，心嚢内の血液やリンパ液などを除去し，心タンポナーデを防ぐことが最も重要な目的であり，主に心嚢内で最も低い位置にある心尖部横隔膜面に留置される．

縦隔ドレーンは，胸骨正中切開に伴う胸骨断面からの出血を排液し，縦隔炎などの合併症を予防・治療することが主な目的である[19]．基礎疾患に骨粗鬆症を有する高齢者の場合，術後の胸骨の止血に難渋することが多く，胸骨からの出血を有効に排液するために縦隔ドレーンを胸骨裏面に留置される[19]．縦隔炎と診断されれば開放ドレナージとなることが多い．

胸腔ドレーンは，胸腔内に貯留した胸水や血液などを排出して胸腔内を陰圧に保ち，胸水による受動無気肺の予防，肺の再拡張促進が目的となる[20]．胸腔ドレーンは肺底部に留置される．

吸引圧は通常 −5〜15 cmH_2O に設定されるが，排液量が少ない場合は陰圧をかけないウォーターシールとすることもある．また，大量の出血が続く場合はセル

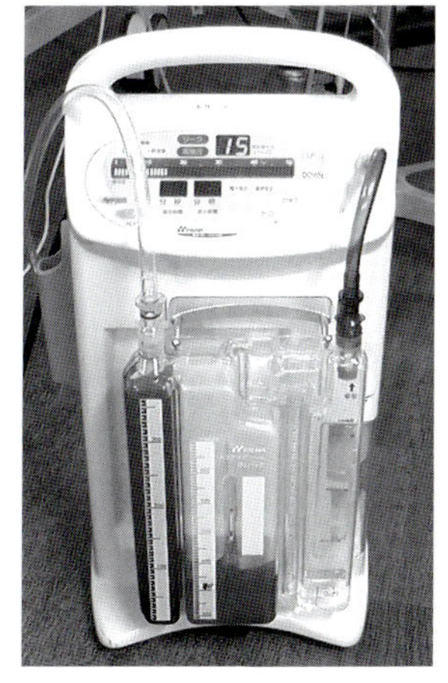

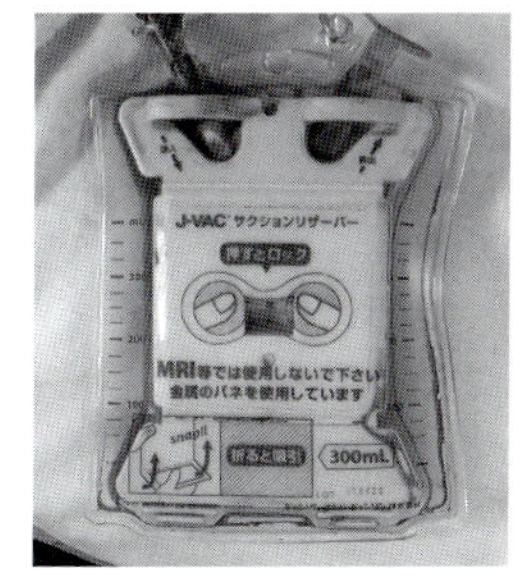

a. 電動式低圧持続吸引器　b. ポータブル低圧持続吸引器

図10　代表的な低圧持続吸引装置

セーバーなどに代表される回収式自己血輸血が行われることもある.

b. これらの項目をなぜ知る必要があり，術後のリハビリテーションにどう活かすか

排液の性状は，経時的に血性，淡血性，漿液性（黄色透明）へと変化していくが，新たな出血が生じると排液の色調が新鮮血に変化する．また，4 mL/kg/h 以上の排液が続くと再開胸となることもあるため，その場合，基本的にリハビリテーションは中止される[21]．ドレーンが挿入されている場合でも歩行は可能であるが，新たな出血が発生あるいはドレナージ排液量が多量である場合は術後の出血が治まっていない状態であり，離床よりも治療が優先される段階と考えるべきである[21]．

血液検査データの確認も術後出血の把握に有用である．例えば，ヘモグロビン（Hb：hemoglobin）値，ヘマトクリット（Ht：hematocrit）値が低下することで酸素化能の低下，低血圧症状が出現することがあるため注意する．大量の輸液によって血液が薄まり，Hb 値や Ht 値が実際よりも低く出る場合があるため，ドレナージ排液量などと合わせて注意して病態を把握する必要がある[22]．

離床を進める際は，体動により排液量が増えていないか注意を払う必要がある．排液量の増加が持続する場合は，挿入部の損傷の可能性があるため，早急な対応が必要となる．また，姿勢変化によるカテーテルの事故抜去や，カテーテルが体幹や殿部の下敷きになり圧迫や屈曲，閉塞することで排液が妨げられることがあるため，適切な安全管理の下で離床を進めるべきである．合併症としては，体動時や咳，呼吸によるカテーテル挿入部の痛みや皮下気腫，大量排液や心タンポナーデによる循環動態の変動・ショック，気胸，不整脈などの管理が重要である．

7）術後における体外式ペースメーカーの使用

a. 何をみているのか

ペースメーカーの種類は，使用する期間によって一時的（テンポラリー）体外式ペースメーカーと恒久的（パーマネント）植込み型ペースメーカーに分類される[23]．それぞれ心房および心室のどちらか一方を制御するシングルチャンバ型と，両方を制御するデュアルチャンバ型がある．リードの植込み方式による違いもあり，リードを鎖骨下静脈などから経静脈的に挿入し心内膜にリードを留置する場合（心内膜リード）と，開胸手術によって心外膜に直接留置する場合（心外膜リード）がある．心臓血管手術では，術後に発生する一過性の房室ブロックの改善や，心臓のポンプ機能の補助を目的に体外式ペースメーカーが用いられる（**図 11**）．通常，開胸時に心臓表面に電極を縫着する心外膜リードで，デュアルチャンバ型テンポラリーが使用される．ペーシングモードは 1 桁目が刺激（ペーシング）部位，2 桁目が感知（センシング）部位，3 桁目が反応様式を示す．なお，房室結節機能に異常がなければ AAI モード，房室ブロックの際は VVI モード，DDD モードが用いられる．

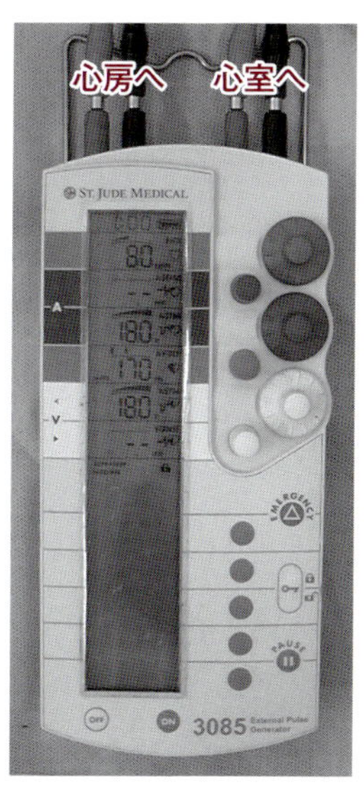

図 11 体外式 DDD ペースメーカー

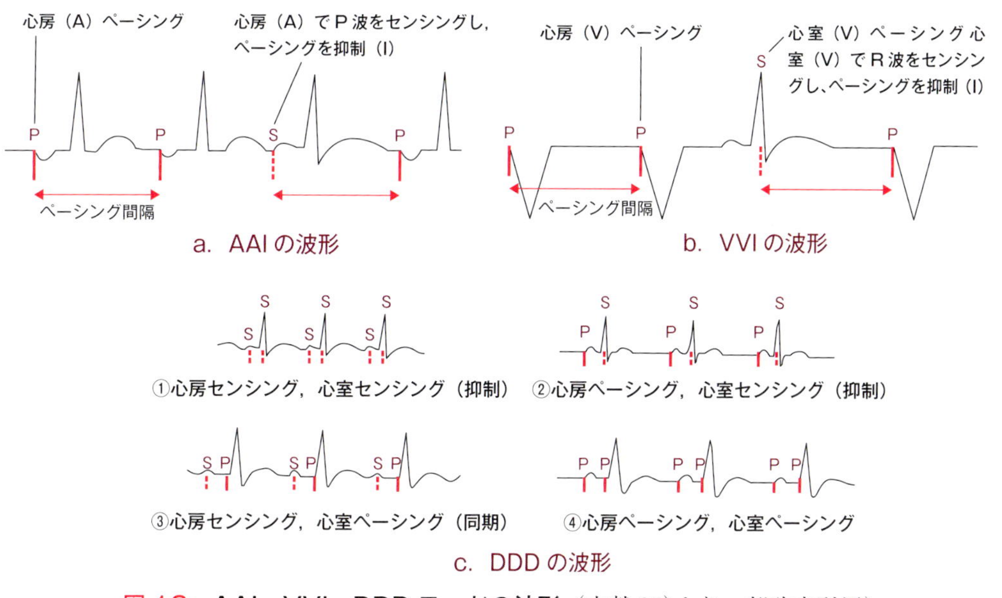

図 12 AAI，VVI，DDD モードの波形（文献 25）より一部改変引用）

b. これらの項目をなぜ知る必要があり，術後のリハビリテーションにどう活かすか

ペースメーカー装着時の心電図は通常とは異なり，ペースメーカーによる電気刺激は縦線で表示され，心室ペーシングの場合は幅の広い QRS 波となる（図 12）．開胸術では，術後の前胸部から経皮的に心房リードおよび心室リードが出され，本体に接続されている．端座位や立位など離床を進める際，リードの事故抜去や接続部の外れ，設定ダイヤルのずれなどによってセンシング・ペーシング不全に陥る可

能性がある．そのため，あらかじめリード挿入部に異常がないかを確認し，本体，接続部が常にみえる状態にしておく必要がある．また，安静時の心電図波形を観察し，離床時の体位変化の際には波形に変化がないか注意するべきである．

その他，ペースメーカーの電極に直接触れると静電気や他機器からの漏れ電流が人を介してペースメーカーに流れ，心室細動（VF）を引き起こす場合（ミクロショック）があるため，取り扱いには細心の注意を払わなければならない[24]．

8）術後の脳梗塞の有無

a. 何をみているのか

心臓血管外科手術では，弓部分枝動脈の中枢側である心臓や大動脈を操作すること，および人工心肺を使用することにより気泡や異物が血管内に混入する可能性があることから，血栓や粥腫による脳塞栓症のリスクが高い．特に脳合併症が多いとされる弓部大動脈瘤手術では，術後脳梗塞の発症率は3～18%と報告されている[26]．また，胸部大動脈瘤に対するステントグラフトでは2.5～5%と報告されている[26]．冠動脈バイパス術（CABG）における低酸素脳症などの発生率については，体外循環を使用しない冠動脈バイパス術（OPCAB）で0.8%，体外循環を使用した冠動脈バイパス術（on-pump CABG）で1.2 %，on-pump beating CABGで1.6 %，OPCABから人工心肺を用いたCABGへの移行手術で3.2%であったとの報告もある[27]．

b. これらの項目をなぜ知る必要があり，術後のリハビリテーションにどう活かすか

術後脳梗塞および低酸素脳症の発症は，離床の阻害因子となり予後にも影響する．特に術後脳梗塞のリスクが高くなる上行・弓部置換術後や破裂症例，術前に中枢神経症状を認めた症例，術後に覚醒遅延を呈する症例などで，特に注意が必要である．また，長時間の手術によって画像所見上では明らかな梗塞がなくても，術後せん妄や高次脳機能障害を呈することもある[28]．このような症例では，麻酔からの覚醒を確認したのち，意識レベルや麻痺の有無を評価して術後脳梗塞の早期発見に努めなければならない．異常を認めた時は速やかに医師に報告し，CTやMRIなどの脳検査を行う必要がある．

脳灌流の維持と脳障害を予防あるいは早期に発見するための方策として，近赤外線分光法（NIRS：near-infrared spectroscopy）を用いた脳酸素飽和度測定がある．簡便で無侵襲であるという利点から心臓血管外科手術では広く利用されている．

術後脳梗塞の早期発見のためには，バイタルサインの観察も重要である．心房細動（AF）は心臓血管手術後に出現する不整脈のうち最も多く，CABGでは16～40%，弁膜症手術では33～49%，CABG＋弁膜症手術では36～64%の患者に術後Afが起こるとされている[17]．AFは術後の心不全の増悪および脳梗塞発症のリス

クを増加させるため，患者情報からリスクを評価することが重要である．術後AFのリスクファクターは高齢，高血圧，AFの既往，左房拡大，心不全，慢性閉塞性肺疾患であり，その中で高齢が最も強いリスクファクターである．術後24～72時間に最も多く出現するが，48時間以内に50％の患者は洞調律に戻ると報告されている[17]．しかし，術後の活動量の増加に伴いAFが出現することもあるため，リハビリテーションを進行するうえで心電図波形のモニタリングを行う必要がある．新たにAFが生じた場合は，血圧低下や動悸などの自覚症状がないかを確認し，速やかに医師に報告する．また，抗凝固薬やβ遮断薬などの使用薬剤の変更や追加なども確認する必要がある．そのほか，血圧の低下によって脳循環血液量の低下をきたし，低酸素脳症や脳梗塞を発症することもあるため，循環動態の変化に伴い中枢神経症状の観察を行うことが大切である．

9）Swan-Ganzカテーテル

a. 何をみているのか

Swan-Ganzカテーテルとは肺動脈カテーテルのことを指し，観血的に右心系にカテーテルを挿入し右房圧，右室圧，肺動脈圧，肺動脈楔入圧のほか，血液の温度変化を捉えることで，心拍出量を測定することが可能である．これらの指標から心機能の評価や治療方針の決定がされる．具体的には，右房圧は循環血液量（前負荷）の指標，肺動脈圧は血管抵抗および右室の後負荷の指標，肺動脈楔入圧はバルーンを膨らませ肺動脈を閉塞させることで，右室からの血流の影響を受けることなく，肺をとおして左房の圧を反映させるため，左房圧の指標となる．基準値（図13）を参考とし，心不全の評価および治療に使用する．

b. これらの項目をなぜ知る必要があり，術後のリハビリテーションにどう活かすか

Swan-Ganzカテーテルにより得られる心係数（末梢循環不全の程度）と肺動脈

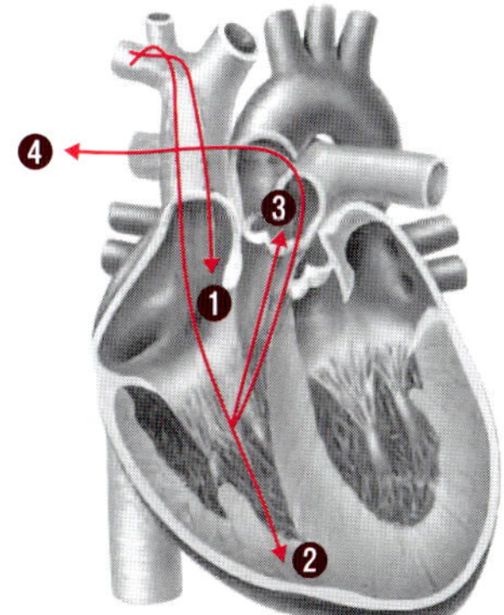

❶右房圧（RAP）：0～7 mmHg
❷右室圧（RVP）：15～25 mmHg/0～8 mmHg
❸肺動脈圧（PAP）：15～25 mmHg/8～15 mmHg
❹肺動脈楔入圧（PCWP）：6～12 mmHg

図13　Swan-Ganzカテーテルにおける各指標の測定部位とその基準値

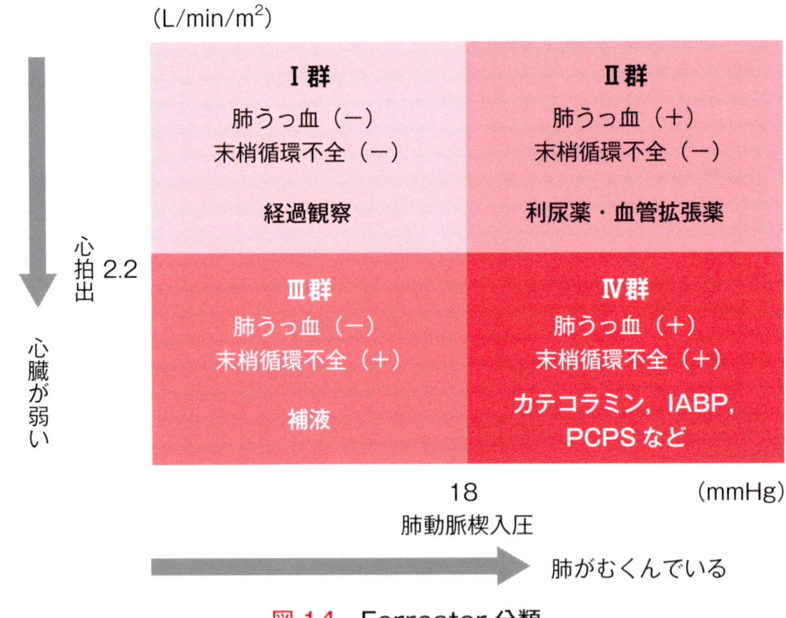

図14　Forrester分類
IABP：大動脈内バルーンパンピング，PCPS：経皮的心肺補助

楔入圧（静脈系のうっ血の程度）を用いてForrester分類（図14）を評価することが可能である．Forrester分類は，血行動態からみた心不全の重症度を示しており，これを知ることはリハビリテーションを行う際のリスク管理となる．

【文　献】

1）Committee for Scientific Affairs, The Japanese Association for Thoracic Surgery, et al：Thoracic and cardiovascular surgery in Japan during 2014：Annual report by The Japanese Association for Thoracic Surgery. *Gen Thorac Cardiovasc Surg* **64**：665–697, 2016
2）木全心一（監），齋藤宗靖，他（編）：狭心症・心筋梗塞のリハビリテーション　第4版．南江堂，2011，p248
3）Oura K, et al：Determinants of prolonged mechanical ventilation after cardiac surgery. *Kyobu Geka* **67**：528–532, 2014
4）森沢知之，他：心臓外科手術後リハビリテーション遅延の特徴．総合リハ　43：459–464, 2015
5）加藤倫卓，他：多臓器不全スコアはStanford A型急性大動脈解離患者における術後早期のリハビリテーションの目標達成を予測する．理学療法学　**43**：98–106, 2016
6）湯口　聡，他：心臓外科手術後の100 m歩行自立日は術前情報や手術情報から予測可能か？ PTジャーナル　**48**：989–994, 2014
7）Saitoh M, et al：Factors determining achievement of early postoperative cardiac rehabilitation goal in patients with or without preoperative kidney dysfunction undergoing isolated cardiac surgery. *J Cardiol* **61**：299–303, 2013
8）Echahidi N,et al：Mechanisms, prevention, and treatment of atrial fibrillation after cardiac surgery. *J Am Coll Cardiol* **51**：793–801, 2008
9）入嵩西毅：特殊不整脈・状態と麻酔管理上の抗不整脈対策（3）治療抵抗性不整脈（人工心肺離脱

時を中心に）．日本臨床麻酔学会誌　**32**：606–610, 2012
10）Faraoni D, et al：Plasma fibrinogen concentration is correlated with postoperative blood loss in children undergoing cardiac surgery. A retrospective review. *Eur J Anaesthesiol*　**31**：317–326, 2014
11）堀健太郎，他：待機的心臓外科手術後患者におけるカテコラミン製剤の投与状況と術後リハビリテーション進行との関連．心臓リハ　**19**：143–149, 2014
12）日本集中治療医学会 J-PAD ガイドライン作成委員会：日本版・集中治療室における成人重症患者に対する痛み・不穏・せん妄管理のための臨床ガイドライン．日集中医誌　**21**：539–579, 2014
13）日本呼吸療法医学会人工呼吸中の鎮静ガイドライン作成委員会：人工呼吸中の鎮静のためのガイドライン（http://square.umin.ac.jp/jrcm/contents/guide/page03.html）2018 年 1 月 10 日閲覧
14）布宮　伸：日本版・集中治療室における成人重症患者に対する痛み・不穏・せん妄管理のための臨床ガイドライン（J-PAD）．人工呼吸　**33**：150–157, 2016
15）石川晴士：麻酔科専門医が知っておきたい急性腎障害関連の基礎知識．日臨麻会誌 36：550–557, 2016
16）斎藤正和，他：心臓外科手術後のカテコラミン投与量及びリハビリテーション進行に対する術前腎機能障害ならびに術後急性腎障害の影響の検討．理学療法学　39：410–417, 2012
17）安達　仁，他：心臓外科手術後．野原隆司（編）：心大血管疾患におけるリハビリテーション（2012 年改訂版）．日本循環器学会，2012
18）日本集中治療医学会早期リハビリテーション検討委員会：集中治療における早期リハビリテーション―根拠に基づくエキスパートコンセンサス．日集中医誌　**24**：255–303, 2017
19）吉田真寿美：ドレーン・ルート管理，体位管理．ハートナーシング　**28**：955–958, 2015
20）山内恵子：ドレーン管理．ハートナーシング　**23**：388–394, 2010
21）高橋哲也：心臓外科手術後の急性期リハビリテーション．居村茂幸（監），高橋哲也，他（編）：ビジュアル実践リハ 呼吸・心臓リハビリテーション．羊土社，2009，pp147–149
22）柳原絵美：術後は再出血を考えながら in-out をみる！谷口英喜，他（編）：エキスパートナース **32**：30–33, 2016
23）一柳　宏：心臓ペースメーカーのしくみ．ハートナーシング　**27**：10–15, 2014
24）丹木義和：ペースメーカー．ハートナーシング　**23**：625–632, 2010
25）野村知由樹：心臓ペースメーカー．ハートナーシング　**25**：375–381, 2012
26）大動脈瘤・大動脈解離診療ガイドライン（2011 年改訂版；http://www.j-circ.or.jp/guideline/pdf/JCS2011_takamoto_h.pdf）2018 年 1 月 10 日閲覧
27）石田和慶：心臓大血管手術で脳障害・脳機能障害を防ぐために近赤外分光法による局所脳酸素飽和度モニタを役立てるには．日臨麻会誌　**35**：632–642, 2015
28）宮本伸二：上行大動脈置換術．ハートナーシング　**29**：118–121, 2016

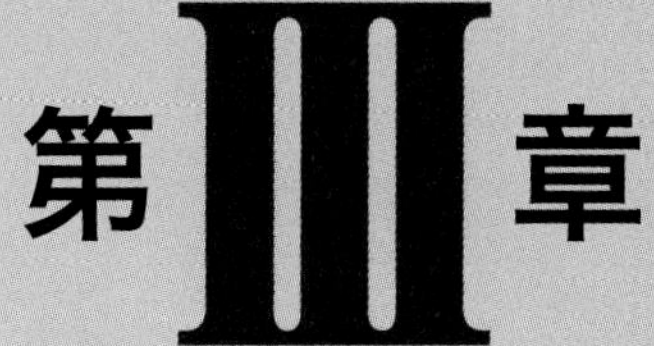

第Ⅲ章 入院中のリハビリテーション

集中治療室における急性期リハビリテーション

Summary

近年，手術の低侵襲化や術後管理の進歩により，これまで手術適応ではなかった高齢者や重症患者にも手術適応が拡大している．術前より骨関節疾患や脳血管障害など重複障害を抱えていたり，身体機能や認知機能，ADL能力が低下している患者が心臓外科手術を受け，術後に過剰な安静が強いられると，いっそう廃用症候群の進行が早まり，合併症発症のリスクが高まる．さらに，全身の筋力低下を主体とするICU関連筋力低下（ICU-AW：ICU-acquired weakness）や，せん妄を主体とするICU関連せん妄（ICU-AD：ICU-acquired delirium）に対して，「早期離床および運動」が予防および早期に改善させる可能性がある．

そのため，心臓外科手術後の早期リハビリテーションにおいては廃用症候群，各種合併症の予防および術後早期における身体機能の改善やADLの再獲得を目的に，循環動態の安定化と並行して可及的早期よりリハビリテーションを進める必要がある．その効果は，身体機能，健康関連QOL，末梢骨格筋，呼吸筋力，人工呼吸器装着期間，ICU在室日数，在院日数，せん妄発症抑制，機能的自立度，6分間歩行距離，身体機能に関するQOLを改善すると報告されている．本稿では，心臓血管外科手術後のリハビリテーションの進め方を，禁忌，開始基準，中止基準をもとに心電図変化，血圧，心拍数，呼吸回数，自覚症状，フィジカルアセスメントなどを注意深く観察しながら，心臓外科術後のリハビリテーション進行表を例に解説する．さらに，急性期リハビリテーションの実際として，早期離床や運動療法を実践するうえで理解しておくべき医学的情報やメディカルチェックについて，早期離床や運動療法前・中・後に観察すべき重要な19のポイントをあげ，図表を用いて具体的な注意すべきポイントをていねいに解説していく．特に術式別特徴を解説し，各種病態に対する解釈を行った．最後の項目では，理学療法士として知るべき補助循環装置の知識と装着中の理学療法について追記した．

情報収集すべき項目

集中治療室での急性期リハビリテーションの開始前に確認する情報	
急性期リハビリテーションの実際	1. 急性期リハビリテーションの目的
	2. リハビリテーションのプログラムの進め方（開始基準，中止基準，運動負荷試験の判定基準）
	3. 手足の自動運動，呼吸練習，座位，歩行，階段昇降
早期離床・運動療法の禁忌	1. 担当医の許可がない場合
	2. 過度に興奮して必要な安静や従命行為が得られない場合（RASS≧2）
	3. 運動に協力の得られない重篤な覚醒障害（RASS≦−3）
	4. 不安定な循環動態で，補助循環を必要とする場合
	5. 強心昇圧薬を大量に投与しても，血圧が低すぎる場合
	6. 体位を変えただけで血圧が大きく変動する場合
	7. 切迫破裂の危険性がある未治療の動脈瘤がある場合
	8. コントロール不良の疼痛および頭蓋内圧亢進（≧20 mmHg）がある場合
	9. 頭部損傷や頸部損傷の不安定期
	10. 固定の悪い骨折がある場合
	11. 活動性出血がある場合
	12. カテーテルや点滴ラインの事故抜去が生じる可能性が高い場合
	13. 離床に際し，安全性を確保するためのスタッフがそろわないとき
	14. 本人または家族の同意が得られない場合
医学的情報や対象者へのメディカルチェック	
問診・視診・触診	1. 各種生命維持装置装着の有無（心肺補助装置，人工呼吸器）
	2. 投薬内容（強心剤や血管拡張剤の種類と投与量の推移）
	3. 酸素投与量と推移
	4. 胸部 X 線（肺うっ血，心拡大，胸水，呼吸器合併症）
	5. 痰の有無と量や性状
	6. 聴診（異常音の有無：rhonchi，coarse crackle）
	7. 体液バランス（IN-OUT バランス，腎機能，尿量）
	8. 出血（ヘモグロビン値，ドレーン排液量と性状）
	9. チアノーゼの有無
	10. 採血結果（電解質，乳酸，凝固時間，ヘモグロビン値，炎症値，血糖，CK，CK-MB，肝機能）
	11. 意識障害・せん妄の有無
	12. 創部痛の有無と程度
	13. バイタルサイン（血圧，心拍数，酸素飽和度，体温）と心電図変化
	14. 術式
運動中のチェックポイント	
運動を一時中止すべき反応	1. 意識障害の出現，呼びかけに対する反応不良
	2. チアノーゼや顔面蒼白の出現
	3. 呼吸困難や努力呼吸の出現（呼吸数が＜5 回または＞40 回）
	4. SpO_2＜88%
	5. 心拍数の減少や徐脈の出現（＜40 bpm または＞130 bpm）
	6. 新たに生じた洞調律異常
	7. 心筋虚血の疑い
	8. 収縮期血圧＞180 mmHg，収縮期または拡張期血圧の 20%低下，平均動脈圧＜65 mmHg または＞110 mmHg

RASS：Richmond agitation-sedation scale，CK：クレアチニンキナーゼ，CK-MB：クレアチニンキナーゼ MB 分画，SpO_2：経皮的動脈血酸素飽和度

1 急性期リハビリテーションの目的や基準

1）目　的

心臓血管外科手術は侵襲の高い手術であるため，手術後の安静はもちろん必要であるが，過度の安静は呼吸器合併症など，さまざまな合併症や廃用症候群を招く．安静臥床は認知機能や身体機能の低下など，その悪影響は全身に及び（表 1），廃用症候群が進むと患者の回復を遅らせ，入院期間の延長や予後にも関連する．

近年，手術の低侵襲化や術後管理の進歩により，これまで手術適応ではなかった高齢者や重症患者にも手術適応が拡大している．術前より骨関節疾患や脳血管障害など重複障害を抱えていたり，身体・認知機能や ADL 能力が低下している患者が心臓血管外科手術を受け，術後に過剰な安静が強いられると，なおいっそう廃用症候群の進行が早まり，合併症発症のリスクが高まる．さらに，近年では ICU（intensive care unit）の重症患者に併発し，全身の筋力低下を主体とする ICU 関連筋力低下（ICU-AW：ICU-acquired weakness）や，せん妄を主体とする IUC 関連せん妄（ICU-AD：ICU-acquired delirium）の存在が注目されている．ICU-AW や ICU-AD は，長期人工呼吸管理や多臓器不全，不活動などの重症患者に起こりやすい障害で[1)]，緊急手術症例や術後合併症により周術期管理が遷延する患者で発症のリスクが高まる．ICU-AW, ICU-AD の予防策の一つとして「早期離床および運動」があげられており，早期リハビリテーションにより ICU-AW，ICU-AD を予防および早期に改善させる可能性がある．

そのため，心臓血管外科手術後の早期リハビリテーションにおいては廃用症候群，各種合併症の予防および術後早期の身体機能の改善や ADL の再獲得を目的に，循環動態の安定化と並行して可及的早期よりリハビリテーションを進める必要がある．日本循環器学会ガイドラインにおいても「心臓血管外科手術後は，可及的早期に離

表 1　安静臥床の弊害

筋　肉	筋萎縮，筋力低下，酸素摂取量低下
関　節	腱・靱帯・関節包の硬化・拘縮・屈伸性低下
骨	骨粗鬆症，易骨折
心　臓	心筋萎縮，心収縮力低下，心拍出量低下，心負荷予備力低下
血　管	循環不全，浮腫，褥瘡，起立性低血圧
血液・体液	血液量減少，貧血，低タンパク
内分泌・代謝	ホルモン分泌低下，易感染，肥満，インスリン抵抗性出現，高脂血症
呼吸器	呼吸筋萎縮，無気肺，肺炎，換気血流不均衡
腎・尿路	腎血流量減少，結石，失禁
消化器	消化液減少，吸収不全，便秘
神経・精神心理	平衡感覚低下，仮性認知症，幻覚，妄想，不安，不眠，うつ

床を進めることは妥当である（エビデンスレベルB）」[2] と示されている．このことは患者自身が術後の回復を実感し，身体を動かす自信と回復への意欲につなげるうえでも重要である．

2）効果・エビデンス

近年，早期リハビリテーションの効果に関するランダム化比較試験（RCT：randomized controlled trial）が多く報告されるようになり，2013年にはメタ解析の結果が発表された[3]．このメタ解析の結果，早期リハビリテーションには身体機能，健康関連QOL，末梢骨格筋，呼吸筋力，人工呼吸器装着期間，ICU在室日数，在院日数に効果があることが示されている．そのほかにもICU領域のせん妄発症を抑制し[4,5]，機能的自立度，6分間歩行距離，身体機能に関するQOLを改善する効果が報告されている[6]．

3）禁　忌

日本集中治療医学会発行の「集中治療における早期リハビリテーション－根拠に基づくエキスパートコンセンサス」による，集中治療室で早期離床やベッドサイドからの積極的運動を原則行うべきではないと思われる場合を表2[7] に示した．表に示す項目が該当する場合には早期離床や積極的な運動は原則避けるべきである．

4）開始基準

心臓血管外科術後のリハビリテーションの開始基準を表3に示す．リハビリテー

表2　集中治療室で早期離床やベッドサイドからの積極的運動を原則行うべきではないと思われる場合（文献7）より引用）

1. 担当医の許可がない場合
2. 過度に興奮して必要な安静や従命行為が得られない場合（RASS≧2）
3. 運動に協力の得られない重篤な覚醒障害（RASS≦−3）
4. 不安定な循環動態で，大動脈内バルーンパンピング（IABP）などの補助循環を必要とする場合
5. 強心昇圧薬を大量に投与しても，血圧が低すぎる場合
6. 体位を変えただけで血圧が大きく変動する場合
7. 切迫破裂の危険性がある未治療の動脈瘤がある場合
8. コントロール不良の疼痛がある場合
9. コントロール不良の頭蓋内圧亢進（≧20 mmHg）がある場合
10. 頭部損傷や頚部損傷の不安定期
11. 固定の悪い骨折がある場合
12. 活動性出血がある場合
13. カテーテルや点滴ラインの固定が不十分な場合や十分な長さが確保できない場合で，早期離床やベッドサイドからの積極的な運動により事故抜去が生じる可能性が高い場合
14. 離床に際し，安全性を確保するためのスタッフがそろわないとき

RASS：Richmond agitation-sedation scale

表３　心臓血管外科手術後の離床開始基準（文献2）より引用）

以下の内容が否定されれば離床が開始できる
・低（心）拍出量症候群（LOS）により
　①人工呼吸器，大動脈内バルーンパンピング（IABP），経皮的心肺補助装置（PCPS）などの生命維持装置が装着されている
　②ノルアドレナリンやカテコラミン製剤など強心薬が大量に投与されている
　③（強心薬を投与しても）収縮期血圧 80～90 mmHg 以下
　④四肢冷感，チアノーゼを認める
　⑤代謝性アシドーシス
　⑥尿量：時間尿が 0.5～1.0 mL/kg/hr 以下が 2 時間以上続いている
・Swan-Ganz カテーテルが挿入されている
・安静時心拍数が 120 bpm 以上
・血圧が不安定（体位交換だけで低血圧症状が出る）
・血行動態の安定しない不整脈〔新たに発生した心房細動，Lown Ⅳ b 以上の心室性期外収縮（PVC）〕
・安静時に呼吸困難や頻呼吸（呼吸回数 30 回/分未満）
・術後出血傾向が続いている

ションプログラム開始の判断で最も重要なのは，術後の心不全がない，または術後心不全からの回復を確認することである．補助循環装置である経皮的心肺補助（PCPS：percutaneous cardiopulmonary support）や大動脈内バルーンパンピング（IABP：intra aortic balloon pumping）に加えて，高容量の薬剤投与は心不全の遷延を意味し，リハビリテーションプログラムを進める状態ではないため，主治医を踏まえて慎重に判断する必要がある．また，術前から腎機能障害を認める症例は術後の急性腎障害の有無にかかわらず，離床開始や歩行獲得が遅延しやすくなるため[8]，腎機能や水分バランス，循環動態の変動に注意しながらリハビリテーションを進める必要がある．

5）中止基準

一般的な早期リハビリテーションの中止基準を**表４**[7] に示す．異常な循環動態はもちろんのこと，意識レベルの低下や努力性呼吸の出現などがみられた場合には，いったんリハビリテーションを中止することを検討する．ただし，術式や病態によってリハビリテーションの中止基準は多少異なるため，事前に主治医を含め確認しておく必要がある．

6）典型的なステージ

現在，わが国では高橋ら[10] が示した心臓血管外科手術後の標準的な歩行獲得日数の報告をもとに，日本循環器学会「心血管疾患におけるリハビリテーションに関するガイドライン」[2] では，術後の歩行獲得の目安は術後 4～5 日と示されている．またその後われわれの研究グループでは冠動脈バイパス術後や，弁膜症術後は平均

表４　早期リハビリテーションの中止基準（文献 7）より引用）

カテゴリー	項目・指標	判定基準値あるいは状態	備　考
全体像 神経系	反応	明らかな反応不良状態の出現	呼びかけに対して傾眠，混迷の状態
	表情	苦悶表情，顔面蒼白・チアノーゼの出現	
	意識	軽度以上の意識障害の出現	
	不穏	危険行動の出現	
	四肢の随意性	四肢脱力の出現，急速な介助量の増大	
	姿勢調節	姿勢保持不能状態の出現，転倒	
自覚症状	呼吸困難	突然の呼吸困難の訴え	気胸，修正 Borg scale 5～8
	疲労感	努力呼吸の出現，耐え難い疲労感，患者が中止を希望，苦痛の訴え	
呼吸器系	呼吸数	<5 fpm または>40 fpm	一過性の場合は除く
	SpO_2	<88%	聴診など気道閉塞の所見も合わせて評価
	呼吸パターン	突然の吸気あるいは呼気努力の出現	
	人工呼吸器	不同調，バッキング	
循環器系	心拍数	運動開始後の心拍数減少や徐脈の出現	一過性の場合は除く
	心電図所見	<40 bpm または>130 bpm	
	血圧	新たに生じた洞調律異常，心筋虚血の疑い，収縮期血圧>180 mmHg，収縮期または拡張期血圧の 20%低下，平均動脈圧<65 mmHg または>110 mmHg	
デバイス	人工気道の状態，経鼻胃チューブ，中心静脈カテーテル，胸腔ドレーン，創部ドレーン，膀胱カテーテル	抜去の危険性（あるいは抜去）	
その他	患者の拒否，中止の訴え，活動性出血の示唆，術創の状態	ドレーン排液の性状，創部離開のリスク	

SpO_2：経皮的動脈血酸素表和度

3～8 日で歩行能力が再獲得すると報告している[11]．このように術後の目安が示されたことによって，歩行再獲得の目標設定ができるようになった．近年は手術の低侵襲化や術後管理の進歩などから，手術当日に人工呼吸器を離脱し，手術後 1 日目から立位および歩行を開始し，4～5 日で病棟内歩行の自立を目指すプログラムが多く用いられている．

リハビリテーション開始後は，運動負荷試験（ステップアップ）の判定基準（表 5）[2] をもとに心電図変化，血圧，心拍数，呼吸回数，自覚症状，フィジカルアセスメントなどを注意深く観察・評価しながら「心臓血管外科手術後リハビリテーション進行表（表6）[2]」を例に，段階的にプログラムを進めていく（図1）．なお，われわれの研究結果からリハビリテーションの進行が遅延する理由として，高齢者でもともとADLが低い，術前腎機能障害，低心機能，貧血，手術侵襲が大きい症例[11]，さらに術前栄養障害[12]をあげており，これらの要因をもつ症例は慎重に対応する必要がある．

表5　心臓血管外科術後リハビリテーションのステップアップ基準（文献2）より引用）

1. 胸痛，強い息切れ，強い疲労感（Borg scale＞13），めまい，ふらつき，下肢痛がない
2. 他覚的にチアノーゼ，顔面蒼白，冷汗が認められない
3. 頻呼吸（30回/分以上）を認めない
4. 運動による不整脈の増加や心房細動へのリズム変化がない
5. 運動による虚血性心電図変化がない
6. 運動による過度の血圧変化がない
7. 運動で心拍数が30 bpm以上増加しない
8. 運動により酸素飽和度が90%以下に低下しない

表6　心臓血管外科術後リハビリテーション進行表（文献2）より引用）

ステージ	実施日	運動内容	病棟リハビリ	排 泄	その他
0	/	手足の自他動運動，受動座位，呼吸練習	手足の自動運動，呼吸練習	ベッド上	嚥下障害の確認
Ⅰ	/	端座位	端座位10分×＿＿回		
Ⅱ	/	立位，足踏み（体重測定）	立位・足踏み×＿＿回	ポータブル	
Ⅲ	/	室内歩行	室内歩行×＿＿回	室内，トイレ可	室内フリー
Ⅳ-1	/	病棟内歩行（100 m）	100 m歩行×＿＿回	病棟内，トイレ可	棟内フリー
Ⅳ-2	/	病棟内歩行（200〜500 m）	200〜500 m歩行×＿＿回	院内，トイレ可	院内フリー，運動負荷試験
Ⅴ	/	階段昇降（1階分）	運動療法室へ		有酸素運動を中心とした運動療法

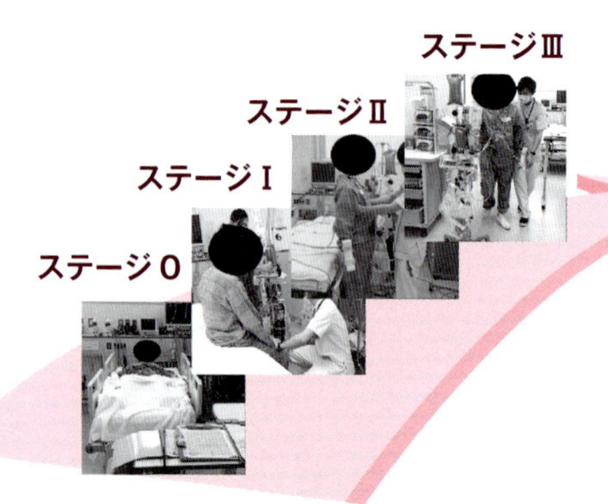

図1　ICUにおける心臓血管外科術後リハビリテーションのステージアップ

2 急性期リハビリテーションの実際

1）心肺補助装置や人工呼吸器などの治療から離脱

a. 術後に使用される心肺補助装置

術後に使用される代表的な補助循環装置には，大動脈内バルーンパンピング（IABP）と経皮的心肺補助装置（PCPS）がある．これらの装置は薬物療法などで循環を維持できない重篤な場合に，心ポンプ機能の回復を待つ間，一時的に心ポンプ機能を補助・代行するために使用される．したがって，IABP や PCPS 装着中の患者には積極的なリハビリテーション介入は原則行えない．

b. 術後に使用される人工呼吸器

手術中より人工呼吸器が使用されるが人工呼吸器離脱基準（表 7）に基づき，人工呼吸器からの離脱が進められる．人工呼吸器管理の長期化が予想されそうな患者では，人工呼吸器関連肺炎（VAP：ventilator-associated pneumonia）を予防するため，30° 以上のヘッドアップ管理が推奨されている[12]．また，近年では集中治療中に発現する ICU 関連筋力低下（ICU-AW）や ICU 関連せん妄（ICU-AD）が，術後患者の中期生存率に影響を及ぼすと報告されている[13,14]．こうした病態は集中治療開始後 48 時間以降で顕著に発現することから，IABP や人工呼吸器など生命維持装置の離脱までに長期間を要する可能性がある患者は，各種機能維持を目的としたベッド上でのリハビリテーションプログラムを多職種チームで検討する（図 2, 3）.

表 7　人工呼吸器離脱基準

離脱基準	
a．良好レベル	・呼びかけに容易に開眼する ・指示動作が可能である 例①：両上肢の離把握が可能か 例②：舌を前に出せるか ・自発呼吸が安定．1 回換気量が 4 ml/体重 1 kg 以上である
b．血行動態	・血圧や心拍数が安定している ・末梢冷感が改善されている
c．酸素化	FIO_2 が 60% 以下で、PaO_2 が 70 mmHg 以上である
d．出血の有無	出血傾向を認めない
離脱手順	
e．PEEP	徐々に，5 mmHg 程度まで下げる
f．pressure support	徐々に，5 mmHg 程度まで下げる
g．呼吸器設定	SIMV 8X → 4X → CPAP と進める

PEEP：呼気終末陽圧，FIO_2：吸入気酸素濃度，PaO_2：動脈血酸素分圧，SIMV：同期式間欠的強制換気，CPAP：持続気道陽圧

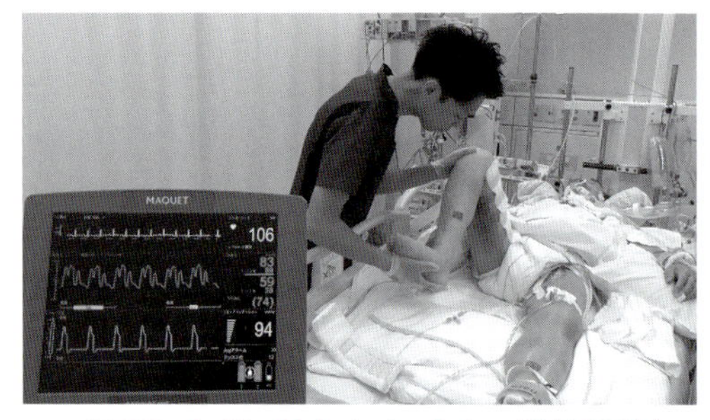

a. IABP 患者に対するベッド上で機能維持を目的としたリハビリテーション介入

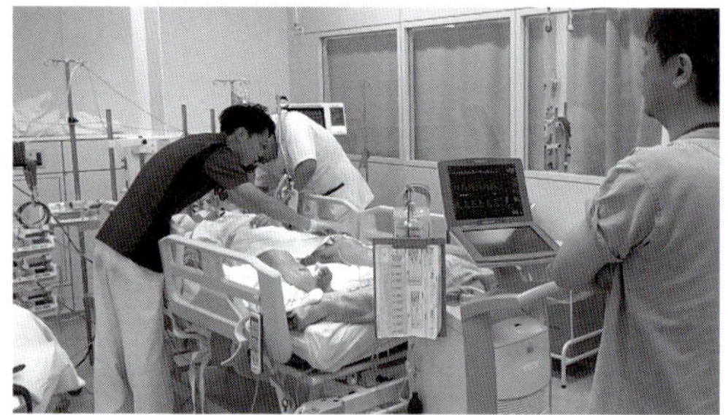

b. チームで一日の覚醒リズムや体位も管理

図 2　心肺補助装置患者に対する取り組み

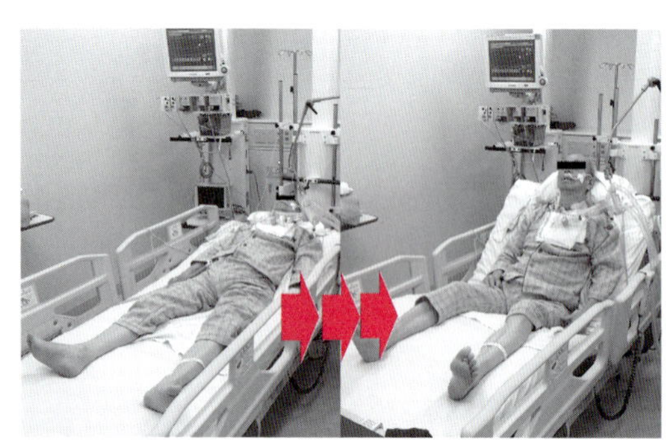

a. 血行動態が安定していたら身体を起こすことが重要である

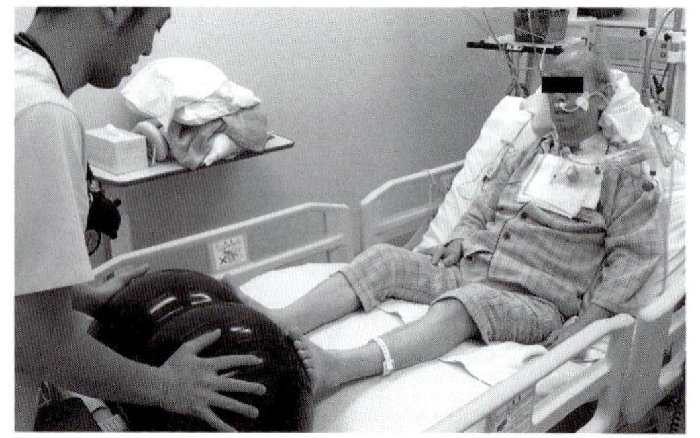

b. 覚醒していればベッド上でも随意運動を中心に OKC より CKC でのエクササイズが好ましい

図 3　人工呼吸器患者に対する取り組み

OKC：開放性運動連鎖，CKC：閉鎖性運動連鎖

c. 心肺補助装置や人工呼吸器離脱後に観察すべきポイント

各種装置から離脱するまでに要した期間を確認するとともに，離脱後から現在までの呼吸循環動態の変化や，薬剤や酸素療法の状況を確認する．例えば，心肺補助装置や人工呼吸器から離脱し，強心薬や酸素投与量が順調に減量され，呼吸循環動態が安定していれば医師の指示のもと離床を開始する．術後急性期は，疼痛や全身状態が刻々と変化するため，理学療法前には担当看護師から直近の情報を確認する必要がある．無理な理学療法介入によって疼痛が増悪し，呼吸状態に悪影響を及ぼすこともあるため，担当看護師と相談して理学療法の介入前に薬剤による疼痛コントロールを試みることも重要である（図 4）．

d. 各種装置から離脱後にすべきこと

心肺補助装置や人工呼吸器から離脱直後に安静時の呼吸循環動態が安定していても，早急に離床を開始することは避ける．まずはヘッドアップした状態で関節の自動・他動運動などウォーミングアップを行いながら，軽負荷に対する呼吸循環動態の反応を観察する（図 5）．

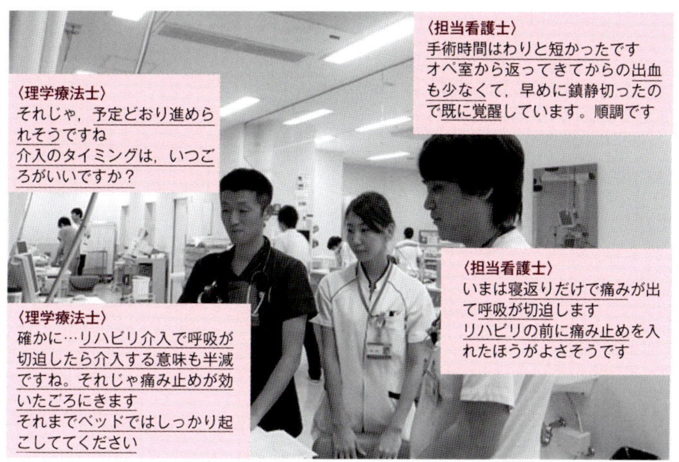

図４　担当看護師から情報を得る

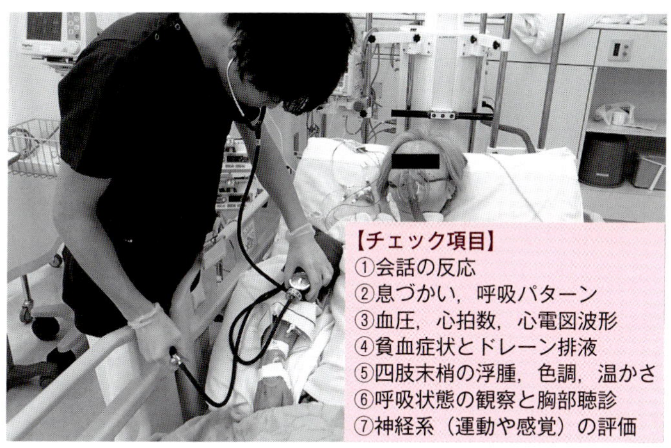

図５　フィジカルアセスメント

2）血圧・心拍数の推移を投薬内容と併せて確認する

a．主要薬剤の作用を知る

ICU 帰室時から理学療法の介入時までの血圧や心拍数が安定していることを確認すると同時に，投薬内容の変化を確認し，全身状態や循環動態が改善傾向にあるのか，悪化傾向にあるのかを推察し，離床に備える．術後に投与される代表的な薬剤の作用について表８に示す．

b．治療内容から患者の状態を推察して離床の可否を決める

近年，ハイリスク患者にも手術適応が拡大したこともあり，術後に強心薬が持続投与される患者も少なくない．強心薬投与下で実施する理学療法においては，薬剤の種類や投与量から患者の循環動態を推察しプログラムを立案する．図６に示した Forrester 分類と各群の治療内容をセットにした病型分類に基づいて病態を把握し，表３に示した離床開始基準を参考に離床の可否を検討するとよい．

表8　術後に投与される代表的な薬剤

薬剤の種類	覚えておくこと
ノルエピネフリン（ノルアドレナリン），エピネフリン（ボスミン）	**【薬理作用】** この2剤はα受容体を刺激し，用量依存性に体血管抵抗を増加させる作用をもつことが特徴であるが，臨床ではDOAやDOBを高容量に使用しても昇圧できない時に使用される強力な作用の薬剤として認識されている．すなわち，これらが投与されている状態は，末梢の血流を犠牲にして中枢の圧を維持しようとしている重症期である **【投与中のリハビリテーション】** この時期に最も末梢で待ち構えている骨格筋へ血流を増やそうとする行為は，治療に逆行していることを理解する必要がある．したがって，これらの薬剤が投与されている場合の離床進行は中止するのが望ましい．ただし，換気不良などによって身体を起こすことにメリットがある場合や，これらの薬剤が極少量の投与で血行動態が安定している場合は，医師と相談して離床を進める場合もある
ドブタミン（DOB）	**【薬理作用】** DOBは心筋の収縮力を増強させて，血圧や心拍数にほとんど作用せずに心拍出量を増やす薬剤で，臨床では心ポンプ機能の低下した症例に使用されていることが多い **【投与中のリハビリテーション】** 高容量投与で離床は中止し，低容量投与時でも介入中は各種モニターを確認しながら慎重に実施するのが望ましい
ドパミン（DOA）	**【薬理作用と離床進行の目安】** DOAは投与量によって薬理作用が異なる ・～3γ：腎・冠血流量の増加，肺動脈の収縮（歩行） ・3～5γ：心筋収縮性の増加，心拍数の増加（起立～歩行） ・5γ以上～：末梢細動脈・冠動脈の収縮，血圧の上昇（～端座位） **【投与中のリハビリテーション】** 低容量なら主に利尿作用，中量以上で心臓と血管の両方に作用して血圧維持に働くことが報告されている．したがって，中量以上の場合には，上記に示した離床進行の目安を参考にリハビリテーションを進めるとよい
PDE Ⅲ阻害薬	PDE Ⅲ阻害薬は，DOBと作用が類似していて，心筋の収縮力を増加させて心拍出量を稼ぐ薬剤である．DOB投与時と同様に慎重にリハビリテーションを進める必要がある

術後急性期の理学療法の目標は，各種機能を低下させずに術後3～4日で病棟内歩行を自立させることにある．術後早期にどれだけ早く歩きだすかが重要ではなく，循環動態の改善に合わせて離床プログラムを進め，確実に術後3～4日目にADLを再獲得させるかが重要である．

c. 見た目のギャップに注意する

血行動態が安定して，酸素投与によって呼吸状態が安定している患者は，いっけんForrester分類のⅠ群の軽症患者と判断されやすい．しかし，軽症にみえてもカテコラミンや血管拡張薬などが持続投与されている患者は，Forrester分類のⅣ群の最重症患者であることを認識しておく必要がある（図7）．特にカテコラミンが増量されていたり，酸素投与量が増量されている場合には，無理に離床を進めずに

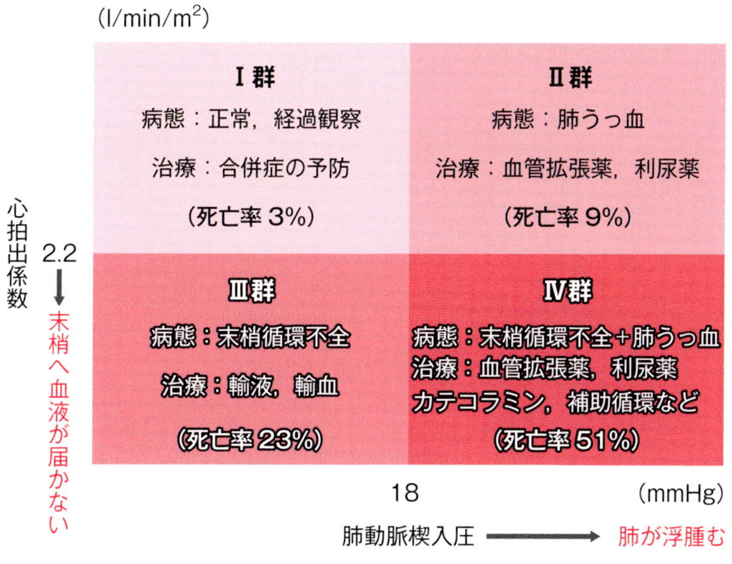

図6　Forrester 分類と治療内容

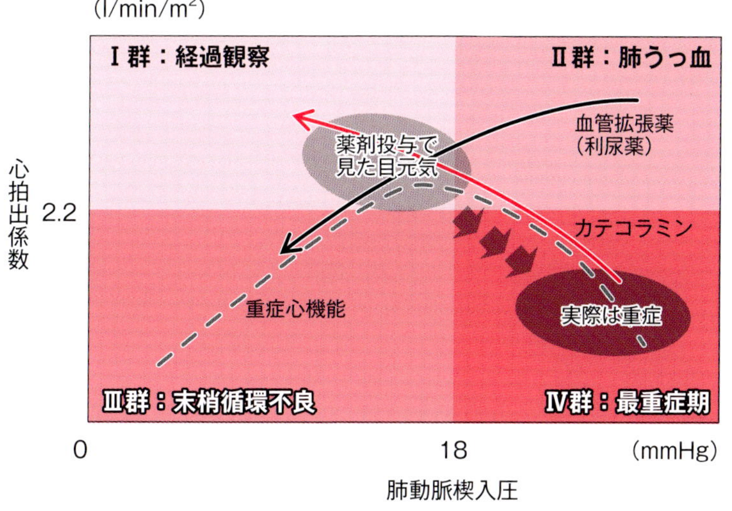

図7　薬剤投与で代償された患者の状態

ベッド上でのプログラムにとどめたり，離床進行を見送るといった判断が必要となる．一方で，同じⅣ群の患者であってもカテコラミンが減量され，Ⅳ群からⅡ群へ向かって循環動態が改善傾向にあると判断できれば，各種モニターを観察しながら離床を進めることも考慮する．

3）酸素投与状況・投与量・血液ガスを確認する

a. 血液ガスデータを確認する

呼吸状態を把握する目的に，ICU 帰室時から現在までの酸素投与状況や投与量，血液ガスデータを確認する．血液ガスデータの基本的な見方や考え方を**表 9** に示す．また，**表 10** に酸素投与形態ごとの酸素流量と吸酸素濃度の関係を示す．破線で囲んでいるように，酸素流量が一定以下になれば，より平易な酸素投与形態に変更が可能となる．

表9　血液ガスデータの基本的な捉え方

項　目	正常範囲	何の指標か	覚えておくこと
酸塩基平衡（pH）	7.35～7.45	酸塩基平衡	・血液が酸性または塩基（アルカリ性）のどちらに傾いているのか観察する指標である ・pH が 7.4 より低値であれば酸性に傾いているのでアシドーシス，pH が 7.4 より高値なら塩基（アルカリ性）に傾いているのでアルカローシスとなる ・呼吸性か代謝性かを判断する際には，“$PaCO_2$” と “HCO_3^-（BE）” を観察するとよい
動脈血酸素分圧（PaO_2）[Torr]	80(60)～100	酸素化	・肺胞レベルのガス交換能が障害されていると低下する値である ・動脈血にどの程度酸素が含まれているかを表す指標である．低下している場合は，高齢者や呼吸器疾患患者では 60～100 Torr が標準値と報告されているため，正常範囲外であってもすぐに異常と決めつけず，術前の値を確認してから異常の有無を判断する
動脈血酸素飽和度（SaO_2）[%]	95～97		・酸素と結合したヘモグロビンの割合を示した値で，これを経皮的に測定した値が SpO_2 である ・SaO_2 と PaO_2 との関係は「酸素解離曲線」で表すことができるため，SpO_2 の値がわかれば非侵襲的に PaO_2 の値を推測できる
動脈血二酸化炭素分圧（$PaCO_2$）[Torr]	35～45	換　気	・換気が悪いと上昇する値である ・酸性の CO_2 が基準値より高ければ呼吸性アシドーシス，CO_2 が基準値より低ければ呼吸性アルカローシスと判断できる
重炭酸イオン（HCO_3^-）[mmol/L]	21～25	代　謝	・末梢循環が滞ると減少する値である ・塩基の HCO_3^- が基準値を上回れば代謝性アルカローシス，HCO_3^- が基準値を下回れば代謝性アシドーシスと判断できる．ただし，$PaCO_2$ 値に影響を受けるため，臨床では BE 値を参考にしたほうがよい
過剰塩基（BE）	−2～+2		・マイナスへ傾けばアシドーシス，プラスへ傾けばアルカローシスを示す ・臨床では±5 を超えたら要注意である

4）胸部X線像を確認する

酸素投与形態や酸素投与量と併せて，胸部X線像の経時的変化を確認する．

a. 術後の胸部X線像の特徴を把握する（図8）

術後の胸部X線像には，術前にはない気管チューブ，胸骨ワイヤー，ドレーンホース，中心静脈カテーテル，Swan-Ganzカテーテル，ペーシングリードなどが写る可能性があることを理解しておく．

b. 撮影条件を確認する（臥位と立位；図9）

ポータブル撮影の多い「臥位」と，検査室で撮影される「立位」では，撮影の距離，方向，管電圧などの違いから，同一患者を同一時刻に撮影してもさまざまな面

表10　酸素流量と吸入酸素濃度の関係

鼻カニューレ		酸素マスク		リザーバ付酸素マスク	
酸素流量 (L/min)	酸素濃度の目安 (%)	酸素流量 (L/min)	酸素濃度の目安 (%)	酸素流量 (L/min)	酸素濃度の目安 (%)
1	24				
2	28				
3	32				
4	36	5~6	40		
5	40	6~7	50	6	60
6	44	7~8	60	7	70
				8	80
				9	90
				10	90~

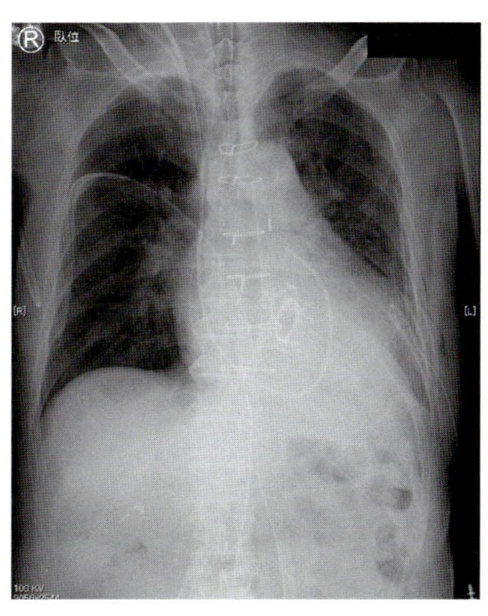

a. 実際のX線像　　b. 気管チューブなどの説明図

図8　術後患者の胸部X線像

で差が生じる．胸部X線像の経時的変化を観察するには，同条件で撮影されたX線像を比較することが望ましいが，やむなく撮影条件が異なるX線像を比較する場合には，表 11 に示したことを考慮する．

c. 観察するポイント

(1) 肺うっ血の程度を確認する（図 10）

術後はボリューム過多になったり，臥位で撮影されることも多いため，肺うっ血像を呈しやすい．肺うっ血のポイントを図 10 に示す．術後の肺うっ血の有無や程度を正確に評価するためには，術後に同じ条件で撮影されたX線像を経時的に比較する．

(2) 心拡大の程度を確認する（図 11）

心拡大の程度は，心胸郭比（CTR：cardio-thoracic ratio）を算出して把握する．心胸郭比は50％未満が正常で，右横隔膜直上を通る線を胸郭（分母）とし，心臓は右2弓と左4弓の最大突出部を合計した値で求め，心陰影と胸郭の割合を計画して算出する．術後はボリューム過多で管理されることが多いため，術前と比較して

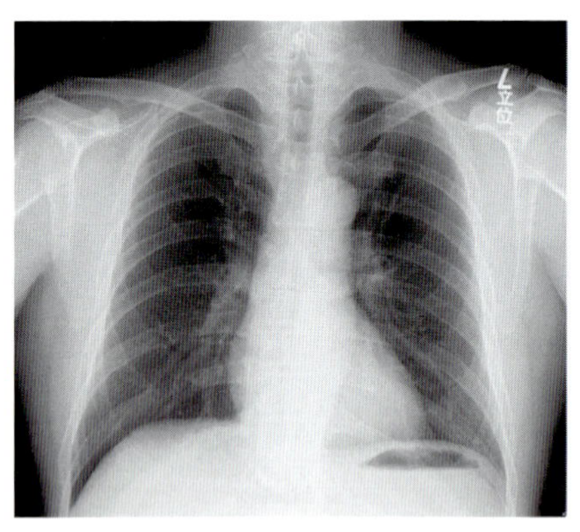

a. 立位　　　b. 背臥位

図9　撮影条件による写り方の違い（立位と臥位）

表 11　臥位ポータブル撮影像の特徴（立位術前後像との比較）

①骨陰影が強調される
②心陰影や縦隔陰影は大きく描出される
③心胸郭比（CTR）は拡大する
④胸水は背側へ移動する
　肋骨横隔膜角（CP-angle）は鈍から鋭へ変化
⑤肺血流量が増加するため肺血管影が強調される

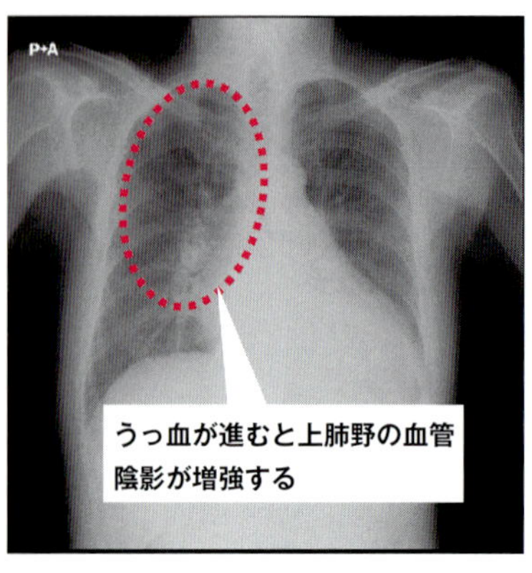

図 10　肺うっ血を確認するポイント

術後のCTRは一時的に拡大していることが多い．術後の経過が順調で，除水が進めばCTRは術前値まで戻る．心拡大の程度と同時に心拡大の部位も確認する．

(3) 胸水の有無を確認する（図12）

胸水の有無は肋骨横隔膜角（CP-angle：Costo-Phrenic angle）の鈍化や葉間胸水の有無で判断する．

(4) 各部のシルエットを確認する（図13）

術後に肺，心臓，横隔膜，下行大動脈の境界線が確認できない場合には，無気肺などなにかしらの異常を疑う．

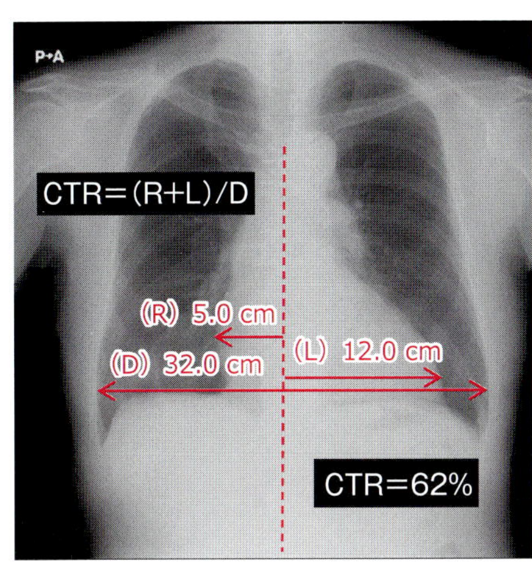

a．心拡大の程度

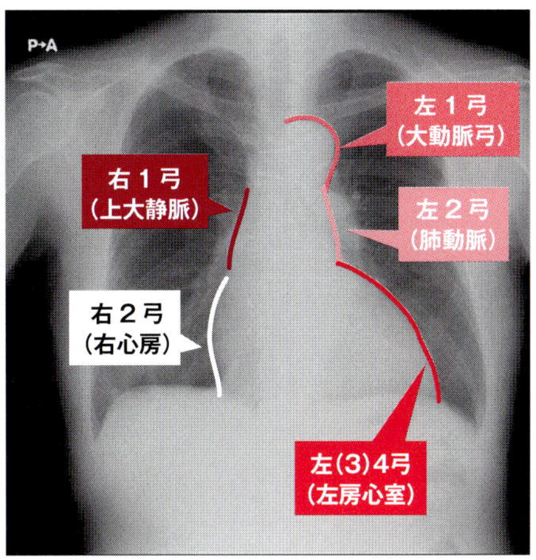

b．心拡大の部位

図11　心拡大を観察するポイント

CTR：心胸郭比，R：正中線からの右房辺縁，L：正中線から左室辺縁，D：胸郭内部の最大径

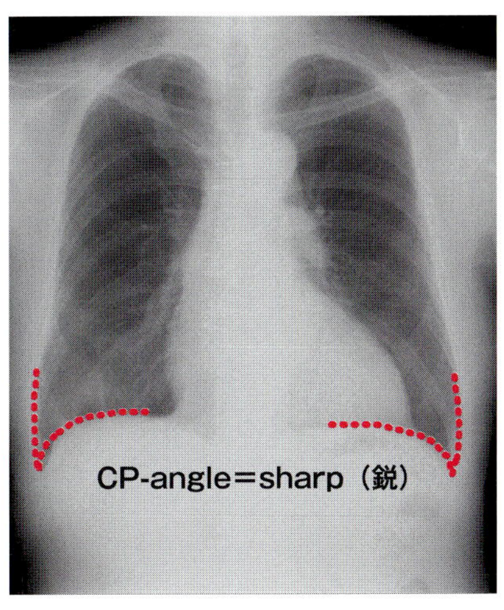

a．胸水なし

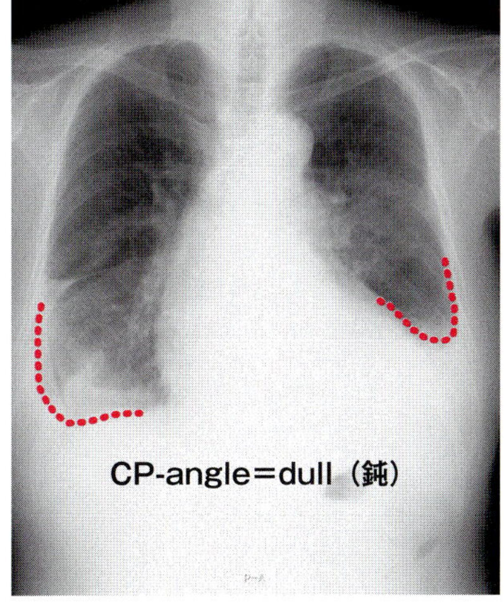

b．胸水貯留

図12　胸水を確認するポイント

CP-angle：肋骨横隔膜角

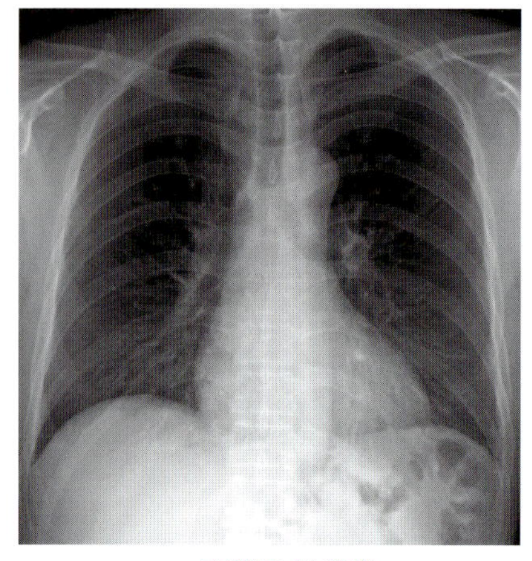
a. 実際のＸ線像

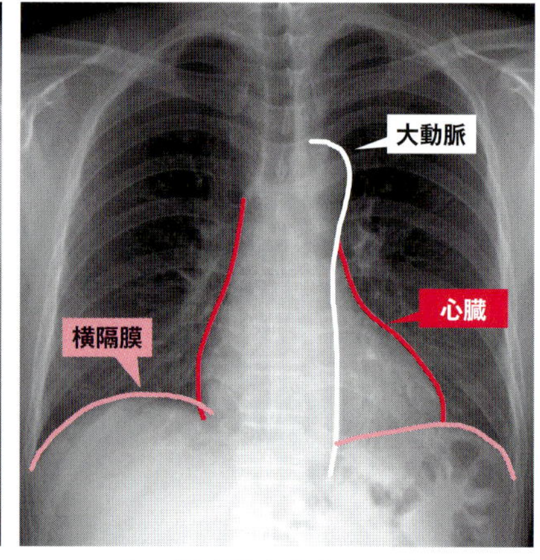

b. 基本的なシルエット

図 13　術後に確認しておくシルエット

5）呼吸器合併症の有無・痰の量・肺のエア入りを確認する

術後は原疾患，併存疾患，術式，手術時間，術後の管理などの要因によって，無気肺，肺水腫，胸水貯留などの呼吸器合併症をきたす可能性がある．特に術後は，呼吸器合併症の予防はもちろんのこと，胸部Ｘ線像やフィジカルアセスメントなどから異常の早期発見に努める必要がある．

a. 無気肺の特徴

術後に最も多く発生する呼吸器合併症は無気肺である．分泌物貯留による無気肺は，閉塞性無気肺とも呼ばれ，胸部Ｘ線上，一部の肺区域や肺葉が白く映るため比較的に発見しやすい．聴診では，胸部Ｘ線像で白く映っている部位に一致して呼吸音が減弱あるいは消失する．なお，痰が貯留している際にはイビキ音（rhonchi）が聴取できる．

また，術後はボリューム過多で経過するため，胸水貯留や心拡大によって肺胞が圧迫されて生じる非閉塞性無気肺も多い．術前から心拡大を認める患者では，特に左下葉背側に受動性無気肺を呈しやすいため，胸部Ｘ線像で下行大動脈や左横隔膜のラインを確認して，聴診にて左下葉背側の含気を確認する（図 14）．

b. 肺うっ血の特徴（図 10）

術後は手術侵襲によって肺血管透過性が亢進している状態に加え，一過性に心ポンプ機能が低下していたり，ボリューム過多などの条件により肺がうっ血しやすい．また，聴診では肺全体で呼吸音が減弱したり，特に下葉レベルでは水泡音（coarse crackle）が聴取できる．

c. 胸水の特徴（図 15）

術後は，心ポンプ機能の低下による静水圧の上昇や，手術侵襲に伴う血管透過性の亢進などによって胸水の増加を認めることがある．また，術後早期は胸腔ドレー

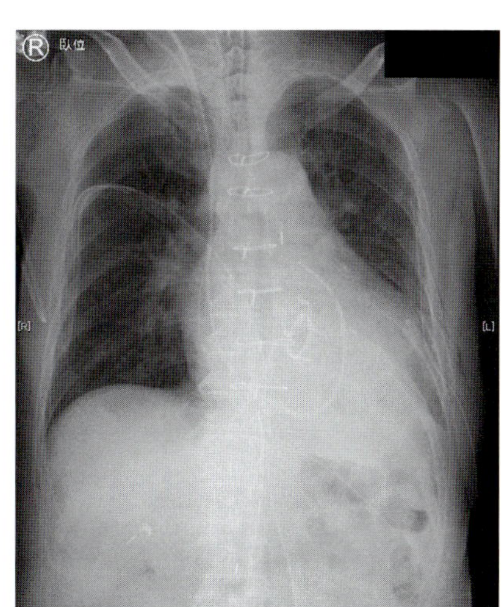

a. 受動性無気肺の X 線像

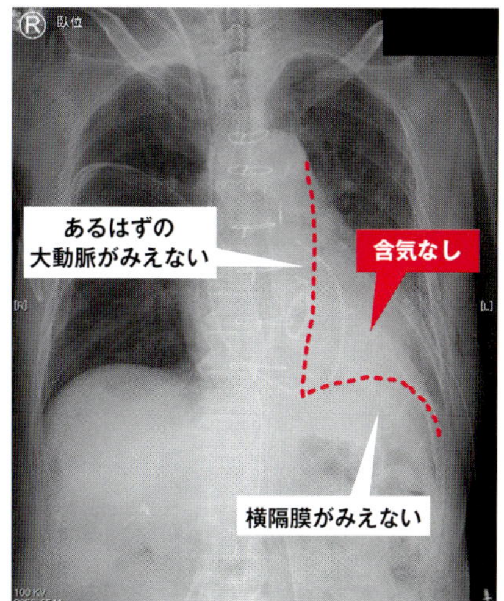

b. シルエットラインが確認できない

図 14　左下葉背側の受動性無気肺

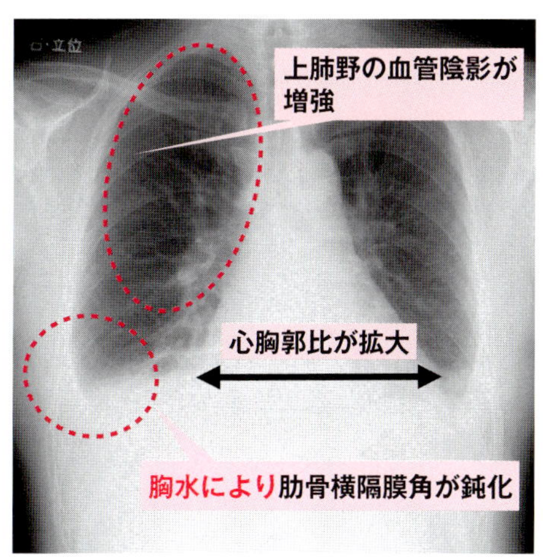

図 15　肺水腫のX線像

ンが留置されているため，呼吸困難をきたすほど胸水が貯留することは少ないが，低心機能患者やドレーンが抜去された後では胸水が貯留する可能性があるため，胸部 X 線では左右の肋骨横隔膜角を注意して観察する必要がある．聴診では，胸水が貯留している側で呼吸音が減弱して聞こえる．また，一定以上に胸水が貯留すると，受動性無気肺を呈して一部の肺区画で呼吸音が消失することもある．なお，胸水は重力によって胸腔内を移動するため，背臥位では特に背側を，座位では下肺野を意識して聴取する．

d. 痰の量と性状を確認する

全身麻酔や人工呼吸器使用の影響もあり，術後は気管内分泌物（痰）の分泌量が増加する一方で，創部痛や肺活量の低下などにより咳流速が低下して痰の喀出が困難となる．術後の無気肺や肺炎は，主に痰が気管支に流れ込み気管支が閉塞することが発症の要因とされていることから，痰の量や性状に加え，自己喀痰の可否について看護記録から確認しておく必要がある．なお，排痰に難渋している場合には以下のように効率的に排痰できるような環境を整えるとよい．

①痰の性状が粘調性であれば加湿してから排痰させる．

②体位ドレナージで痰を中枢気道に移動させてから排痰させる．

③疼痛を軽減させるため創部をほごするよう指導する．

④咳流量や咳流速が高まる姿勢で排痰させる（姿勢との関係：座位>側臥位>背臥位）．

6）IN–OUT バランス・腎機能・利尿状態を確認する（ボリュームについて）

a. IN–OUT バランスを観察する

カルテから術中や術後の IN–OUT を確認する．十分なボリュームが入っているにもかかわらず，利尿が乏しい場合にはショック状態の可能性も否定できない．一般に術後の尿量は，体重 1kg あたり 1 ml/h 以上であれば順調といわれている（例えば，60 kg なら 60 ml/h 以上）．時間尿量が 20 ml/h を下回る状態を乏尿といい，原因が血管内脱水ではなく，ショック状態によるものと判断される場合は理学療法を中止する．

b. 術後はプラスバランスで管理する理由

一般に術後の急性期は，左室機能の低下に加え，末梢血管の拡張，血管内ボリュームの低下を合併することから血行動態が不安定になりやすい．そのため，術後はカテコールアミンの持続投与や末梢温の調整により用量依存的に中枢圧を維持するが，それだけでは不十分なため輸液や輸血などを施行して血管内圧が維持されるように調整されている．

c. プラスバランスでの管理による弊害

術後急性期のプラスバランスでのボリューム管理は，循環動態安定に寄与する反面，体液が希釈され低タンパク血症を招いて術後の回復を遅らせるほか，胸腔内の血流量増加や腹部臓器の浮腫により換気量を定常的に低下させたり（図 16，17），静脈還流量の増加から労作時の心仕事量を増加させる．したがって，心ポンプ機能が回復して血行動態が安定したら回復促進のために適切な速度で利尿が進められる．

d. プラスバランスで管理されている患者の特徴

プラスバランスで管理されている患者は，背臥位により換気量が低下する．換気

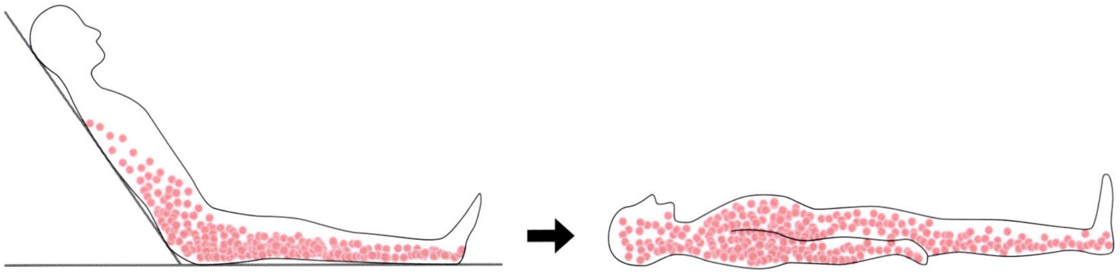

図 16　姿勢の違いによる肺血流量の変化
臥位では肺血液量が増加して換気量は減少する

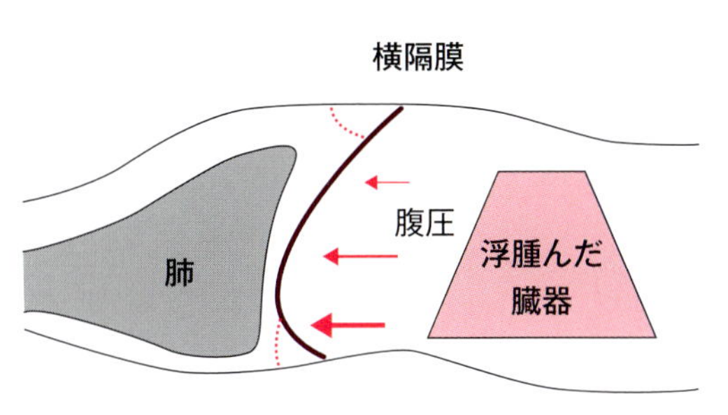

図 17　腹部臓器が換気に及ぼす影響
浮腫んだ臓器が横隔膜を押し上げて吸気を阻害する

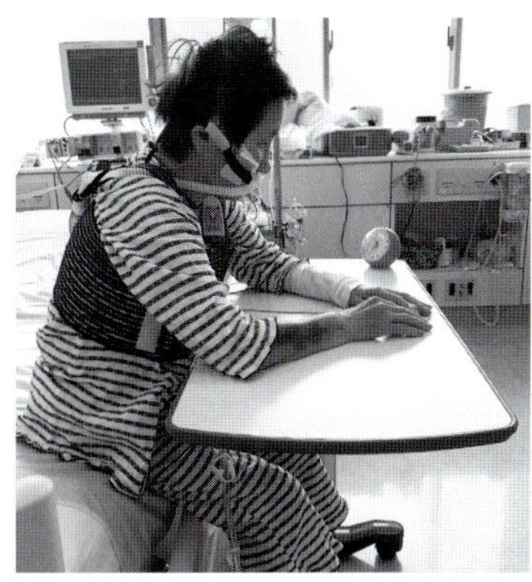
図 18　換気を改善させるのに好ましい姿勢（オーバーテーブルに上肢をのせた前傾座位）

量を定常的に改善させるには，上体を起こした姿勢で管理すると定常的に換気量の改善が得られる（図 18）．また，喀痰をサポートする際にもヘッドアップした姿勢で介入することが望ましい．

7）出血・貧血を確認する

a. ヘモグロビン値の変化

ICU に帰室してから理学療法時までの血液データの経時的変化を確認する．介入時にヘモグロビン（Hb：hemoglobin）値が 8.0 g/dL 以下の場合には，理学療法によって血行動態の異常や歩行中の転倒など有害事象をきたすことも考えられるため，貧血の症状に注意しながら慎重に対応する．しかし，術前より貧血傾向にある患者や無輸血手術下の患者では，退院まで Hb 値が低値で経過することもあるため，医師と相談しながら理学療法を進める．

b. ドレーン排液の量と性状について

ドレーン排液の性状を確認する際には，ドレーンホース内に残っている排液を観察する．ボックス内に回収された排液は，時間の経過により変色した排液と混ざっているため，性状について正しく判断できない（表 12）．排液の性状を正しく判断するには，色調と同時にとろみ具合を併せて観察するとよい．ドレーンホース内の排液で性状を確認したら，それをボックスに回収し，次に排液の量をボックスの目盛で確認する．

c. 身体所見

貧血や末梢循環不全があれば顔面や指先のみならず，まぶた裏の色調が蒼白になる．臨床では，それらの色調を確認して貧血の有無を確認するが，同時に末梢循環の評価として指先を数秒間圧迫してから解放し，色調の回復にどの程度時間を要するかについても確認する（3 秒以上かかれば末梢循環不全を疑う）．特に術前より

表 12　ドレーン排液の性状とリハビリテーション内容（口絵カラー①参照）

ドレーン排液の性状		リハビリテーションに関する判断
血　性	【濃い赤色（赤黒い）】 ・とろみがあるためドレーンホース内の排液は移動する速度が遅い ・排液が通った後のホース内側にはとろみのある赤い液体がしばらく残る	血管や心臓，グラフトの吻合部などから直接血液が漏出していることが考えられる．そのため血性であれば排液量が少量であってもその場はいったん介入を見送り，時間をおいてから再度介入を試しみるのがよい．その際には他の評価項目を併せて観察し，出血傾向にあるか否かを総合的に判断する
淡 血 性	【鮮やかな赤色】 ・血性と比較してとろみがなくホース内を移動する排液の速度がやや速い ・排液が通った後のホース内には赤い液体が残るが，数秒で消える	多量に排液を認める場合には，他の項目も併せて観察する必要がある．ヘモグロビン値が連続して大幅に低下している場合や，身体所見でまぶた裏や爪の色調やが白っぽい場合，強い貧血症状を併せて認める場合は介入を見送るほうがよい
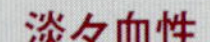 淡々血性	【透明感のある赤色】 ・排液にはとろみがない ・ドレーンホースを通過する速度も速い ・排液が通った後のホース内側には色が残らない	術後の急性期に漿液性の排液をみることはまれであるが，淡々血性はよくみる性状である．ドレーンの排液の性状がこれらの場合には排液量が多くても持続的な出血があるとは考えにくい．積極的に起こしてドレーンからの排液を促し，少しでも胸腔内にエアスペースが確保できるように離床を進める．離床を進める際には，医師や看護師にドレーンホースが容易に抜けないように処置を施してもらうことも重要である
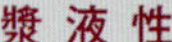 漿 液 性 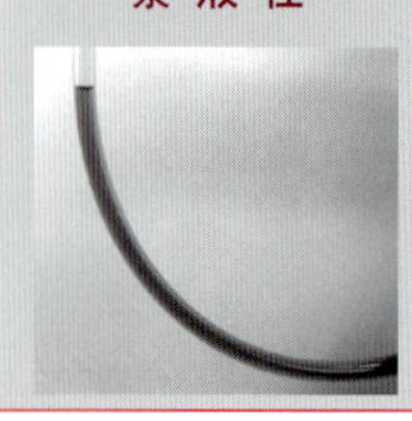	【透明感のある黄色】 ・排液にはトロミがなく，ドレーンホースを通過していく速度も速い ・ホース内側には何も残らない	

貧血傾向にある高齢患者や女性患者で，術後の出血が疑われる際には，よりていねいに観察する．臨床での具体的な出血や貧血の観察の手順を図 19 に示す．

8）採血結果を確認する

採血結果は，術後の病態把握と理学療法時に起こりうる現象を予測するために活用する．

a. 電解質（Na，K）

電解質バランスは，術後の体液量の変動に伴い変動することが多い．腎機能障害にも影響されるので併せて評価する．

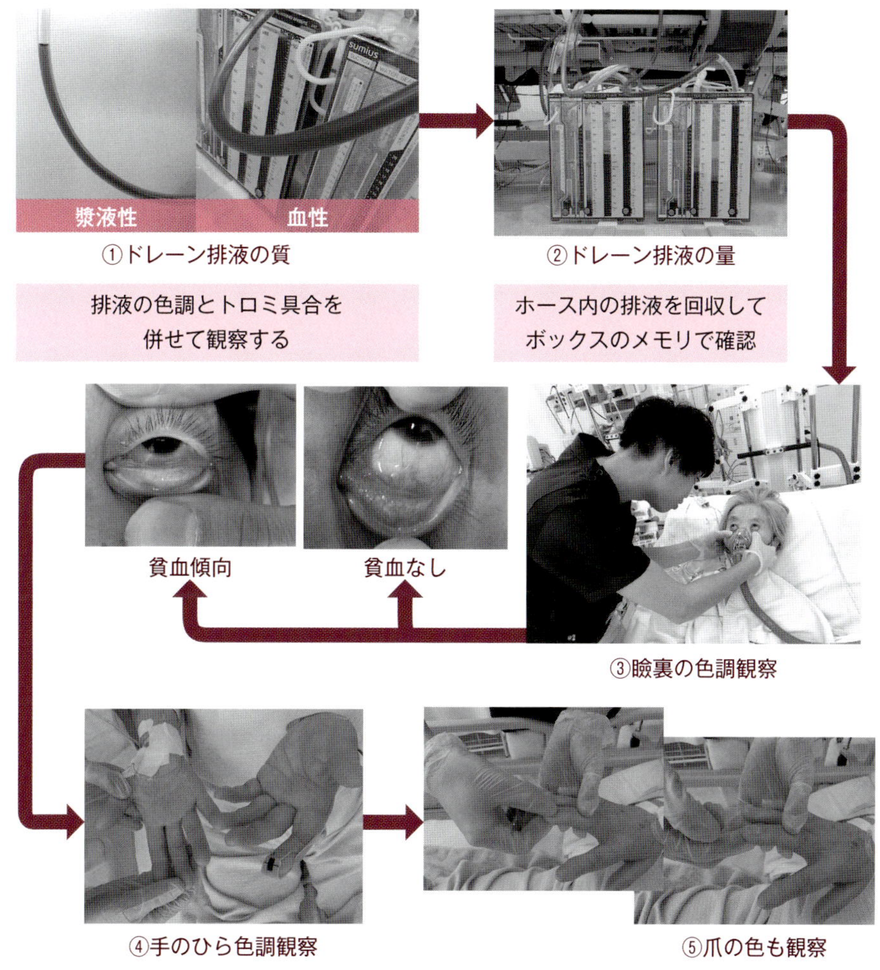

図 19　出血や貧血の観察の手順（口絵カラー②参照）
貧血になると赤い毛細血管ではなく白く薄い状態となる

(1) 低ナトリウム血症

術後早期に血清 Na 濃度が低い時，体内水分量は過剰であると考えてよい．心不全を合併している場合には低灌流所見の一つであり，倦怠感などの症状に注意する．

(2) 高カリウム血症

低心拍出量症候群（LOS：low cardiac output syndrome；乏尿を伴う低心拍出量）や組織臓器虚血に伴うアシドーシスによって助長される．高血糖によりケトアシドーシスをきたした場合にも急激な上昇を認める．極端にカリウム濃度が上昇すれば心停止をきたすように，高カリウム血症では心電図変化，不整脈に注意する．また，心室性不整脈の増加やペーシングの刺激に反応しにくくなることがある．そのためカリウム排泄を阻害する薬物（カリウム保持性利尿薬など）を服用しているかの確認も必要である．

(3) 低カリウム血症

適切なカリウム補正が行われない状態での利尿促進で生じる．術後早期に利尿薬を増量しすぎると著しい利尿と過剰なカリウム排泄となる．また，高血糖管理の目的でのインスリンの使用，アルカローシス，経鼻胃管からの多量排液でもカリウムが低下することがある．高カリウム血症と同じく不整脈に注意する．なお，これにより心房性および心室性の期外収縮が生じやすくなる．

b. 乳　酸

血液ガスにて乳酸（Lac）が増加していることは，代謝性アシドーシスに傾いていると評価する．乳酸が 3 mmol/L 以上で注意を要する．末梢血管収縮や末梢循環不全に伴う LOS が代謝性アシドーシスの原因であることが多い．進行性の代謝性アシドーシスが認められる場合に予想される影響を**表 13**[15] に示す．なお，血行動態や尿量だけでなく四肢の冷感などのフィジカルアセスメントも行う．

表 13　代謝性アシドーシスによる影響

	影　響
心血管系	・心収縮力と心拍出量の減少 ・カテコラミンの陽性変力作用の減弱（強心剤の効果が低下） ・肺血管抵抗の上昇 ・心室細動への閾値低下
呼吸器系	・呼吸困難と頻呼吸 ・呼吸筋力の低下
代　謝	・代謝需要の増加 ・インスリン抵抗性および嫌気性解糖抑制による高血糖 ・肝による乳酸処理の低下，乳酸生成の増加 ・高カリウム血症 ・蛋白異化亢進
脳機能	・意識レベルの低下と昏睡

c. 活性化凝固時間

用いられる測定機器ならびに活性化剤によって基準範囲は異なるが，標準的な活性化凝固時間（ACT：activated clotting time）は 100〜120 秒とされる．このACT の延長は出血傾向を示し，心臓外科手術中の体外循環の際に使用するヘパリンの示適量のモニタリングとして使用される．術中や術後も体外循環を使用している場合は，400 秒以下にならないように抗凝固で管理するが，通常の術直後は 150〜200 秒で管理する．ただし，術後の低体温，血液希釈，血小板減少などの影響を受けやすい．簡便な測定のため，抗トロンビン薬であるアルガトロバン水和物などの抗凝固薬のモニタリングにも応用されている．

d. ヘモグロビン

術後の貧血は，臓器虚血，主要有害心イベント（MACE：major adverse cardiac events），酸素化障害，頻脈のリスクが高まる[16]が，止血の関係から低めでコントロールすることもあるため，Hb の漸減には注意する．性差や漸減の程度も考慮されるが Hb＜9 g/dL で注意が必要である．輸血を行うかどうかは事前に確認する．また，顔色だけでなく眼瞼結膜の色調（図 19）を確認し，運動負荷の際には頻脈に注意する．

e. 白血球・C 反応性蛋白

術後の炎症により，白血球（WBC），C 反応性蛋白（CRP：C-reactive protein）は上昇する．白血球増加は感染がからんでいるため，術後の体温変化を確認する．炎症が遷延すると低アルブミン血症となる．血清アルブミン値が低い場合，水分は間質へ移動し組織の浮腫が生じる．

術後早期では異化作用が優位となり，そのため異化ストレスホルモン（カテコラミン，グルカゴンなど）が増加し，エネルギー消費が亢進する．この異化作用は，血液中のグルコースや肝臓のグリコーゲンが消費されるものの，すぐに枯渇するため脂肪や骨格筋が動員される（内因性エネルギー）．この内因性エネルギーによる代謝亢進は CRP の急激な上昇として現れ，必要なエネルギーを補給しなければ筋肉量が減少し予後に影響するとされている[17]．

f. 血　糖

糖尿病の有無にかかわらず手術へのストレス反応や外因性カテコラミンにより高血糖が生じる．術後 2 日以内は 180 mg/dL 以下が推奨される[18]．通常，スライディングスケールを用いてインスリン量を決定し，血糖コントロールを行っていく．術後の高血糖（200 mg/dL）は創部などの感染リスクが高まるので注意を要する．

9）周術期合併症を確認する

心臓血管外科手術後の起こりうる合併症を表 14[15]に示す．術後の離床プログラムが遅延する因子は，心不全の遷延・増悪，（新たな）不整脈，労作時息切れ，感

表 14　周術期合併症の症状と評価

合　併　症	症 状	評 価 ・ 状 態
心筋虚血，周術期心筋梗塞	胸痛	12 誘導心電図，CK ならびに CK-MB の上昇，CAG など
不整脈		心電図など
胸骨創感染		創の状態，胸部 CT（胸骨縫合部），CRP，WBC など
心膜炎		心膜摩擦音，12 誘導心電図など
気　胸		皮下気種，X 線，胸部 CT など
肺　炎		X 線，胸部 CT，CRP，WBC など
肺塞栓		肺血流シンチ，ヘリカル CT など
胃食道逆流		胃カメラなど
胸膜，肺の問題	息切れ	痰の貯留，気胸，肺炎，気管支攣縮，胸水の増加，肺塞栓
心臓，肺の問題	酸素化障害	急性心筋虚血・梗塞，心タンポナーデ，弁膜症や中隔欠損の再発，過剰輸液，重篤な拡張機能障害，心房性・心室性頻脈性不整脈
代謝性アシドーシス，低心拍出量症候群（LOS）		血ガス（BE，Lac 値），乏尿，心原性ショック
敗血症		培養検査，急性呼吸窮迫症候群（ARDS）の合併の有無など
無気肺，肺炎	発熱	胸部 CT，X 線など
尿路感染症		尿検査など
創部感染（縦隔炎など）		培養検査，胸部 CT など
薬物性の発熱		WBC，薬物療法の変更後の評価など
副鼻腔炎		頭部 CT など
腹腔内の病変		腹部 CT など
心内膜炎（人工弁）		経食道心エコー法など
褥　瘡		視診
深部静脈血栓症，肺塞栓		下腿浮腫・疼痛，肺血流シンチ，ヘリカル CT など
心膜切開後症候群		心膜炎の有無

CK：クレアチンキナーゼ，CK-MB：クレアチン キナーゼ -MB 分画，CAG：冠動脈造影，CRP：C 反応性蛋白，WBC：白血球，BE：過剰塩基，Lac：乳酸

染（熱発）など自覚症状を伴う場合が多い．

術後，心筋だけでなく骨格筋への侵襲があればクレアチンキナーゼ（CK：creatine kinase）の上昇を認めることは，まれではない．しかし，クレアチンキナーゼ MB 分画（CK-MB：creatine kinase MB）の上昇も認められれば心筋虚血や周術期心筋梗塞の疑いも考えられるため，直近の 12 誘導心電図も含めて確認が必要である．

術後の脳血管障害の発症リスクについても危険因子が明らかにされている（**表 15**[19]）．脳塞栓症の発症は，弁膜症疾患や大血管疾患に対する手術例で高い．また，大動脈のクランプをせず人工心肺を使用しない心拍動下冠動脈バイパス手術で脳梗塞の発症は少ないとされている[20,21]．特に頸動脈などの脳血流に影響する動脈硬化病変や糖尿病を有する場合は，平均体血圧の低下による脳血流の低下がよりきたし

表 15 術後の脳血管障害の危険因子

	因子
術前因子	・脳血管障害の既往 ・頸動脈の雑音や頸動脈狭窄所見を含む脳血管障害 ・高齢者（75 歳以上） ・糖尿病，喫煙，高血圧，末梢血管疾患，腎機能障害 ・低左心機能（左室内血栓が生じやすい） ・再手術 ・緊急手術
術中や術後の所見と症状	・上行大動脈や大動脈弓の動脈硬化と石灰化 ・左室内血栓 ・術中の心腔内操作 ・長時間の人工心肺時間 ・周術期の低血圧や心停止 ・術後の心房細動

やすいため，血圧の低下には注意が必要である．身体的には四肢の動きの左右差，バレーサインなどを確認する．

そのほか，AST（アスパラギン酸アミノトランスフェラーゼ），ALT（アラニンアミノトランスフェラーゼ），ビリルビンなどが一過性にわずかに上昇することは多く認めるが，肝血流の低下や全身の体うっ血が進行している場合には，それぞれ左心不全や右心不全の悪化が懸念され注意が必要である．なお，AST，ALT が 3 桁になった場合には，運動負荷を中止したほうがよい．肝機能障害は，凝固因子の産生能が抑制されるためプロトロンビン時間国際標準比（PT-INR：prothrombin time-international normalized ratio）の上昇などの出血傾向に注意する．特に，黄疸を認めるような肝機能障害は術後の病態も重症化しやすい．これらの合併症は，離床自体を中止する重篤なものが多く，認められた場合には医師に確認する必要がある．

10）意識障害やせん妄の有無を確認する

術後せん妄の発症因子についてのシステマティックレビュー[22]では，年齢，術前の精神状態，脳血管疾患，術前からの認知機能障害，術式，血液製剤の使用，リスペリドン（向精神薬）の投与があげられている．術後の因子としては，心房細動，人工呼吸器管理時間，酸素飽和度，腎機能障害があげられており，酸素化障害，乏尿，水分バランスなどの状況には注意が必要である．さらに，術後の意識障害（より傾眠傾向）やせん妄（より活動的）が生じることで，ICU 管理の長期化のみならず生命予後を悪化させることが報告されている．

せん妄とは，「時間または日単位で変動する認知機能の低下を伴う意識障害」である．また，「アメリカ精神医学会」で定義している精神疾患の分類と診断のマニュアルと基準（DSM-Ⅳ）では**表 16** のように定義されている．①〜④をすべて満たすものとされているが，正確な診断が困難であるため，評価ツールを用いて確認する．

意識障害やせん妄の有無は，鎮静管理の有無により評価が異なる．鎮静管理を行っている状況では RASS（Richmond agitation-sedation scale；**表 17**）[24] を使用し，また鎮静薬を中止し自発覚醒を促していく段階では JCS（Japan Coma Scale）や GCS（Glasgow Coma Scale）を使用していく．意識障害の有無に加え，CAM-ICU（confusion assessment method for the ICU；**図 20**）[25] を使用し，せん妄を評価する．理学療法介入時に注意が必要であるのは，RASS≦－3 の意識障害や，RASS>2 の興奮状態である．興奮状態に対しては追加の鎮静薬が必要であることが多い．

表 16　DSM-Ⅳによるせん妄（文献 23）より引用）

①注意を集中し，維持し，転導する能力の低下を伴う意識の障害（すなわち，環境認識における清明度の低下）
②認知の変化（記憶欠損，失見当識，言語の障害など），またはすでに先行し確定され，または進行中の認知症ではうまく説明されない知覚障害の出現
③その障害は短期間のうちに出現し（通常数時間から数日），1 日のうちで変動する傾向がある
④病歴，身体診察，臨床検査所見から，その障害が一般身体疾患の直接的な生理学的結果により引き起こされたという証拠がある

表 17　RASS（Richmond agitation-sedation scale）（文献 24）より引用）

+4	闘争的	明らかに闘争的であり，暴力的でスタッフへの危険が差し迫っている
+3	高度な不穏	チューブ，カテーテルを引っ張ったりする．またはスタッフに対して攻撃的な行動がみられる
+2	不　穏	頻繁に目的のない動きがみられる．または人工呼吸器との同調が困難である
+1	落ち着きがない	不安やおそれが存在するが，動きは攻撃的であったり活発であったりはしない
0	清明/穏やか	
−1	傾　眠	完全に清明ではないが，10 秒を超えて覚醒し，声に対して目を合わせることができる
−2	浅い鎮静	短時間（10 秒に満たない）覚醒し，声に対して目を合わせることができる
−3	中等度鎮静	声に対してなんらかの動きがある（しかし目を合わせることができない）
−4	深い鎮静	声に対して動きはみられないが，身体刺激で動きがみられる
−5	覚醒せず	声，身体刺激で反応はみられない

11）末梢循環を確認する

術後は心不全の有無にかかわらず，心ポンプ機能が低下していることで主要な臓器虚血が起こらないよう末梢血管が収縮している状態となっている．特にLOSとなりカテコラミンが各種多量投与されている状況（Forrester分類 Ⅳ群）では，血圧低下，乏尿だけでなく代謝性アシドーシス，末梢循環不全，チアノーゼが生じている．そのような場合，手足の冷感，眼瞼結膜も含む血色（チアノーゼ）を評価する．また，LOSの改善に伴い末梢循環不全の改善を認めているかを毎日評価する．Nohria-Stevensonの分類[26]における低灌流所見も併せて評価する（図21，表18）．離床が可能となったらベッド上で四肢の自動運動を行い，血管拡張を促して

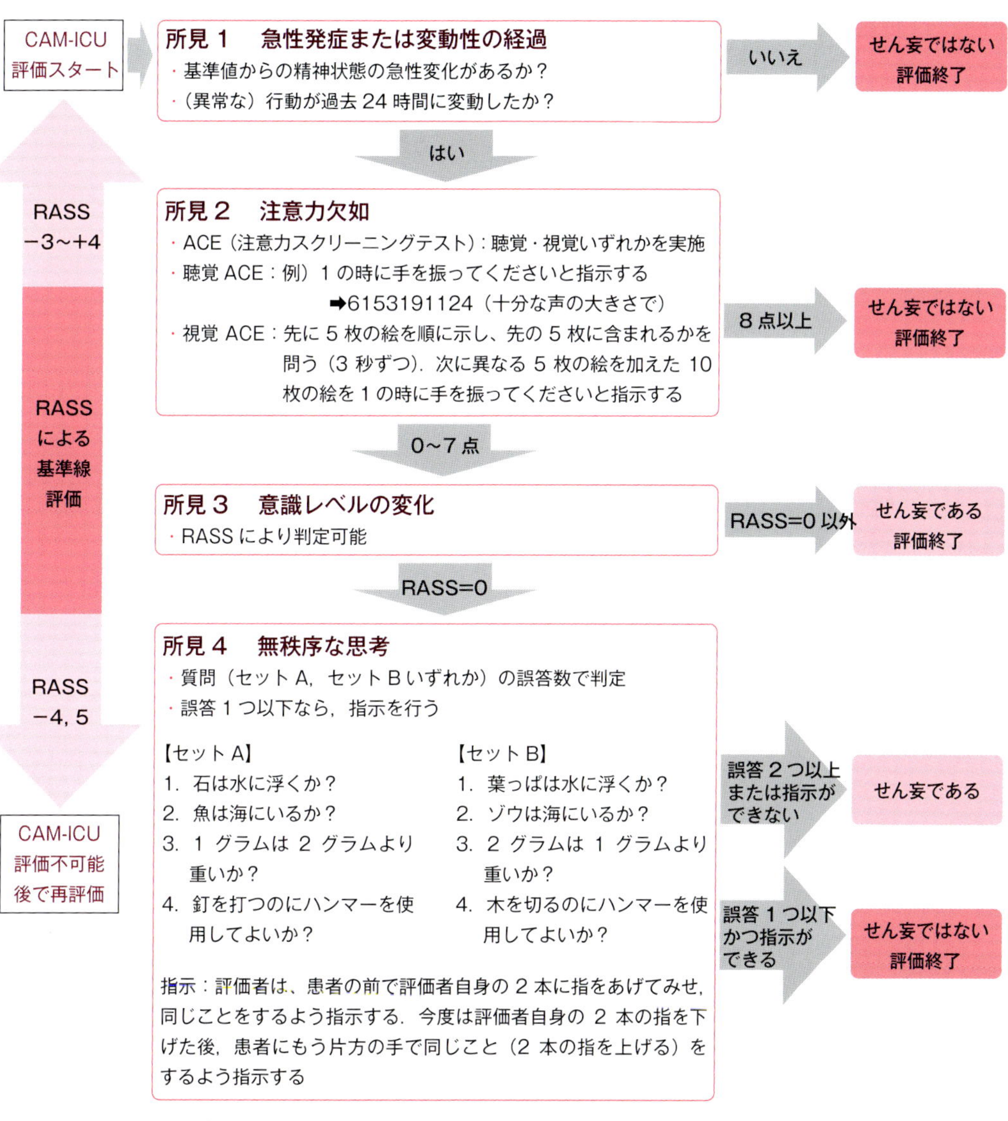

図20　CAM-ICU（confusion assessment method for the ICU）（文献25）より引用）

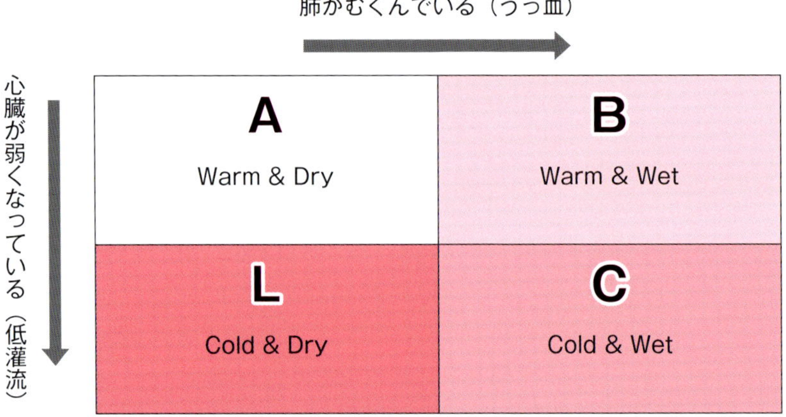

Wet（うっ血所見）	起座呼吸，頸静脈圧上昇，浮腫，腹水，肝頸静脈逆流
Cold（低灌流所見）	低い脈圧，四肢冷感，傾眠傾向，低 Na 血症，腎機能低下

図 21　Nohria-Stevenson 分類（文献 26）より引用）

表 18　Nohria-Stevenson 分類に準じた問診・フィジカルアセスメント

項　目		問診・フィジカルアセスメント（日常や前日との比較が重要）
両方の所見		□ 尿量が少なくなっているかどうか？（利尿状況）
うっ血所見	肺うっ血	□ 眠れているかどうか？（起座呼吸，寝不足による交感神経活性の亢進） □ 咳や痰が増えてないか？（肺うっ血，感冒症状） □ 労作時息切れが強くないかどうか？〔肺毛細血管楔入圧（PCWP）の上昇〕
	体うっ血	□ 食欲が落ちていないかどうか？（腸管浮腫，栄養状態） □ 手足のむくみが悪化してないかどうか？（浮腫） □ 同姿勢で頸静脈が怒張していないか？（頸静脈圧上昇） □ 腹部が張っていないか？（腹水，肝うっ血）
低灌流所見		□ 手足が冷たくないか？（低灌流所見） □ めまいがしないか？（低灌流所見，低血圧） □ 全身の倦怠感がないかどうか？（低 Na 血症） □ 動悸がしないかどうか？（交感神経活性の亢進，貧血，不整脈）

いく（図 22）．血管拡張を促すことで後負荷を軽減し，離床時の心負荷軽減を図ることができる．

12）粗大筋力を評価する

ICU-AW とは，ICU 入室後に発症する急性の左右対称性の四肢筋力低下を呈する症候群である．ICU に入室するような重症疾患に関連して生じる骨格筋機能障害の総称で，重症敗血症や多臓器不全と関連する[27]．心臓血管外科手術後は，炎症性サイトカインの産生により早期に異化作用が亢進し，全身性の筋力低下および骨

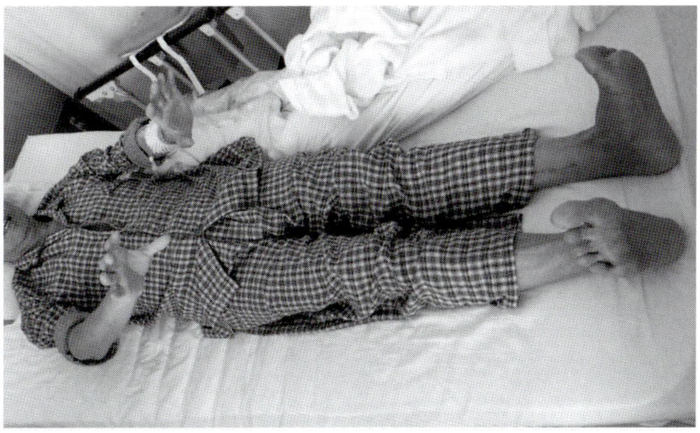

図 22 四肢の関節自動運動

手指の屈伸，足関節の底背屈を行うことで末梢循環の改善による心負荷軽減を図る

格筋量の低下をきたすとされている[28,29]．臓器不全の数が増えるほど筋が消耗しやすく，筋力低下が進行するといわれている．そのため術後の合併症も併せて評価が必要である．また，術後の安静期間の長期化によりインスリン抵抗性が生じるため，血糖コントロールの評価も行う．以下の5項目のうち，①，②，⑤は必須で，③または④のいずれかを認めれば，ICU-AW と診断される[30]．

①筋力低下は重症疾患後に発症．

②筋力低下は全身（近位筋と遠位筋の両方），左右対称，弛緩性で，脳神経は正常（顔のゆがみはない）．

③ MRC score（medical research council sum score）で評価した筋力の合計点（両側の肩関節外転，肘関節屈曲，手関節伸展，股関節屈曲，膝関節伸展，足関節背屈を MRC でそれぞれ評価，60 点満点）が 48 点未満（平均が 4 未満）で，24 時間超の間隔をあけて 2 回以上評価．

④人工呼吸器管理．

⑤筋力低下の原因として，重症疾患に関連しない疾患が除外．

MRC score は，左右 12 筋を MMT score 0～5 で評価し，合計スコア（0～60 点）を算出する方法である．MRC score＜48 点，または測定可能な筋の平均＜4 点で ICU-AW の診断となり，生命予後や ICU 入室期間，在院期間，人工呼吸器装着期間，長期的な機能予後とも関連する指標である[31,32]．

近年，ICU-AW の対策として電気刺激療法が注目されている．術後早期の電気刺激療法は異化作用の亢進を抑制する効果が報告されており[33]，ICU-AW の予防や進行防止を目的に選択される可能性が示唆されている．ただし，その効果に関しては否定的なものも多くエビデンスは不十分であるが，神経筋電気刺激により MRC score の低下を防いだ報告もあり[34]，今後の治療選択肢として検討が必要とされている．

13）関節可動域を評価する

離床の際，関節可動域制限があると良肢位をとることが難しいため評価が必要である．人工呼吸器管理中のポジショニング（前傾側臥位，場合によっては腹臥位）の際は，肩関節の可動域制限が阻害因子となりうる．良肢位をとれないことは，疼痛，息こらえなど患者に過度な負担を強いることとなり心負荷の増大が懸念される．特に体幹〜股関節・膝関節の屈曲可動域制限があると，ヘッドアップによるファーラーから座位（40〜90°）で両膝立ちを維持できないことや，端座位では体幹の後傾により姿勢保持が難しくなる．これらを解消するため，カーディアックポジション（図23）をとることも検討する必要がある．また，クッションなどを用いて良肢位となるよう工夫するとよい．そのほか，足関節の背屈可動域制限は立位の際に後方重心となりやすいため離床の前に自動から他動運動を行うとよい．ICUでは各種ラインやチューブに注意しながら関節可動域を評価する．

14）痛みを評価する

意識障害やせん妄の有無により評価法が異なる．自己申告が可能な場合は，NRS（numeric rating scale）やVAS（visual analog scale）を用いて行う（図24）．

逆に疼痛の自己申告は不能であるが，運動機能が障害されておらず行動が観察可能である患者であれば，BPS（behavioral pain scale）やCPOT（critical-care pain observation tool）が最も妥当かつ信頼性のある行動学的疼痛スケールである（表19，20）[35,36]．疼痛の程度に応じて医師や看護師と相談し，離床前に鎮痛薬の投与を検討してもらう．

15）病状の理解を確認する

意識障害，せん妄あるいは強い疼痛の有無を確認し，ある程度会話することがで

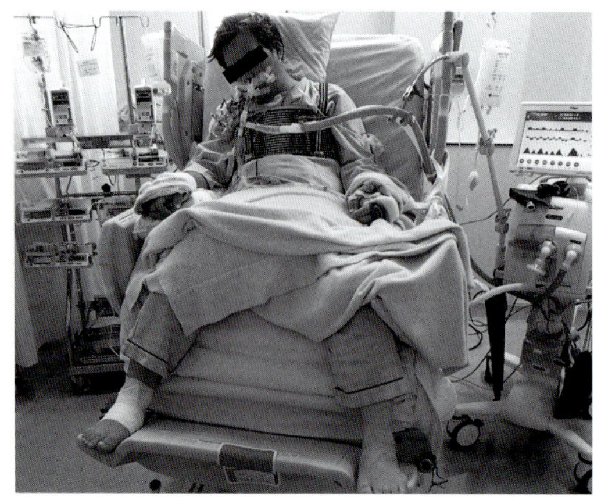

図23　カーディアックポジション

きる場合に病状を問診していく（表 18）．睡眠不足により交感神経活性が亢進するので，睡眠状況の確認や食事が開始されていれば食事量と食欲の程度を確認していく．

術後早期に介入する際には，なぜ体を起こしていくとよいのか，呼吸はどのように行うほうがよいのか，理由を説明しながら介入することで患者に安心感を与えることができる．例えば，手足が冷たく血色がよくないことを実際に患者に触らせてみせてから手足の運動を促す．また，呼吸困難感の聴取と頻呼吸の有無を評価する際，血行動態に問題なければヘッドアップから端座位で行う．その時，基本的に上部胸式呼吸となっていることが多い．また，肺尖の肺胞が開きやすいことから上部胸郭による頻呼吸になっていることもあるので安易に深呼吸を促すことは，かえって呼吸苦を助長することもある．頻呼吸となっていないことを確認し，血流の多い下部胸郭に手を当てて患者に意識させながら深呼吸を促していく〔アクティブサイクル呼吸法（ACBT：active cycle of breathing techniques；図 25）〕．そして，離床時には胸骨正中切開創へ負担をかけないように上肢で胸郭を抑えたり，バスト

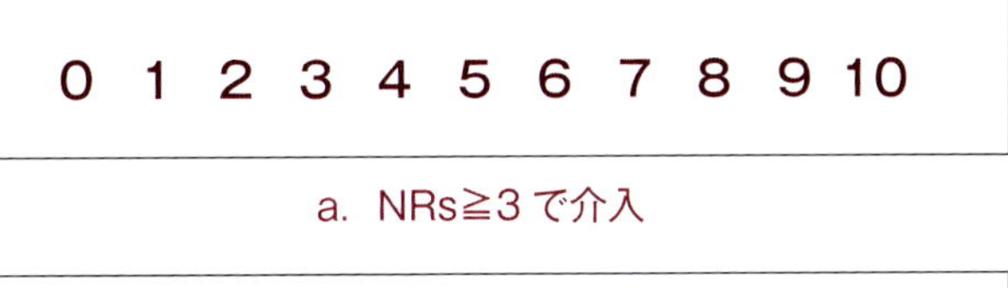

a. NRs≧3 で介入

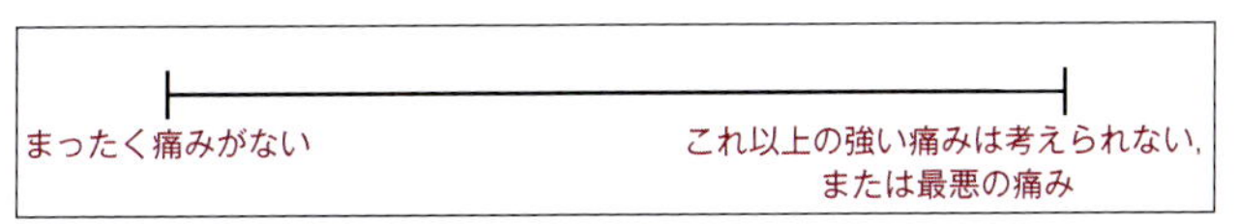

b. VAS 10 cm（≧3 cm で介入）

図 24　NRS（numeric rating scale）や VAS（visual analog scale）

表 19　日本語版 BPS（behavioral pain scale；≧5 で介入）（文献 35）より引用）

項目	説明	スコア
表情	・穏やか	1
	・一部硬い（例えば，まゆが下がっている）	2
	・まったく硬い（例えば，まぶたが閉じている）	3
	・しかめ面	4
上肢	・まったく動かない	1
	・一部曲げている	2
	・指を曲げて完全に曲げている	3
	・ずっと引っ込めている	4
呼吸器との同調性	・同調している	1
	・ときに咳嗽，大部分は呼吸器に同調している	2
	・呼吸器とファイティング	3
	・呼吸器の調整がきかない	4

表 20　日本語版 CPOT（critical-care pain observation tool；≧2 で介入）（文献 36）より引用）

指　標	説　明	得点
表　情	・筋の緊張がまったくない（リラックスした状態）	0
	・しかめ面，眉が下がる．眼球の固定，まぶたや口角の筋肉が萎縮する（緊張状態）	1
	・上記の顔の動きと眼をぎゅっとするに加え固く閉じる（顔をゆがめている状態）	2
身体運動	・まったく動かない（必ずしも無痛を意味していない；動きの欠如）	0
	・緩慢かつ慎重な運動，疼痛部位を触ったりさすったりする動作，体動時に注意を払う（保護）	1
	・チューブを引っ張る，起き上がろうとする，手足を動かす/ばたつく，指示に従わない，医療スタッフをたたく，ベッドから出ようとする	2
筋緊張（上肢の他動的屈曲と伸展による評価）	・他動運動に対する抵抗がない（リラックスした状態）	0
	・他動運動に対する抵抗がある（緊張状態，硬直状態）	1
	・他動運動に対する強い抵抗があり，最後まで行うことができない（極度の緊張状態あるいは硬直状態）	2
人工呼吸器の順応性（挿管患者）または発声（抜管された患者）	・アラームの作動がなく，人工呼吸器と同調した状態（人工呼吸器または運動に許容している）	0
	・アラームが自然に止まる（咳き込むが許容している）	1
	・非同調性：人工呼吸の妨げ，頻回にアラームが作動する（人工呼吸器に抵抗している）	2
	・普通の調子で話すか，無音	0
	・ため息，うめき声	1
	・泣き叫ぶ，すすり泣く	2

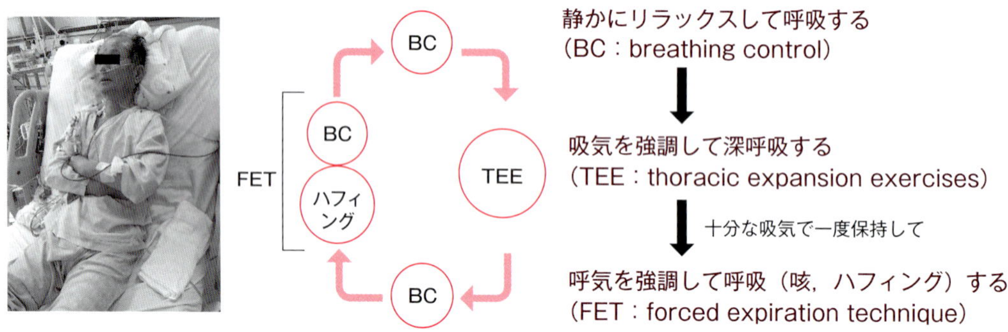

図 25　アクティブサイクル呼吸法（ACBT）

バンドをつかんだりしながら寝返りから起き上がりまでの離床方法を指導する（図 26）．

16）重力に対する心血管反応を確認する

臥位の状況は，背側の抗重力筋の活動を低下させるため，安静臥位時間が長期化すればするほど，離床時に抗重力筋の機能低下をきたす．そのため抗重力筋の機能低下を予防するための離床を早期から行う．しかし，端座位および起立時には下肢

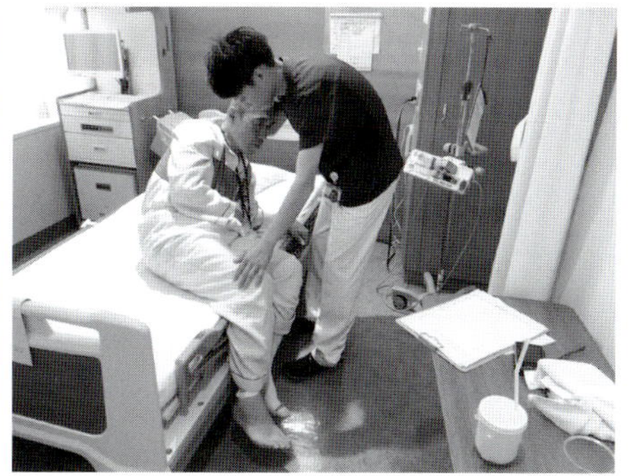

a. 右腕でしっかりと胸骨を保護するよう指示し寝返りさせる

b. 左肘から左手をベッドにつきながら起き上がるように介助して指導する

図 26　起き上がり指導

表 21　起立性低血圧の定義

背臥位または座位から立位への体位変換に伴い，以下の３点が認められた際に診断される ①起立３分以内に収縮期血圧が 20 mmHg 以上低下 ②または，収縮期血圧の絶対値が 90 mmHg 未満に低下 ③あるいは拡張期血圧の 10 mmHg 以上の低下

が下垂するため下肢末梢に血流が増加するようになり，起立性低血圧が生じることがある．離床時にめまい，心拍数の上昇を認めた場合には，一度休憩をし，血圧測定を行う．起立性低血圧の定義を**表 21** に示す．原因として，①純型自律神経失調症などの原発性自律神経障害，②糖尿病などから併発した続発性自律神経障害，③血管拡張薬や向精神薬からの薬剤性，④出血などによる循環血液量の減少があげられている[37)]．循環血液量の減少は出血だけでなく，嘔吐・下痢などによる脱水で生じることもある．よって，多職種からの事前情報や手背の皮膚をつまんで元に戻る時間がいつもより遅くないか（皮膚のツルゴール）などを評価し，脱水所見を確認する必要がある．もし，起立性血圧低下が生じた場合は，すぐに臥位に戻すことなく血圧を確認しつつ足関節の底背屈運動で改善する余地があるのかを確認するとよい．

17）運動に対する心血管反応を確認する

重力に対する心血管反応で異常がなければ歩行へ進めていく．歩行は段階的に進めていくが，運動中に異常な心血管反応がなければステップアップを早めていく．運動時の異常な心血管反応を**表 22** に示す．症状や生じている現象と客観的な指標を照らし合わせて評価するよう心がける．息切れについては，頻呼吸により会話ができない状況まで運動負荷をかけないようにする．

表 22　運動負荷中の異常な心血管反応

項　目	状　　態
症　状	胸痛，呼吸困難（RPE＞17），動悸，めまい，ふらつき，全身疲労，下肢疼痛（跛行）
兆　候	チアノーゼ，顔面蒼白，冷汗，運動失調，異常な心悸亢進，頚静脈の拍動
血　圧	収縮期血圧 30 mmHg 以上の上昇または 20 mmHg 以上の低下
心電図	心拍数 120 回/分以上または 40 回/分以上の増加，虚血性 ST-T 変化（1 mm 以上の低下，著明な上昇），調律異常（著明な頻脈ないし徐脈，心房細動，R on T 心室期外収縮，心室性頻拍など），Ⅱ～Ⅲ度の房室ブロック
呼　吸	SpO_2 91%未満，呼吸数 30 回以上

RPE：自覚的運動強度，SpO_2：経皮的動脈血酸素飽和度

表 23　運動負荷ステップアップの基準

①胸痛，強い息切れ，強い倦怠感（Borg　scale＞13；ややきつい），めまい，ふらつき，下肢痛がない
②他覚的にチアノーゼ，顔面蒼白，冷汗が認められない
③頻呼吸（30 回/分以上）を認めない
④運動による不整脈の増加や心房細動へのリズム変化がない
⑤運動による虚血性心電図に変化がない
⑥運動による過度の血圧変化がない
⑦運動で心拍数が 30 拍/分以上増加しない
⑧運動により経皮的動脈血酸素飽和度（SpO_2）が 90%以下に低下しない

また，術前より肺高血圧や三尖弁閉鎖不全症のため右心不全を呈している場合には，体重増加を含む体うっ血所見を確認する．さらに安静時の頸静脈怒張だけでなく，運動時に頸静脈怒張や拍動が出現するかどうかも確認する．

18）セッション終了にあたって確認すること

運動負荷中の判定基準（ステップアップ基準；表 23）だけでなく負荷後の状態も重要である．血圧，脈拍，心電図の評価はもちろんのこと，運動負荷開始時には酸素負債があるため負荷終了後も息切れが遷延することもある．したがって，負荷終了後の息切れ感の回復時間も Borg scale などを用いて聴取する．

運動負荷終了後，臥床している状況に戻すのではなく，術後の酸素化障害の改善を目的にヘッドアップ座位や端座位時間を増やすことが望ましい．術後 1～3 日は 1 日に 3～4 回の介入が推奨されている[38]．医師の処置や看護師のケア計画のスケジュールを考慮しながら，運動負荷終了後は座位の状態でよいのか，看護師に協力してもらうリハビリテーションは何かについて相談しつつ連携していくことが重要である．　また，各種ルート類，チューブの状況を確認し，患者の動きで引っ張られないように環境設定も怠らないようにする．自力で起き上がれない場合にはナー

スコールの場所にも配慮する.

19）術式別特徴について

a. 冠動脈バイパス術（CABG：coronary artery bypass graft surgery）

心筋梗塞に対する緊急手術後は，血行動態が不安定かつ気絶心筋を有するため大動脈バルーンパンピング（IABP：intra-aortic balloon pumping）などの機械的補助により冠灌流を改善させる．重症度にもよるが機械的補助はしばらく必要となる．特に低心収縮能を呈する場合，心室性の不整脈が発生しやすい．抗不整脈薬の投与の有無を確認する．

良好な心機能（収縮能）を有する場合，強心薬よりも高血圧に対する血管拡張薬を必要とすることが多い．血管拡張薬によっては，静脈血管拡張作用のために前負荷や心拍出量の低下に伴う頻脈が生じることもある．そのような場合，高血圧と頻脈に有効であるβ遮断薬を早期に投与することが多い．また，β遮断薬やアミオダロン塩酸塩の予防投与を行うことで心房細動や粗動の発生率を下げるという報告がある[39]．

GABGグラフト採取部を確認する．大伏在静脈（SVG：saphenous vein graft）の採取側は浮腫が遷延しやすく，体うっ血の両下腿浮腫とは病態が異なる．また，創部周囲にピリピリとした神経症状を訴えることもあるため，糖尿病性末梢神経障害との鑑別も必要となる．

体外循環を使用しない冠動脈バイパス手術（OPCAB：off-pump CABG）では，上行大動脈へのクランプが原因となる脳血管障害がなく，人工心肺使用に伴う白血球など炎症惹起物質の活性化による全身臓器の炎症反応がないこと，また血球細胞の破壊や消費，免疫能の低下などが抑えられ，周術期合併症の頻度が少なく，ICU在室期間や在院日数の短縮につながる．そのため一般的にはCABGと比較して，人工呼吸期間，ICUおよび入院期間が有意に短く，ADLの再獲得も速やかである[40]．

b. 弁置換術・弁形成術

弁置換術（生体弁）および弁形成術では，ワルファリンカリウムの服用が一時的（約3カ月間）にある．ただし，弁置換術（機械弁）ではワルファリンカリウムを一生服用しなければならないため，内服のコンプライアンスが重要である．PT-INRを確認しワルファリンカリウムのコントロールが十分であるか（一般的に2.0～3.0）を確認する．十分ではない場合には脱水に注意し，適度な水分補給をしながら運動療法を行う．

弁形成術（特に僧帽弁形成術）は，弁尖切除縫合部の裂開や人工腱索の断裂など修復部の損傷を防ぐために，血圧上昇を伴う過度の運動は禁忌とされる．しかし，収縮期血圧を120 mmHg以下に管理し，運動による血圧の過度の上昇に注意すれば，術後急性期でも有酸素運動を中心とした監視型運動療法は可能である．したがって，術後の管理は術前の弁膜症により異なる．

（1）僧帽弁狭窄症

僧帽弁狭窄症（MS：mitral stenosis）は，左房径の拡大により術前から併存しているだけでなく術後の心房細動，粗動の新規発生が多い．術前から左房圧が高値であれば右心不全や肺高血圧を呈することもある．

（2）僧帽弁逆流症

僧帽弁逆流症（MR：mitral regurgitation）は，僧帽弁逆流により左室径が拡大していることが多い．実際には壁ではなく左室内腔が拡大しているため，術後は除水を積極的に行う．また，術前は心臓が収縮すると大動脈側だけでなく左房側にも逆流するので心臓自体は抵抗なく収縮しやすくなっている．また，MR がある場合の左室駆出率（LVEF：left ventricular ejection fraction）は，過大評価していることに注意する．そのため，術後の心エコー検査で LVEF が術前より低下することがある．これは逆流がなくなることにより，本来の収縮機能が評価されただけであり，心機能が低下したわけではないと解釈する．

（3）大動脈弁狭窄症（AS：aortic stenosis）

以前は二尖弁などの先天性要因が多かったが，近年は弁の石灰化など加齢変化に伴う要因が増加しており高齢者が多い．また，大動脈弁狭窄により左室心筋が強く血液を押し出そうとする．そのため，左室心筋が徐々に肥大するようになる（心筋が厚くなる）．心筋が厚くなると心臓が拡張しづらくなるため，拡張障害の評価も必要である．左室が拡張しづらいことで左房がより代償的に収縮することや心拍出量を心拍数の増加で代償するようになる．つまり，拡張不全患者が心房細動になることは左房が機能不全となるため容易に心不全をきたすので注意が必要である．さらに頻脈になりやすいことも念頭におく必要がある（図 27）．術後の管理として

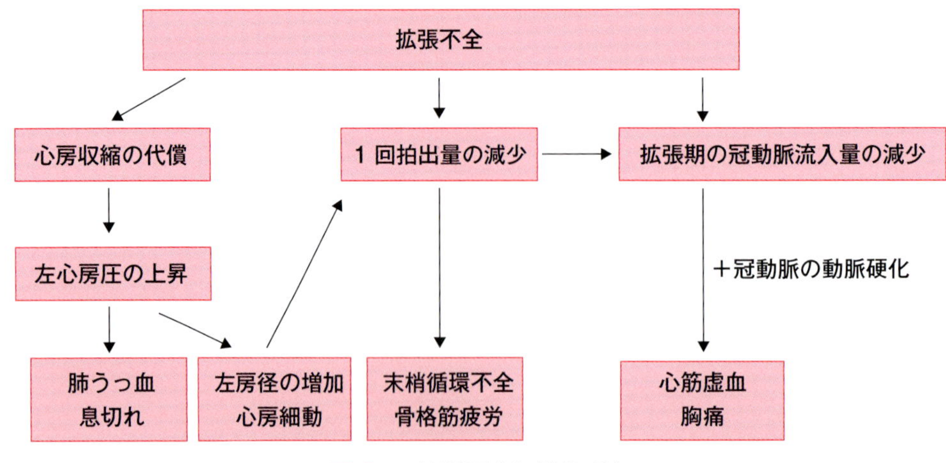

図 27　拡張不全に伴う現象

は左室内腔が狭いため MR と違い，除水は緩やかに行うことが多い．

(4) 大動脈弁逆流症（AR：aortic regurgitation）

補助人工心臓装着患者では，左室から脱血管に大部分の血流が流れ，大動脈弁側には血流が少なくなるため，大動脈弁が動かない状況をつくってしまう．特に自己心収縮機能が少ない場合に大動脈弁側への血流低下が生じ，周囲に血栓をつくりやすくなってしまうため，重度の場合には再手術を行うこともある．

(5) 三尖弁逆流症（TR：tricuspid regurgitation）

単独で有するよりも左心側の弁膜症に付随して生じることが多いため，追加で弁形成術を行うことがある．また，術前から右心不全を呈していることが多く，術後は肺血管抵抗を下げるように管理する．右心不全によるうっ血は，体うっ血で胸水，頸静脈の怒張，腸管浮腫，下腿浮腫が出現する．心臓超音波検査における三尖弁収縮期圧較差（TRPG：tricuspid regurgitation pressure gradient）は肺動脈圧を推定する．基準値は 15～25 mmHg であり，肺高血圧や三尖弁閉鎖不全症などで高値を示す．その際は，安静時の頸静脈怒張だけでなく，運動時の頸静脈怒張や拍動が出現するかどうかも確認する．

c．大血管置換術

大血管手術（人工血管置換術）後の離床プログラムは，残存解離の有無や手術部位により分かれている（表 24）．術後の CT 再検査で人工血管のリークや残存瘤の拡大がないことを確認してから運動療法を導入することが多い．また，緊急手術例で少なくない合併症として，重篤な障害を呈する脳梗塞，脊髄梗塞がある．さらに，術後は再灌流障害（腸管，下肢など）を認めることがあり，特に下肢の再灌流障害に関しては骨格筋の運動麻痺（完全または不全）が生じるため，下肢の筋群ごとに障害の程度や回復の程度を筋力で評価することが必要となる．

表 24 大血管術後のプログラム進行基準例

ステージ	離床段階	残存解離なし SBP≦160 mmHg	残存解離あり SBP≦140 mmHg	胸部下行大動脈瘤 SBP≦140 mmHg
Ⅰ	端座位	1 病後日から	7 病後日まで	3 病後日まで
Ⅱ	起立，椅座位	2 病後日から	14 病後日まで	3 病後日から
Ⅲ	2 分間歩行（100 m）	3 病後日から	14 病後日から残存偽腔血栓化を評価しながら	5 病後日から酸素化を評価しながら
Ⅳ	2 分間歩行×3 回	4 病後日から		
Ⅴ	6 分間歩行（300 m）	5 病後日から		
Ⅵ	運動療法	6 病後日から	21 病後日から	10 病後日から
Ⅶ		7 病後日から		

SBP：収縮期血圧

3 補助循環管理下の理学療法

代表的な補助循環装置には，大動脈バルーンパンピング（IABP），経皮的心肺補助装置（PCPS），心室補助循環装置（VAS：ventricular assist system）がある．これまでVASを除いた補助循環装置装着症例への理学療法の報告はない．心臓血管外科手術の最中や術後に補助循環装置を使用しているということは，血管作動薬や強心薬を投与してもなお，全身に必要な心拍出量を十分に保てない重篤な状態であり（図28），早期リハビリテーションよりも生命を維持するための治療が優先される．この項では，各補助循環装置について知っておくべき基礎知識と補助循環管理下における理学療法のリスクと実際について説明する．

1）理学療法士として知るべき補助循環装置の知識

a. 大動脈バルーンパンピングの仕組みと効果

大腿動脈より挿入され下行大動脈内に留置したバルーンが，心拍動に同期して拡張と収縮を繰り返すことで心拍出量の10～20％を補助するシステムである．具体的には，ダイアストリック・オーグメンテーション効果（バルーンを心臓の拡張期に拡張させて，大動脈拡張期圧を上昇させ，冠血流および心筋酸素供給を増加させる）とシストリック・アンローディング効果（心収縮期直前にバルーンを収縮させ，大動脈拡張末期圧と大動脈収縮期圧を低下させる）によって，一回拍出量の増加と後負荷の軽減により心筋酸素消費量を軽減させる（図29）．降圧薬や強心薬などは末梢血管の収縮によって血圧の上昇は期待できても，心筋酸素消費量を増加させ，腎臓・肝臓・脳など他の主要な臓器への血流量を減少させる懸念があるのに対して，IABPは末梢血管を収縮させずに拡張期圧を上昇させることで心筋酸素消費量を軽

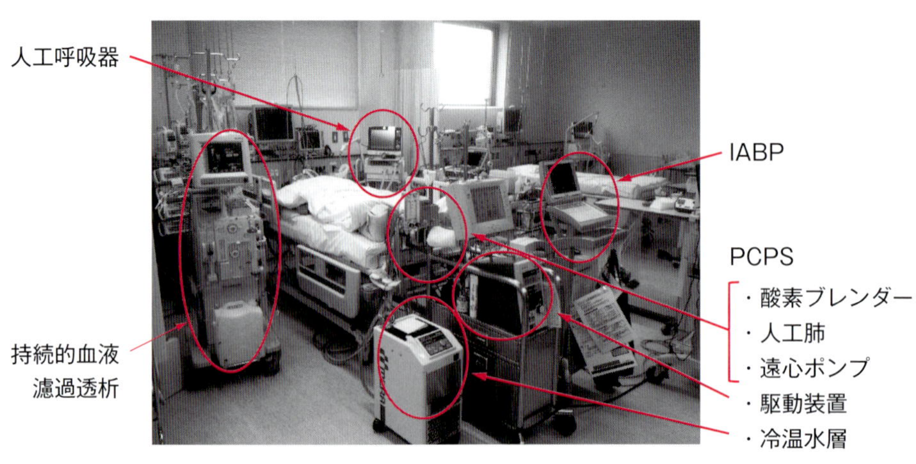

図28 補助循環装置による循環管理の1例

IABP：大動脈バルーンパンピング，PCPS：経皮的心肺補助装置

減させつつ，心拍出量の増加と冠血流量を改善させる優れた効果がある．

b. 経皮的心肺補助装置の仕組みと効果

PCPS は大腿動脈アプローチが一般的で，大腿静脈に挿入したカテーテルによって脱血し，人工肺によって酸素化した血液を大腿動脈へ送血するシステムである（図 30）．つまり，心拍出量の増加によって心不全と心不全によってもたらされる呼吸不全を改善させることが目的である．流量補助により心拍出量の 50〜70％と IABP の約 3〜5 倍の補助能力がある．しかし，PCPS は以下の理由から単独では使用されない．

①自己心拍出量が低下し左室の駆出がない場合には PCPS のみの補助では脈圧はない．脈圧がないと末梢循環不全を生じ，アシドーシスの進行を助長するために IABP の併用が必要になる．

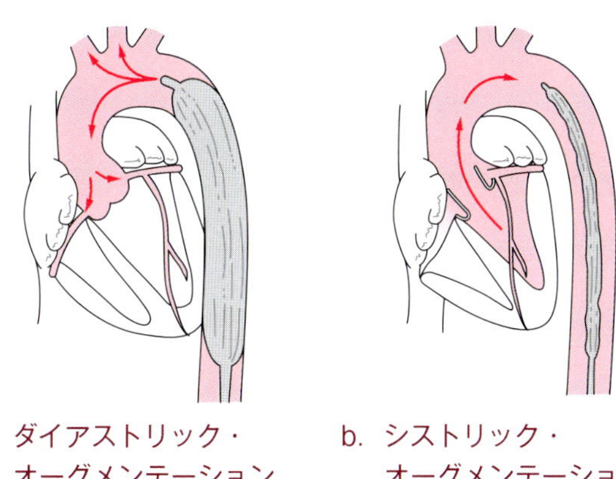

図 29　大動脈バルーンパンピング（IABP）のメカニズム

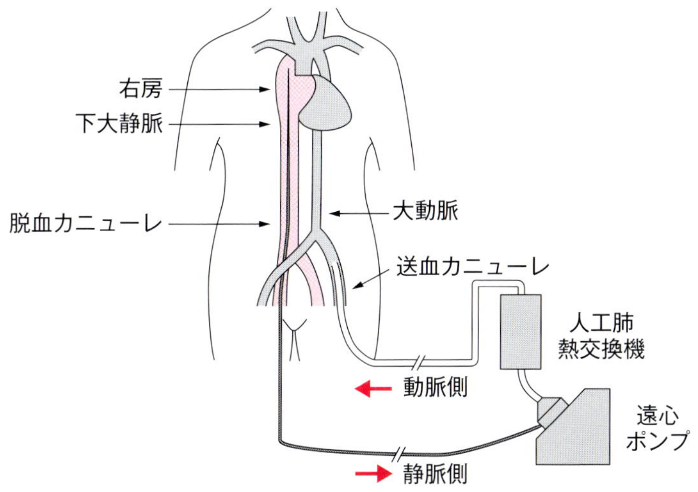

図 30　経皮的心肺補助装置（PCPS）

② PCPSは送血管が大動脈から挿入されているため，心臓に向かって逆行性の血流が生じ，それにより後負荷は増加するためIABPの併用が必要になる．
③ PCPSは体循環を補助するが，冠循環を補助しないためIABPの併用が必要になる．

2）理学療法介入時期を見極める補助循環管理下の評価と理学療法

a．循環動態の評価（心不全は改善傾向か？）

補助循環装置が装着されていれば，Forrester分類のsubset Ⅳ（最重症）で積極的な理学療法は行われない．subset Ⅳの中でもICU入室から現在までの循環動態の推移（改善傾向にあるか）や，治療内容を確認することにより，理学療法の介入時期とその内容を判断することができる．Swan-Ganzカテーテルにより求められる各指標は循環動態をリアルタイムにモニタリングできるため，理学療法介入を見極めるための重要な指標となる（表25）．また，補助循環装置の循環補助力の設定（表26）は補助循環装置からのウィーニング（weaning）や離脱など，循環動態の安定化を表す指標となりうるため，補助循環装置の設定状況を確認すること

表25　循環動態を評価する指標

循環動態指標	基準値	関連因子	
		高　値	低　値
心拍出量 (CO：cardiac utput)	4～8 L/min	・心筋収縮力低下 ・循環血液量の低下	・後負荷上昇
心係数 (CI：cardiac index)	2.5～4.2 L/min/m^2	体表面積あたりのCO	
混合静脈血酸素飽和度 (SvO_2：mixed venous oxygen saturation)	75%前後		・動脈血酸素飽和度の低下 ・酸素消費量の増加 ・ヘモグロビン濃度の低下 ・心拍出量の低下 ・発熱，貧血
肺動脈楔入圧 (PCWP: pulmonary capillary wedge pressure)	6～12 mmHg	・左心不全 ・肺うっ血	・循環血液量の減少
中心静脈圧 (CVP：centeral venous pressure)	2～8 mmHg	・右心不全 ・輸液過多	・循環血液量の減少
肺血管抵抗 (PVR：pulmonary venous pressure)	<250 dyne-sec/m^5	・肺血管の収縮 ・肺血管内壁の肥厚 ・肺血管の狭窄	・肺血管の拡張
体血管抵抗 (SVR：systemic vascular resistance)	800～1200 dyne-sec/m^5	・末梢血管収縮 ・血管弾性低下 ・血液粘性低下	・末梢血管拡張 ・血管弾性増加 ・血液粘性増加

表 26　補助循環装置の循環補助力の設定

大動脈バルーンパンピング（IABP）	
項　目	設　定
トリガーモード	心電図・動脈圧・ペーシング・インターナル
アシスト比	1:1・1:2・1:3
経皮的心肺補助（PCPS）	
項　目	設　定
ポンプ回転数	遠心ポンプの回転数（R.P.M）
ポンプ流量	設定回転数に対する実際の流量（mL/min）
酸素濃度	人工心肺での酸素濃度（FIO_2）

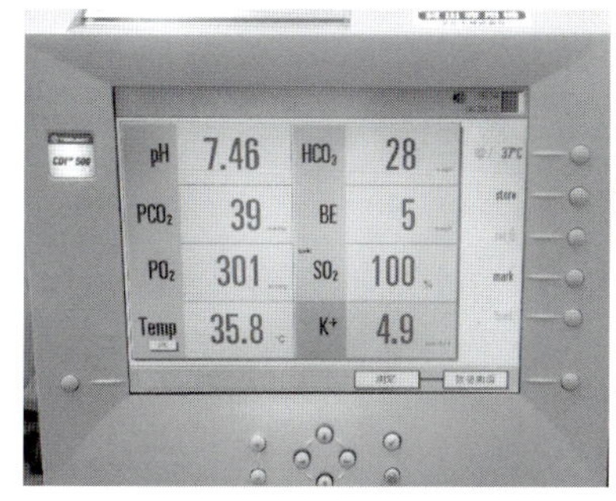

a. 血液ガス表示パネル

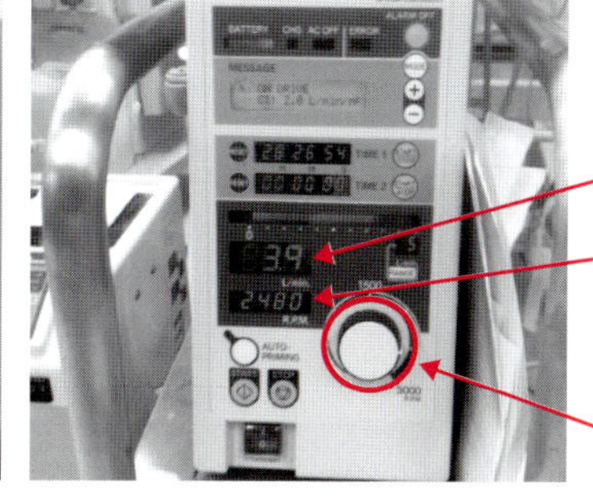

b. 操作パネル

図 31　経皮的心肺補助装置（PCPS）からの駆出直後の血液ガス表示パネル（a），PCPS の操作パネル（b）

も重要である（図 31）．

b. 意識レベル・中枢神経・精神機能の評価

補助循環装置装着下は，ともに循環動態の変動や体動による管理困難を避ける目的に鎮痛および鎮静がなされる．しかし，現在は脳血管障害など合併症の発見の遅れやせん妄，不穏発症のリスクなどから，必要以上の深い鎮静は行わない傾向にある．早期から意識レベルや中枢神経に関する評価を行うことにより，脳血管障害の合併や脳低灌流による低酸素脳症の確認ができる．

補助循環中は身体を自由に動かすことができないため，通常よりもストレスが多い．そのため理学療法実施にあたっては，患者の苦痛除去や睡眠の確保，サーカーディアンリズム（日内変動）にも配慮する必要がある．

c. 呼吸理学療法

補助循環装置装着下にある場合，カニューレの閉塞や屈曲による送脱血不良や，IABP のバルーン収縮拡張不良を防ぐために，体位変換は制限されることが多い．そのため補助循環装置装着下では，原則，呼吸理学療法は行われない．しかし，体位変換に伴うリスクよりも体位ドレナージによる効果が期待できる場合は，多職種

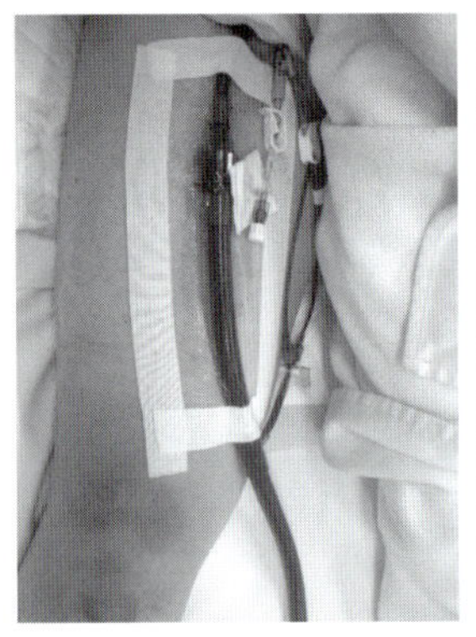

a. 送血管

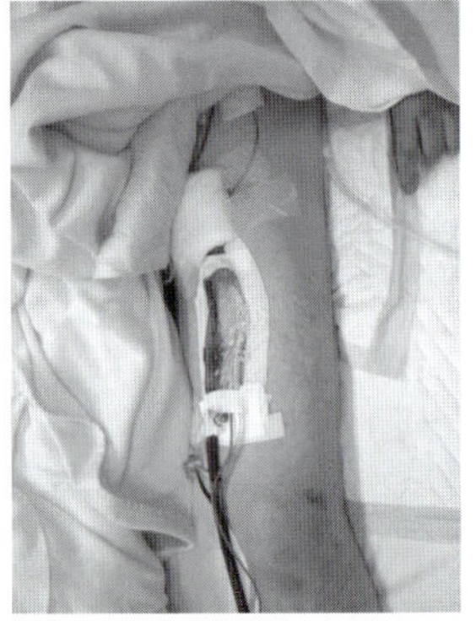

b. 脱血管とIABP

図32 経皮的心肺補助装置（PCPS）の送血管（a）およびPCPSの脱血管と大動脈バルーンパンピング（IABP：b）

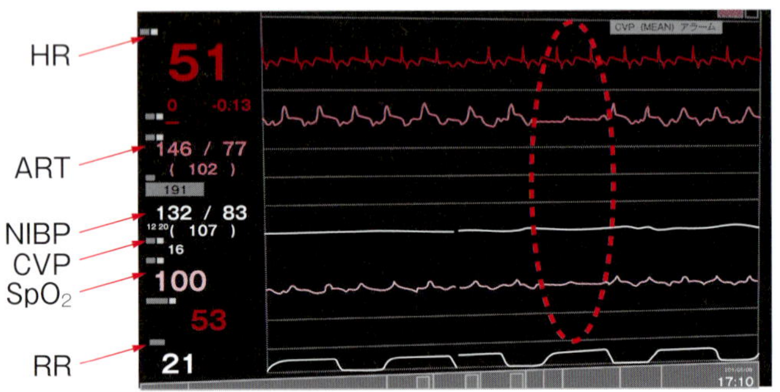

図33 理学療法中に大動脈バルーンパンピング（IABP）カニューレを圧迫してしまったことによる補助不全

心電図波形はあるが，観血的動脈圧の波形と経皮的酸素飽和度の脈波が消失している．HR：心拍数，ART：観血的動脈血圧，NIBP：非観血的動脈血圧，CVP：中心静脈圧，SpO_2：経皮的酸素飽和度，RR：呼吸数

（医師，臨床工学技士，看護師）の協働のもと，気道クリアランスの促進，換気血流比の改善を目的に，体位ドレナージを中心とした呼吸理学療法を行うこともある．その場合には，体位変換による循環動態の変動（特に血圧低下）やカニューレの閉塞および屈曲，送脱血不良の有無を確認しながら慎重に実施する（図32，33）．

d. 関節可動域練習・ポジショニング

補助循環装置装着下は，鎮静によって自発的な体動が少ない．また，脱血管や送血管，大腿動脈カテーテルなどのため下肢が抑制されている．さらに，心不全によって体うっ血がある場合は無動や浮腫により関節拘縮を生じやすくなる．そのため可及的早期に関節拘縮予防を目的とした（カテーテル挿入側の下肢の股関節・膝関節以外の）関節可動域練習を開始することが望ましい．関節可動域練習は，体動を抑制されている症例にとって，精神的な苦痛を和らげる効果も期待できる．

補助循環装置装着下では安静臥床を強いられるため，下肢の安静姿勢によっては，腓骨神経を圧迫することによって腓骨神経麻痺を合併することがある．そこで指示動作が可能であれば腓骨神経領域の運動・感覚障害の評価を行い，適切なポジショニングに努める必要がある．

【文　献】

1）de Jonghe B, et al：Intensive care unit-acquired weakness：risk factors and prevention. *Crit Care Med* **37**：S309–315, 2009
2）心血管疾患におけるリハビリテーションに関するガイドライン（20012 年改訂版：http://www.j-circ.or.jp/guideline/pdf/JCS2011_ogawah_h.pdf）2018 年 1 月 10 日閲覧
3）Kayambu G, et al：Physical therapy for the critically ill in the ICU：a systematic review and meta-analysis. *Crit Care Med* **41**：1543–1514, 2013
4）Ely EW,et al：Delirium as a predictor of mortality in mechanically ventilated patients in the intensive care unit. *JAMA* **291**：1753–1762,2004
5）Miranda RC,et al：Respiratory physiotherapy and its application in preoperative period of cardiac surgery. *Rev Bras Cir Cardiovasc* **26**：647–652, 2011
6）Schweickert WD, et al：Implementing early mobilization interventions in mechanically ventilated patients in the ICU. *Chest* **140**, 1612–1617, 2011
7）日本集中治療医学会早期リハビリテーション検討委員会：集中治療における早期リハビリテーション－根拠に基づくエキスパートコンセンサス（http://www.jsicm.org/pdf/soki_riha1609.pdf）2018 年 1 月 10 日閲覧
8）齊藤正和，他：心臓外科手術後のカテコラミン投与量およびリハビリテーション進行に対する術前腎機能障害ならびに術後急性腎障害の影響の検討．理学療法学 **39**：410–417，2012
9）高橋哲也，他：心臓血管外科手術後リハビリテーション進行目安の検討．心臓リハ **17**：103–109, 2012
10）森沢知之，他：心臓外科手術後リハビリテーション遅延の特徴―多施設による検討．総合リハ **43**：459-464,2015
11）櫻田弘治，他：術前栄養状態と心大血管手術後リハビテーションの関連―Geriatric Nutritional Risk Index を用いた検証．理学療法学 **40**：401–406, 2013
12）The TEAM Study Investigations. *Crit Care* 2015
13）Drakulovic MB, et al Supine body position as a risk factor for nosocomial pneumonia in mechanically ventilated patients：a randomised trial.：Lancet **354**（9193）：1851–1858, 1999
14）Kalabalik J, at al：Intensive care unit delirium：a review of the literature. *J Pharm Pract* **27**：195–207, 2014
15）Bojar RM（著），天野　篤（監訳）：心臓手術の周術期管理．メディカルサイエンスインターナショナル，2008，p456
16）Westenbrink BD,et al：Sustained postoperative anaemia is associated with an impaired outcome after coronary artery bypass graft surgery：insights from the IMAGINE trial. *Heart* **97**：1590–1596, 2011
17）稲川利光：急性期リハビリテーションにおける栄養評価と管理．臨床リハ **20**：1009–1018, 2011
18）Lazar HL,et al：The Society of Thoracic Surgeons practice guideline series：Blood glucose management during adult cardiac surgery. *Ann Thorac Surg* **87**：663–669, 2009
19）Likosky DS, et al：Intra-and postoperative predictors of stroke after coronary artery bypass grafting. *Ann Thorac Surg* **76**：428–435, 2003
20）Ricci M, et al：Onpump and off-pump coronary artery bypass grafting in the elderly：predictors of adverse outcome. *J Card Surg* **16**：458–466, 2001
21）Bucerius J,et al：Stroke after cardiac surgery：a risk factor analysis of 16,184 consecutive adult patients. *Ann Thorac Surg* **75**：472–478, 2003
22）Gosselt AN, et al：Risk factors for delirium after on-pump cardiac surgery：a systematic review.

Crit Care **19**：346, 2015
23）American Psychiatric Association（著），高橋三郎，他（訳）：DSM-Ⅳ-TR–精神疾患の診断・統計マニュアル 新訂版．医学書院，2007，pp 142–152
24）卯野木健，他：Richmond Agitation-Sedation Scale 日本語版の作成．日集中医誌 **17**：73–74, 2010
25）Wesley E, et al：ICU のためのせん妄評価法（CAM-ICU）トレーニング・マニュアル（http://www.icudelirium.org/docs/CAM_ICU_training_Japanese.pdf）2018 年 5 月 29 日閲覧
26）Nohria A, et al：Clinical assessment identifies hemodynamic profiles that predict outcomes in patients admitted with heart failure. *J Am Coll Cardiol* **41**：1797–1804, 2003
27）Schefold JC, et al：Intensive care unit-acquired weakness（ICUAW）and muscle wasting in critically ill patients with severe sepsis and septic shock. *J Cachexia Sarcopenia Muscle* **1**：147–157, 2010
28）Wallin M, et al：The influence of glucose-insulin-potassium（GIK）on the GH/IGF-1/IGFBP-1 axis during elective coronary artery bypass surgery. *J Cardiothorac Vasc Anesth* **17**：470–477, 2003
29）Sander M,et al：Increased interleukin-6 after cardiac surgery predicts infection. *Anesth Analg* **102**：1623–1629, 2006
30）Stevens RD, et al：A framework for diagnosing and classifying intensive care unit-acquired weakness. *Crit Care Med* **37**：S299–308, 2009
31）Sharshar T, et al：Presence and severity of intensive care unit-acquired paresis at time of awakening are associated with increased intensive care unit and hospital mortality. *Crit Care Med* **37**：3047–3053, 2009
32）Ali NA, et al：Acquired weakness, handgrip strength, and mortality in critically ill patients. *Am J Respir Crit Care Med* **178**：261–268, 2008
33）Iwatsu K,et al：Neuromuscular electrical stimulation may attenuate muscle proteolysis after cardiovascular surgery：A preliminary study. *J Thorac Cardiovasc Surg* **153**：373–379, 2017
34）Routsi C, et al：Electrical muscle stimulation prevents critical ill polyneuromyopathy：a randomized parallel intervention trial. *Crit Care* **14**：R74, 2010
35）日本集中治療医学会 J-PAD ガイドライン作成委員会：日本版・集中治療室における成人重症患者に対する痛み・不穏・せん妄管理のための臨床ガイドライン．日本集中治療医学会誌 **21**：539–579, 2014
36）山田章子，他：日本語版 Critical-Care Pain Observation Tool（CPOT-J）の信頼性・妥当性・反応性の検証．日本集中治療医学会誌 **23**：133–140, 2016
37）失神の診断・治療ガイドライン（2012 改訂版：http://www.j-circ.or.jp/guideline/pdf/JCS2012_inoue_h.pdf）2018 年 3 月 15 日閲覧
38）American College of Sports Medicine：ACSM's Resource Manual for Guidelines for Exercise Testing and Prescription.Lippincott Williams & Wilkins, Philadelphia, 2006, p174
39）Arsenault KA,et al：Interventions for preventing post-operative artial fibrillation in patients undergoing heart surgery（Review）．Cochrane Database of Systematic Reviews 2013, CD003611
40）虚血性心疾患に対するバイパスグラフトと手術術式の選択ガイドライン（2011 改訂版：http://www.j-circ.or.jp/guideline/pdf/JCS2011_ochi_h.pdf）2018 年 3 月 15 日閲覧

一般病棟における前期回復期リハビリテーション

Summary

心臓血管外科手術後の回復前期リハビリテーションとは，ICU 退室後から退院までのリハビリテーションのことをいう．この時期は，ICU での早期離床を病棟での ADL につなげ，さらには退院の準備をする重要な時期である．この時期の目的は，歩行自立や ADL の再獲得である．さらに重要なことは，社会生活への復帰である．具体的なリハビリテーションの内容は，歩行練習や ADL 自立のための訓練に加え，術前からの低体力や手術に起因する運動耐容能の低下に対して運動療法を行うことである．また，退院後の生活のため運動指導や生活指導を行う．本稿では，これらの内容について具体的に解説する．

術後におけるリハビリテーションの進行に関して順調な症例では，2，3 日で 100 m 歩行が自立し，多くの症例が 5 日以内に歩行自立する．その反面，手術技術や周術期管理の進歩により高齢者や重症患者が増加し，術後の離床が遅延する症例も増えている．この時期は順調例を順調に進め，不必要な遅延を予防すること，遅延例には適切な介入を行うことが重要である．

これらを評価するためには，原疾患，罹患期間，併存疾患，手術情報，それらに加えて術後の経過により患者の状態が変化するため情報収集を行う．特にフレイルを有している患者や併存疾患を複数有している患者は要注意であり，心機能・腎機能の低下やそれだけでなく認知・身体機能まで含めた全身状態の評価が重要である．

回復前期リハビリテーションでは，適切なリハビリテーションとなるようにプログラムのステージを的確な判断で進める．そのためにはリハビリテーションプログラム，ステップアップ基準などを理解しておくことや患者の状態を評価することが重要である．そして，離床だけではなく入院中の身体活動量を増やすことも重要であり，身体活動量を上げるために多職種で指導介入を行う．また，退院を迎えるにあたり入院中に運動や生活などについて指導を行う．これらの介入をとおして回復後期リハビリテーションにつなげることが重要な役割である．

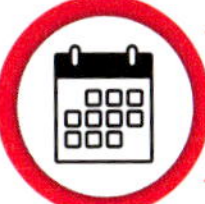

情報収集すべき項目

回復前期リハビリテーション開始前に確認する情報	
回復前期リハビリテーションの実際	1. 回復前期リハビリテーションの目的・基準
	2. リハビリテーションステージ，ステージアップ基準
	3. 有酸素運動，レジスタンストレーニングの導入・設定方法
リハビリテーションステージアップ基準	1. 胸痛，強い息切れ，強い疲労感（旧 Borg scale＞13），めまい，ふらつき，下肢痛がない
	2. 他覚的にチアノーゼ，顔面蒼白，冷汗が認められない
	3. 頻呼吸（30 回/分以上）を認めない
	4. 運動による不整脈の増加や心房細動へのリズム変化がない
	5. 運動による心電図の変化がない
	6. 運動による過度の血圧変化がない
	7. 運動で心拍数が 30 bpm 以上増加しない
	8. 運動による酸素飽和動画 90%以下に低下しない
対象者へのメディカルチェック	
問診・視診・触診	1. 血圧，脈拍，経皮的動脈血酸素飽和度（SpO_2）などのバイタルサインの測定
	2. 体重測定
	3. 顔，四肢の浮腫や末梢冷感の有無
	4. 薬剤の内容・量の変化
	5. ドレーン排液の性状・量の変化
	6. 睡眠状況
	7. 自覚症状における増悪の有無
	8. 尿量の変化
	9. 術後の創部状態
	10. 前回のリハビリテーションから今朝までのバイタルサインや自覚症状の変化
	11. 感染や過労などにおける状況変化の有無
運動負荷中のチェックポイント	
運動を一時中止すべき反応	1. 処方の心拍数以上に連続して心拍数が上昇している状態
	2. 収縮期血圧 160～200 mmHg 以上または運動中の 10 mmHg 以上の低下
	3. 新たな不整脈が発生した場合
	4. 不整脈の増加や心電図の虚血性変化
	5. 頻呼吸，高度な息切れ
	6. 動悸・胸痛の出現
	7. めまい，冷や汗，吐き気などの低血圧症状
	8. 全身疲労，下肢関節痛などの自覚症状の出現

1 前期回復期リハビリテーションとは

前期回復期リハビリテーションとは，ICU 退室後から退院までのリハビリテーションのことをいう（**図 1**）．目的は歩行自立や ADL の再獲得に加え社会生活への復帰である．具体的には，病棟における歩行練習や ADL 自立に加え，運動耐容能改善のため運動療法を行うこと．また，退院後の生活のため自己管理能力を身につけるべく運動指導や生活指導を行う．

2 前期回復期リハビリテーションの目的や基準

1）目　的

前期回復期リハビリテーションは，ICU 退室後から退院までの時期であり，リハビリテーションの目的は，病棟内歩行自立や手術前の ADL を再獲得することである．また，社会復帰のための運動指導や生活指導を行うことである．

ICU 退室後は，急性期と同様に早期離床を行い，病棟内歩行自立の早期獲得を図ることにより，身体的ディコンディショニングや各種合併症を予防することが重

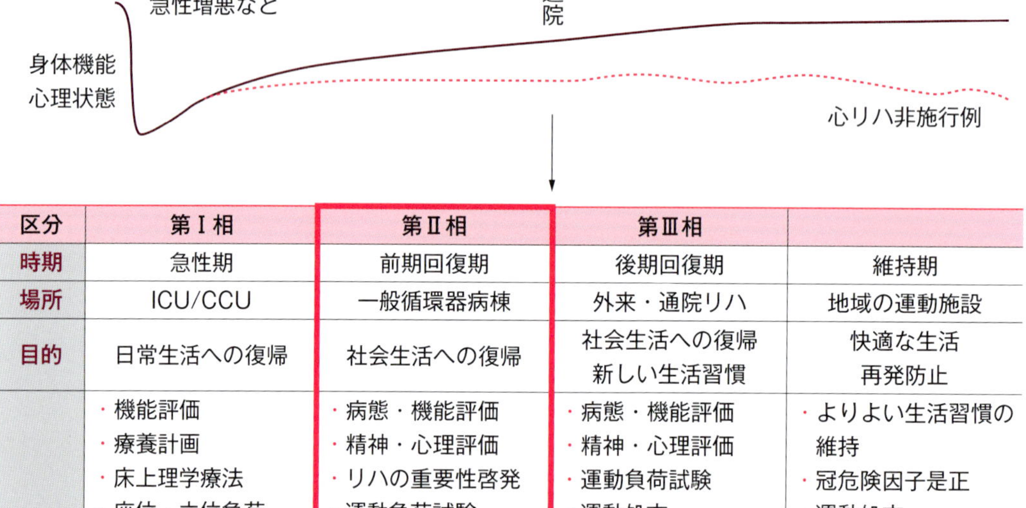

区分	第Ⅰ相	第Ⅱ相	第Ⅲ相	
時期	急性期	前期回復期	後期回復期	維持期
場所	ICU/CCU	一般循環器病棟	外来・通院リハ	地域の運動施設
目的	日常生活への復帰	社会生活への復帰	社会生活への復帰 新しい生活習慣	快適な生活 再発防止
主な内容	・機能評価 ・療養計画 ・床上理学療法 ・座位・立位負荷 ・30～100 m 歩行試験	・病態・機能評価 ・精神・心理評価 ・リハの重要性啓発 ・運動負荷試験 ・生活一般・食事・服薬指導 ・カウンセリング ・社会的不利への対応法 ・復職支援	・病態・機能評価 ・精神・心理評価 ・運動負荷試験 ・運動処方 ・運動療法 ・生活一般・食事・服薬指導 ・集団療法 ・カウンセリング ・冠危険因子是正	・よりよい生活習慣の維持 ・冠危険因子是正 ・運動処方 ・運動療法 ・集団療法

図 1　前期回復期における心臓リハビリテーションの位置づけ（文献 1）より一部改変引用）

要である（表 1）．すなわち全身状態の推移を把握し，リハビリテーション進行表やステージアップ判断基準を参考に可及的早期に病棟内歩行自立を目指す．入院中は，安静臥床により活動量が低下するため，活動量増加を含めた関わりが重要である．病棟内歩行自立後は，運動耐容能向上や二次予防などが目的となる．

2）効果・エビデンス

回復前期リハビリテーションは，急性期と同様，合併症の予防，身体機能・運動耐容能の改善，ADL の自立を目標に行われる．一般に認められている運動療法の効果を表 2 に示す．また，退院時に手術前と比較して筋力の低下や身体機能の低下，筋量の低下を示す報告も散見されるため，種々の指標をいかに低下させずに回復後期につなげるかも今後の課題である．表 3 に，回復前期リハビリテーションに関連するエビデンスに関してあげる[1)]．

3）典型的なステージ

心臓血管外科手術後の離床開始にあたり，表 4 に示す基準がクリアされたら離床を開始する．患者の状態によっては，基準をすべて満たさなくても医師の指示のもと，端座位や立位を実施する．

離床開始後，自覚症状や他覚症状，血圧，心拍数，心電図変化などの経時的変化を注意深く観察しながら「心臓血管外科手術後リハビリテーション進行表」を参考に，段階的に離床を図る（表 5）．進行表には，実施日が具体的に記載されていないが，これは病態に基づいて可及的早期に離床を進めるためであり，離床時の生体反応を詳細に評価し，個々の症例に応じて離床を進めることが重要である．

近年では，手術の低侵襲化に加え，心筋保護液や術後管理などの進歩により，手

表 1　身体的ディコンディショニングと術後合併症（文献 2）より改変引用）

骨格筋変化	・骨格筋量の低下 ・特に Type Ⅰ線維の萎縮（初期一週間に顕著） ・速筋 Type Ⅱ a の減少と Type Ⅱ b の割合の増加 ・筋を取り囲む毛細血管数や毛細血管密度の減少 ・ミトコンドリア容量の減少 ・解答系酵素活性の（相対的）上昇 ・最大随意筋力の低下：初期は神経系調節による動員筋線維数の減少が起こり，その後，骨格筋量が減少する
循環動態変化	・体液移動による循環血症量の減少 ・圧受容体反射の低下 ・交感神経活動に対する血管反応性の低下
呼吸筋	・呼吸筋力の低下 ・運動呼吸循環応答の低下

表２　運動療法の効果（文献1)より一部改変引用）

項　目	内　　容
運動耐容能	・最高酸素摂取量の増加 ・嫌気性代謝閾値の増加
症　状	・心筋虚血閾値の上昇による狭心症発作の軽減 ・同一労作時の心不全症状の軽減
呼　吸	・最大下同一負荷強度での換気量の減少
心　臓	・最大下同一負荷強度での心拍数の減少 ・最大下同一負荷強度での心仕事量（二重積）の減少
冠動脈	・冠狭窄病変の進展抑制，軽度の退縮 ・心筋灌流の改善 ・冠動脈血管内皮機能の改善
中心循環	・最大動静脈酸素較差の増大
末梢循環	・安静時，運動時の総末梢血管抵抗の減少 ・末梢動脈血管内皮機能の改善
骨格筋	・ミトコンドリアの増加 ・骨格筋酸化酵素活性の増大 ・骨格筋毛細管密度の増加 ・Ⅱ型からⅠ型への筋線維型の変換
冠危険因子	・高血圧，脂質代謝，糖代謝の改善
自律神経	・交感神経緊張の低下 ・圧受容体反射感受性の改善
血　液	・血小板凝集能の低下 ・血液凝固能の低下
予　後	・冠動脈性事故発生率の減少 ・心不全増悪による入院の減少 ・生命予後の改善

表３　前期回復期リハビリテーションに関連するエビデンス

1. 冠動脈バイパス術後患者への自覚症状と運動耐容能の改善および冠危険因子の是正に有効であるため推奨される．
2. 弁膜症術後患者の自覚症状および運動耐容能の改善を目的とした運動療法の実施は推奨される．
3. 術後は，可及的早期に離床を進めることは妥当である．
4. 術後患者において，正当な理由なくして身体活動や胸帯などにより胸郭運動を制限することは運動耐容能の回復を妨げ，合併症の発生を助長する可能性がある．
5. 禁忌に該当しない限り，すべての術後患者への運動耐容能の改善やQOL改善および心事故減少効果を目的とした運動療法の実施は妥当である．なお，心機能および運動器に問題のある症例に関しては病態を勘案し個別に対応する．

表4　心臓血管外科手術後の離床開始基準（文献1）より引用）

1. 低（心）拍出量症候群（LOS）により
   ①人工呼吸器，IABP，PCPSなどの生命維持装置が装着されている
   ②ノルアドレナリンやカテコラミン製剤など強心薬が大量に投与されている
   ③（強心薬を投与しても）収縮期血圧80～90 mmHg以下
   ④四肢冷感，チアノーゼを認める
   ⑤代謝性アシドーシス
   ⑥尿量：時間尿が0.5～1.0 mL/kg/hr以下が2時間以上続いている
2. Swan-Ganzカテーテルが挿入されている
3. 安静時心拍数が120 bpm以上
4. 血圧が不安定（体位変換だけで低血圧症状が出る）
5. 血行動態の安定しない不整脈（新たに発生した心房細動，Lown Ⅳb以上のPVC）
6. 安静時に呼吸困難や頻呼吸（呼吸回数30回/分未満）
7. 術後出血傾向が続いている

IABP：大動脈バルーンパンピング，PCPS：経皮的心肺補助装置，PVC：心室性期室外収縮

表5　心臓血管外科手術後リハビリテーション進行表の例（文献1）より引用）

ステージ	実施日	運動内容	病棟リハ	排　泄	その他
0	/	手足の自他動運動・受動座位・呼吸練習	手足の運動，呼吸練習	ベッド上	嚥下障害の確認
Ⅰ	/	端座位	端座位10分×____回	ベッド上	
Ⅱ	/	立位・足踏み（体重測定）	立位・足踏み×____回	ポータブル	
Ⅲ	/	室内歩行	室内歩行×____回	室内トイレ可	室内フリー
Ⅳ-1	/	病棟内歩行（100 m）	100m歩行×____回	病棟内トイレ可	病棟内フリー
Ⅳ-2	/	病棟内歩行（200～500 m）	200～500m歩行×____回	院内トイレ可	院内フリー，運動負荷試験
Ⅴ	/	階段昇降（1階分）	運動療法室へ		有酸素運動を中心とした運動療法

術当時に人工呼吸器を離脱し，手術翌日から立位や歩行を開始するプログラムが一般的となっている．高橋ら[3]によると，術後症例において術後8日以内に病棟内歩行が自立した，術後経過が順調であった症例の平均歩行自立日数は4.3日であったと報告しており，そのためわが国では術後の離床進行は4～5日で病棟内歩行自立を目指すことが一つの目安となっている．

歩行が200 m可能となった後，心肺運動負荷試験（CPX：cardiopulmonary exercise testing）を行い，自転車エルゴメーターやトレッドミルなどの機器を用い，有酸素運動を主体とした運動療法を開始することが一般的である．

また，術後の早期離床は重要であるが，それだけではなく入院生活中の活動量を一定以上に上げることは非常に重要であり，高橋[4]によると，退院前平均歩数が

1,308 歩以上確保できた患者では退院後の心血管事故の発症が低いことが報告されているため，リハビリテーションの進行だけでなく身体活動量の増加を図ることも重要である．

4）ステージアップ基準

ステージアップは，運動負荷試験の判定基準（**表6**）を参考に循環動態の安定化や病態の経過を観察しつつ行っていく．各ステージの運動項目は運動負荷試験の意味合いがある．そのため離床の進行は，心血管疾患におけるリハビリテーションに関するガイドラインに記載されている運動負荷試験の判定基準を参考に歩行距離や運動強度を増加していく．運動実施前後のバイタルサインなどに問題がないことを確認後，運動負荷試験に応じた安静度の下で，ADL の拡大を行う．

判定基準である胸痛は心筋虚血を疑い，冠動脈バイパス術（CABG：coronary artery bypass graft surgery）であればバイパス不全や他の手術でも周術期の心筋梗塞などが考えられるため，心電図の観察が必要である．ただし，肺うっ血の影響で息切れを認めることが多い．また，術後は心房細動などの不整脈が出やすいため注意が必要である．頻脈は心拍出量の低下を招くため病前の心機能と合わせて心電図を評価する．

また，術後に離床が遅延する症例は 15.7%，自立歩行が獲得できなかった症例は 6.7% であったと報告している．自立歩行遅延には，低心機能に加え，術前から ADL が低い，術後の不整脈，中枢神経障害や腎機能障害などが関連する．さらに，術前の栄養関連因子や歩行速度などが影響する．不要な遅延は防ぐ必要があるが，遅延すること自体が悪いわけではなく全身状態を評価し，過剰に早く進める必要もなく適切にステージアップしリハビリテーションを進めていくことが重要である．

5）中止基準

運動療法の中止基準として，米国呼吸循環リハビリテーション協会（AACVPR：American Association of Cardiovascular and Pulmonary Rehabilitation）の基準

表6　運動負荷試験の判定基準（ステップアップの基準）（文献 1）より引用）

①胸痛，強い息切れ，強い疲労感（旧 Brog scale＞13），めまい，ふらつき，下肢痛がない
②他覚的にチアノーゼ，顔面蒼白，冷汗が認められない
③頻呼吸（30 回/分以上）を認めない
④運動による不整脈の増加や心房細動へのリズム変化がない
⑤運動による虚血性心電図変化がない
⑥運動による過度の血圧変化がない
⑦運動で心拍数が 30 bpm 以上増加しない
⑧運動による経皮的動脈血酸素飽和度（SpO_2）が 90%以下に低下しない

(表7)[5)]と表8[6)]がある．これらが認められた場合は，運動療法を一時中止する．前期回復期は病態が不安定であることもあるため，症状の多くは基礎疾患の増悪や心不全徴候が原因として考えられる．必要に応じて医師に報告を行う．また，症状が出現した要因を検討しプログラム修正を考慮する．

3 前期回復期リハビリテーションの実際

1）前日からの変化を確認する

前期回復期リハビリテーションは，急性期から脱した状態ではあるが，利尿期や疼痛の出現，転室などの環境変化によるせん妄の出現，ドレーンおよびペーシングリードの抜去など，さまざまな面において変化が多い時期であるため変化を観察することが重要である（表9）．

特に高齢者や術前からの低心機能症例，腎機能の低下症例，呼吸機能の低下症例など予備力の低下している患者では，種々の合併症が起きやすいためより注意が必要である．低心機能症例や腎機能の低下症例では，この時期に利尿がつかず心不全兆候をきたすことがあるため体重，排尿状態，心拍数・血圧などの循環動態，呼吸状態，四肢末梢の浮腫，色調，温かさなどの心不全兆候の観察を行う必要がある．

表7　入院患者の運動を中断すべき有害反応（文献5）より引用）

- 拡張期血圧 110 mmHg 以上
- 運動中の 10 mmHg 超の収縮期血圧の低下
- 症状と徴候の有無にかかわらず，明らかな心房性および心室性不整脈
- Ⅱ度またはⅢ度の房室ブロック
- 狭心症，著しい呼吸困難，虚血性の心電図異常などの運動を中断すべき徴候と症状

表8　運動療法を一時中止する反応（文献6）より引用）

1. 運動処方がある場合は，処方心拍数以上に連続して心拍数が上昇している状態
2. 運動処方がない場合は，運動時心拍数 130 拍以上
3. 収縮期血圧 160～200 mmHg 以上（幅は病態による）または 10 mmHg 以上の低下
4. 運動による心電図変化（虚血性 ST 下降 1.0 mV 以上，側副血行路によるものは除く）
5. 運動により不整脈が増加してくる場合（PVC10 回/分以上）
6. 新たな不整脈が発生した場合（心房細動，発作性頻脈，完全房室ブロック，Lown Ⅳb 以上の不整脈など）
7. 頻呼吸（30 回以上），高度な息切れ（RPE＞15）
8. 動悸・胸痛の出現
9. めまい，冷や汗，吐き気などの低血圧症状
10. 全身疲労，下肢関節痛などの自覚症状の出現
11. 患者が拒否した場合
12. 安全な心臓モニタリングができないとき（機械の不具合など）

PVC：心室性期室外収縮，RPE：自覚的運動強度

表9　観察するポイント

<table>
<tr><th>項　目</th><th>観察ポイント</th><th>項　目</th><th>観察ポイント</th></tr>
<tr><td>心不全兆候</td><td>・血　圧
・心拍数
・尿　量
・体　重
・四肢末梢の状態</td><td>疼　痛</td><td>・部　位
・強　さ
・鎮痛剤</td></tr>
<tr><td>胸部 X 線</td><td>・無気肺
・心胸郭比</td><td>血液検査</td><td>・炎　症
・腎機能
・肝機能
・貧　血
・栄養状態</td></tr>
<tr><td>呼　吸</td><td>・呼吸状態
・呼吸音
・呼吸数</td><td rowspan="2">薬　剤</td><td rowspan="2">・強心剤
・利尿剤
・糖尿病薬
・β 遮断薬
・抗生剤</td></tr>
<tr><td>せ ん 妄</td><td>・活動型
・低活動型</td></tr>
</table>

さらに胸部 X 線像の心胸郭比も重要である．

また，施設によっては ICU 退出後に看護ケアの密度が低下することがあるため，排痰などのケアが患者本人によりできるかどうかが重要である．自己排痰が困難な場合は，看護師と理学療法士が連携して無気肺の予防をする．その際，呼吸状態や呼吸音，胸部 X 線像の変化を観察する必要がある．

疼痛の観察は急性期と同様に重要であり，前期回復期では手術創部だけではなく肩関節周囲の疼痛が出現することが多いため，セルフエクササイズの指導も含めた対応を行う．

精神・認知機能面においては，ICU 退室による環境変化も影響するため，せん妄予防が重要であり，退院後の認知機能障害や ADL の低下につながるため注意する．また，低活動型のせん妄は見過ごしやすいため意識レベルや認知機能の変動がないかなど，経時的な変化を捉えて評価していくことが重要である．

血液検査は，炎症，腎機能，肝機能，貧血，栄養状態が前回の検査からどのように推移しているかを観察することが重要である．炎症は術後の経過や新たな感染兆候がないかどうか，腎機能は術後の水分バランスによる脱水や急性腎障害，重症例では低心拍出量症候群などにより悪化することがあるため変化を確認する．肝機能は術中の体外循環の影響や術後の抗生剤による影響のため肝機能の悪化を認めることがあり，倦怠感などの自覚症状につながるため血液検査の変化と症状を確認していく．

この時期は，薬剤が点滴から内服に移行することもあり，バイタルサインなどに変化が起こりやすくもあるため確認が必要である．

表10 バイタルサインの測定項目

自覚症状	自己管理指標
・倦怠感	・体重
・息切れ	・血圧
・動悸	・脈拍
・胸部の不快感	・尿量
・むくみ	・服薬状況
・食欲不振	・睡眠状況
・食事状況	

2）バイタルサインの測定

バイタルサインの測定は，患者の状態を捉えるために重要である．測定する項目は，血圧，心拍数，呼吸数，体重測定，体温などである（表10）．心電図は回復前期では，不整脈のリスクもあるためモニター心電図は必須である．CABG後，冠動脈の血流が悪いなどのリスクがある場合は12誘導心電図の記録も行う．その際，バイタルサインが基準値を超えていないか，前日と比較して変化があるかどうか評価を行う．表6の進行基準や表7，8の中止基準に照らし合わせて実施するだけでなく，病態に応じて評価し医師や看護師と連携して対応することが重要である．

3）運動負荷（選択の基準や注意事項）

a．病棟歩行

歩行による運動負荷は，歩行速度と運動時間（距離）より規定される．歩行速度が運動強度であるため歩行速度を意識しながら歩行を実施する．「運動時間＝歩行距離」は，進行表に基づいてアップしていくが施設によりトイレまでの距離などが違うため各施設でのADLに基づいた歩行距離の設定が重要である．筆者の施設では60 m，100 m，200 mを目安にしており，それぞれの距離が問題なければトイレ歩行自立，病棟内歩行自立，院内歩行自立としている．

長期間臥床していた患者は筋力低下を認めるため．歩行開始時は転倒などの注意が必要である．また，高齢者や術前より運動機能障害を有している症例では，歩行動作であっても動作中では等尺性収縮の要素が入り運動強度が高くなる．そのため異常な心血管反応が出現し，歩行であっても過負荷となることがあるため，患者のバランス機能にあった歩行補助具を選択することが重要である．

b．有酸素運動（図2）

一般に30〜200 m歩行が可能となった後，運動器具を使用した有酸素運動を主体とした運動療法を開始する．心血管疾患におけるガイドライン[1]に基づき，以下の点がクリアされている場合に運動療法を開始する．①発熱がなく，炎症反応が順調に改善傾向を示している，②心膜液・胸水貯留が甚だしくない，③新たな心房

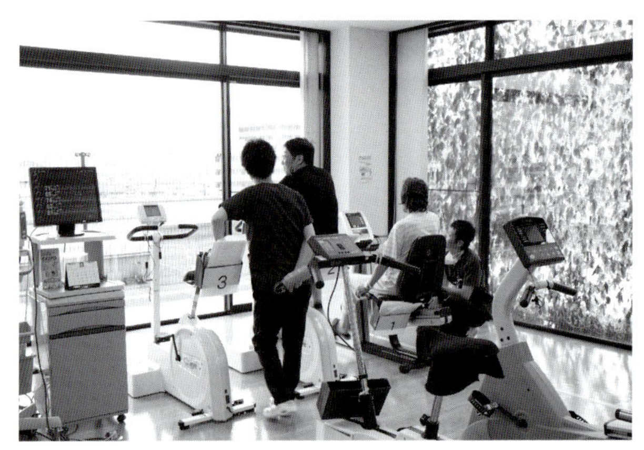

図２　有酸素運動

粗・細動がない，④貧血はあってもヘモグロビン 8 g/dL 以上で改善傾向にある．ただし，ペーシングワイヤー抜去当日の運動療法は，安全面より避けることが望ましい．軽度の胸水や無気肺などの肺合併症を認める患者では，運動負荷試験時にパルスオキシメーターで経皮的動脈血酸素飽和度（SpO_2：percutaneous arterial oxygen saturation）をモニターする．

運動療法の開始時期は，運動中の心拍数・血圧・自覚症状のモニタリングが容易で運動強度を一定に保ちやすいことや，緊急時にも比較的対応が可能であることから自転車エルゴメーターが適している．例えば，高齢者や身体機能の低下症例ではリカンベントエルゴメーターが体幹固定をしやすく運動に適している．具体的な運動療法に関しては，次項を参照していただきたい．

また，デコンディショニングの強い症例や心不全合併症例などでは，術後早期に運動負荷試験が実施できないことがあるため，その場合はBorg scale 11～13（楽である～ややつらい）を目安に十分な監視のもとで歩行などから開始する．この場合でも，運動負荷試験ができる状態になったらなるべく早期に運動負荷試験を行い定量的な運動処方を出す．

4）セッションの終了にあたって確認すること

セッションの終了時には，運動強度が適切であったかを確認することが必要である．運動が過負荷であった場合は，心不全増悪につながることがある．そのためバイタルサインのモニタリングは，運動直後だけでなく経時的に観察し，血圧などが何分で運動前の状態に戻ったかを記録する必要がある．また運動療法時だけでなく，病棟に戻ったあと夕方に血圧が高値になっていないか，不整脈が出現していないか，尿量が減少していないかなどのモニタリングが重要である．

血圧上昇とは逆に，セッション終了時に末梢血管が拡張することにより血圧低下

表 11　術式による特徴（文献 1）より一部改変引用）

	バイパス術	弁膜症術後	大血管術後
罹患期間	比較的に短い	長　い	比較的に短い
デコンディショニング	中等度	高　度	軽度-中等度
手術侵襲	比較的に軽度	強　い	非常に強い
心不全の頻度	少ない	多　い	少ない
心房細動例	術後早期は多い	多　い	術後早期は多い
AT（手術前）	ほぼ正常	低　下	ほぼ正常
心機能（前に比し）	不変～改善	改　善	不　変
目　標	再発予防，グラフト開存	心不全改善，運動耐容能改善	運動耐容能改善
留意点	手術創，虚血・不整脈	手術創・感染，抗凝固療法	倦怠感著明，血圧上昇

AT：嫌気性代謝閾値

を認めることもある．術後の水分バランスの影響により循環血液量が安定していない場合は，起立性低血圧を認めるために尿量が多いことや，体重変化が多い時期は，より注意が必要である．

また，糖尿病患者や術前より血糖値が高値な症例では手術による侵襲のため高血糖が持続することや血糖値が安定しないことがあるため，術後は糖尿病薬の内服やインスリンが調整中のことがある．その場合は，運動終了後に著明な血糖低下を認めることがあるため，薬剤の増量や種類の変化などの投与状況が変化した際は低血糖症状に注意する．

5）術式別の特徴

医療技術の進歩に伴い，心臓血管外科手術の対象や方法も増加している．それに伴い基礎疾患の罹患期間などの全身状態や合併症のリスクなど術式別に注意点を考慮しなければならない（表 11）．

a. 冠動脈バイパス術

心筋虚血症状および心電図変化に注意して運動療法を行う．バイパスグラフトへの血流を考慮し血圧低下に注意する．徐脈もグラフト血流を低下させるために注意が必要である．前期回復期の虚血症状は，グラフト不全か血栓症によるものである．心機能の低下がなく術中に心停止をせずに手術を行った場合は，術後の回復も早いため早期に離床を勧め運動療法を開始する．

b. 弁膜症術後

大動脈弁置換術後の場合には後負荷が急激に減少するため，左室径の狭小化や頻脈がみられることがある．その際，β 遮断薬がよく用いられるので，運動処方の際には投薬内容による心拍数の変化を十分に考慮すべきである．

僧帽弁逆流に対する僧帽弁形成術の場合には，その手術適応が広いこともあって，概して弁置換術となった症例より若年で心機能もよい場合が多い．したがって，より早期の積極的な運動療法が可能である．しかし，一部の心臓外科医は僧帽弁形成術後，特に弁尖を形成した場合や人工腱索を使用した場合などには，運動中の収縮期血圧を130～150 mmHg以下に制限している施設もあるため，上限血圧の確認は怠ってはならない．

また，現在では少なってきているが，リウマチ性僧帽弁膜症の場合には罹病期間が長く，弁置換で血行動態は改善しても，多くは慢性心不全例として末梢機能の低下が著明である．したがって，前述の術後の諸問題ばかりでなく，併せて慢性心不全に対するリハビリテーションの注意が必要である．

弁膜症術後の場合は，一般的に抗凝固療法を行っているため出血などのイベントにも注意しておく．

c. 大血管

人工血管吻合部の場合の出血を考慮して収縮期血圧が上昇しすぎないように注意が必要である．大動脈解離の症例で残存解離がある場合も収縮期血圧の上昇に注意が必要である．

6）退院指導

近年，入院期間が短縮してきているために，入院中に十分な運動療法ができない．そのため，退院時の指導が非常に重要である．また，十分な指導ができないで退院することもあり，早期から退院後の生活について評価し指導を進める必要がある（表12）．

自宅での運動療法の継続に加えて，自宅での疾病管理については，本人だけではなく家族を交えた指導が必要である．また，再発予防や予後の延長のためにも，従来からの生活習慣を見直して，脂質異常，禁煙，糖尿病，高血圧，肥満などの冠危険因子の改善を目指すべく指導が必要である．

a. 運動療法

心臓リハビリテーションは，入院中のみならず退院後も生涯にわたって必要であり，退院後の運動療法が重要となる．そのため運動療法の指導は，非常に重要である．監視型運動療法に関しては，次項を参照してもらいたい．非監視型運動療法の指導に関しては，ガイドラインに則り行う．運動時間は20～60分，運動強度は嫌気性代謝閾値（AT：anaerobic threshold）レベル，運動の種類はウォーキングなどの運動を指導し，患者本人が継続して行うことができるように指導を行うことが重要である．

b. 生　活

食事，内服など生活全般のセルフマネージメントについては，看護師，薬剤師，管理栄養士などの多職種により生活指導を行う．バイタルサインに関しては，血圧・脈拍だけではなく心不全兆候の早期発見のため毎日の体重測定を指導する．

c. 正中創

正中切開術を受けた場合，術後 5～8 週間は上肢挙上時の負荷は 5～8 ポンド(2.27～3.63 kg) 以下にする．また，胸骨の動揺や痛み，不安定を示す徴候がなければ，切開部の引きつれや軽い痛みを感じない範囲での上肢の運動や 1.5 kg 程度のものを持ち上げることは許可されるとされている[3,4,7]

表 12　退院指導の項目

項　目	内　容
全般的なこと	・病態や心臓手術の結果について ・今後の治療やリハビリテーションの目標について
運動療法について	・運動強度，頻度，種類，運動実施の時間，禁忌など ・運動前のバイタルサインや運動時の血圧管理について ・運動時の服装や靴，天候，水分補給について ・レジスタンストレーニングの開始時期について ・運動量（日常生活活動量）の設定について
服薬の徹底	・正しい服用について（残薬を確認） ・薬の目的や内容の理解について ・薬の管理者について ・副作用について ・薬効の減少する食べ物について
栄養，食事について	・塩分管理について ・脂質（カロリー）管理について ・水分管理について ・偏食の予防について ・自炊できない場合の各種サービス利用（コンビニを含む）について
バイタルサインの測定	・血圧・脈拍測定，体重測定について ・運動時の自覚症状のモニタリングについて
生活全般	・手洗い，うがいについて ・口腔ケアについて ・入浴の具体的方法，温泉，サウナの入り方などについて ・家事，草むしりなどについて ・性生活について ・海外旅行について ・ゴルフ，ガーデニング，量山などについて ・変則勤務への対応などについて
創部の管理	・発赤，圧痛，浸出液について ・上肢運動について ・軽い運動は可，重いものを持つのは 6 週間避ける ・体幹運動について ・自動車運転について
緊急時の対応について	・異常反応についての知識について ・一次救命処置（BLS：base life support）について ・緊急連絡先について

d. 緊急時対応

一次救急処置や緊急連絡先など緊急時の対応についても指導が必要である．

【文　献】

1) 心血管疾患におけるリハビリテーションに関するガイドライン（2012年改訂版：http://www.j-circ.or.jp/guideline/pdf/JCS2012_nohara_h_.pdf）2018年1月9日閲覧
2) 日本心臓リハビリテーション学会（編）：指導士資格認定試験準 心臓リハビリテーション必携．日本心臓リハビリテーション学会，2010, pp22–23
3) 高橋哲也，他：心臓血管外科手術後リハビリテーション進行目安の検討．心臓リハ **17**：103–109, 2012
4) Takahashi T, et al：In-patient step count predicts re-hospitalization after cardiac surgery. *J cardiol* **66**：286–291, 2015
5) American Association of Cardiovascular and pulmonary Rehabilitation：Guidelines for Cardiac Rehabilitation and Secondary Prevention program, 4th ed. Human Kinetics, Champaign, 2004, pp36–119
6) 高橋哲也：循環障害のリハビリテーション．居村茂幸（監）：ビジュアル実践リハ 呼吸・心臓リハビリテーション 改訂第2版．羊土社，2015，p237

第Ⅳ章

外来におけるリハビリテーション

通院における後期回復期リハビリテーション

Summary

後期回復期は，社会生活への復帰，新しい生活習慣の獲得を目標とし，急性期および前期回復期リハビリテーションで獲得したADLや運動耐容能の更なる向上を目指して，外来通院でのリハビリテーションを行う．近年では，急性期病院における入院期間の短縮化や対象患者の高齢化，重複疾患による障害の重症化が進み，心臓血管外科手術後の回復やリハビリビリテーションの進行が遅延する患者も散見される．したがって，後期回復期リハビリテーションの役割が大きくなっている．

後期回復期リハビリテーションの効果とエビデンスは，日本循環器学会の心血管疾患におけるリハビリテーションに関するガイドラインにおいて明示されており，このガイドラインにおいても後期回復期リハビリテーションを実践することが推奨されている．そして，後期回復期リハビリテーションを行うためには，後期回復期リハビリテーションの目的や効果，基準，トレーニングプロトコルを理解し，運動処方を行う必要がある（本文中の図1）．そのため本稿の前半の部分では，運動処方を行うために理解しておくべき後期回復期リハビリテーションの目的や効果，基準（禁忌，開始基準，中止基準），トレーニングプロトコル（強度，種類，方法，適用，管理，場所）について解説していく．そして，本稿の後半では後期回復期リハビリテーションの実際（本文中の図2）として，運動療法を実践するうえで理解しておくべきメディカルチェックや準備運動，有酸素運動，レジスタンストレーニング，インターバルトレーニング，整理運動，運動時の心臓モニタリング方法や注意点，目標設定の方法，術式別特徴について解説していく．また，後期回復期リハビリテーションでは再発予防のために自宅に帰ってからの自己管理が重要となる．患者教育については，入院中や退院前に自宅に帰ってからの運動方法や日常生活上の注意点について指導を行うが，理解が不十分な場合も多い．そのため外来での継続した患者教育が必要であり，本稿の最後の部分で，外来での患者教育の実際として，薬，栄養，食事，塩分管理，禁煙，身体活動，自己管理手帳の活用法，生活全般の注意点について解説していく．

情報収集すべき項目

外来でのリハビリテーション開始前に確認する情報	
後期回復期リハビリテーションの実際	1. 後期回復期リハビリテーションの目的
	2. トレーニングプロトコル（種類，強度，時間，頻度）
	3. 有酸素運動，レジスタンストレーニングの導入・設定方法
運動療法の禁忌	1. 明らかなうっ血性心不全
	2. 不安定狭心症
	3. 解離性大動脈瘤
	4. 心室頻拍またはコントロールされていない重篤な不整脈
	5. 高度の大動脈弁狭窄症
	6. 活動期または最近の静脈血栓症
	7. 急性期感染性疾患
	8. 拡張期高血圧（115 mmHg 以上）
	9. 安静時 ST 低下が 2 mm を超える場合
対象者へのメディカルチェック	
問診・視診・触診	1. 血圧，脈拍，経皮的動脈血酸素飽和度（SpO_2）などのバイタルサインの測定
	2. 体重測定
	3. 顔，四肢の浮腫や末梢冷感の有無
	4. 服薬状況（飲み忘れやかかりつけ医での投薬変更の有無）
	5. 睡眠状況
	6. 自覚症状における増悪の有無
	7. 尿量の変化
	8. 術後の創部状態
	9. 前回のリハビリテーションから今朝までのバイタルサインや自覚症状の変化
	10. 感染や過労などの状況変化の有無
運動中のチェックポイント	
運動を一時中止すべき反応	1. 処方の心拍数以上に連続して心拍数が上昇している状態
	2. 収縮期血圧 160～200 mmHg 以上または運動中の 10 mmHg 以上の低下
	3. 新たな不整脈が発生した場合
	4. 不整脈増加や心電図の虚血性変化
	5. 頻呼吸，高度な息切れ
	6. 動悸・胸痛の出現
	7. めまい，冷や汗，吐き気などの低血圧症状
	8. 全身疲労，下肢関節痛などの自覚症状の出現

1 後期回復期リハビリテーションとは

後期回復期は，社会生活への復帰，新しい生活習慣の獲得を目標とし，急性期や前期回復期リハビリテーションで獲得したADLや運動耐容能の更なる向上を目指して，外来通院でのリハビリテーションを行う．後期回復期リハビリテーションを行うためには，その目的や基準，トレーニングプロトコルを理解し，運動処方を行う必要がある（図1）．そして，メディカルチェックや準備運動，有酸素運動，レジスタンストレーニング，インターバルトレーニング，整理運動，運動時の心臓モニタリング方法や注意点を把握し，運動療法を実践する（図2）．後期回復期リハビリテーションで

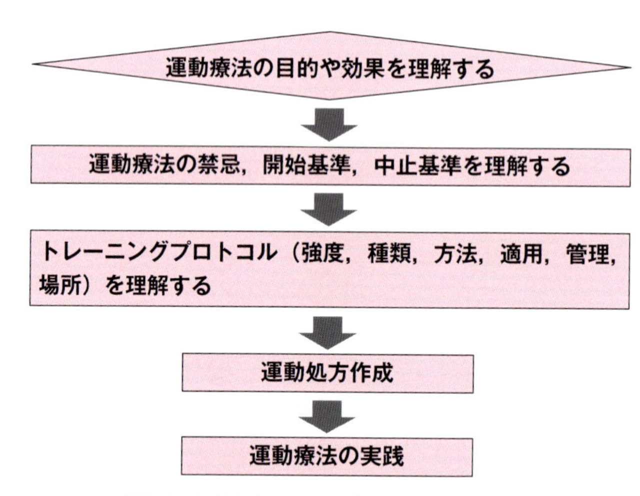

図1　運動療法を実践するまでの流れ

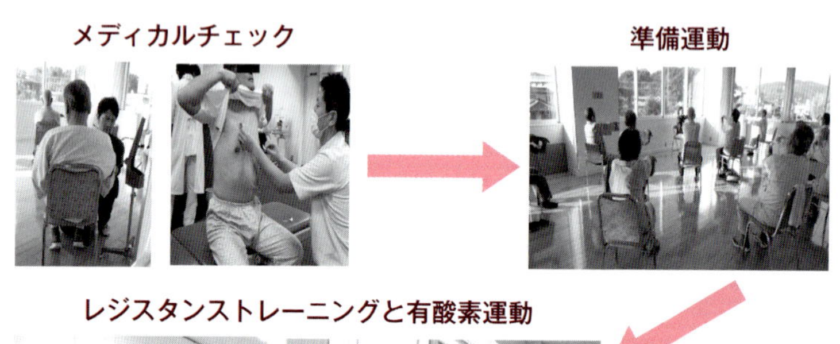

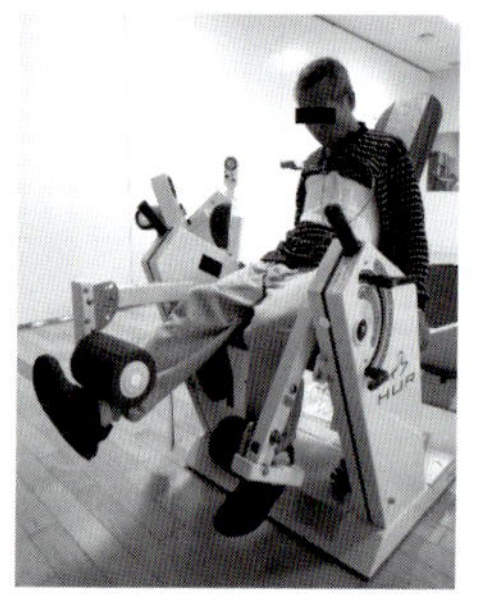

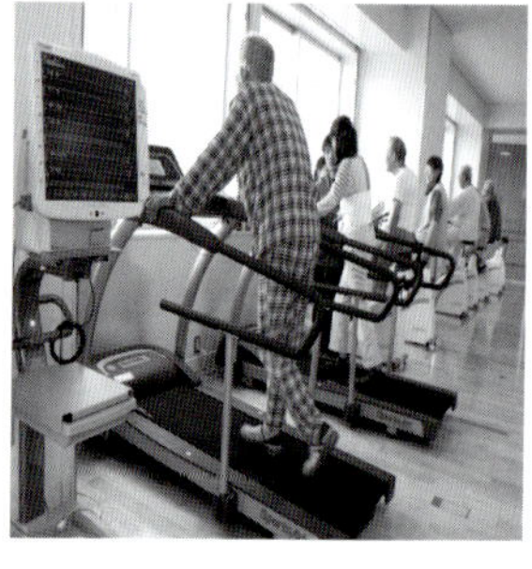

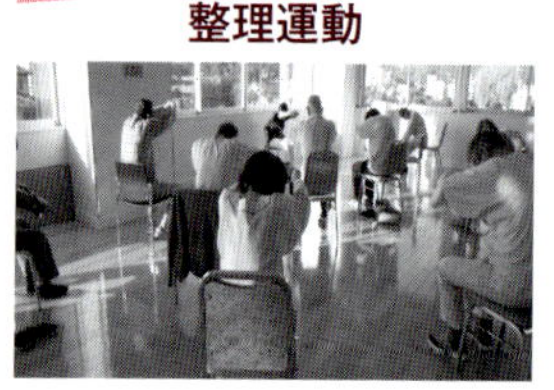

図2　監視型運動療法の実際

は再発予防のために「患者教育」が重要であり，本稿では前述の内容について解説していく．

2 後期回復期リハビリテーションの目的や基準

1）目　的

後期回復期リハビリテーションは，保険診療期間との関係もあり，心臓リハビリテーション（以下，心リハ）開始後150日間が外来診療の目安になる．急性期病院の場合，入院期間の短縮化に伴い目標とするADLや運動耐容能まで到達できずに退院となる場合も多く，また近年では対象患者の高齢化や重複疾患による障害の重症化が進み，心臓血管外科手術後の回復やリハビリテーション進行が遅延する患者も散見される．したがって後期回復期，すなわち外来でのリハビリテーション（以下，外来リハ）の役割が大きくなっている．

以上のことを踏まえて後期回復期リハビリテーションの目的は，①運動耐容能のさらなる改善，②病前の職業やレクリエーション活動への復帰，③再発危険因子の是正，④QOLの改善，⑤生命予後の改善である．この時期の運動療法は，トレッドミルや自転車エルゴメーターを用いた有酸素運動とレジスタンストレーニングを中心に構成され，在宅でも運動療法を継続して行えるように支援する．後期回復期以降は維持期（第Ⅲ相）といい，保険診療期間を過ぎた後は，医療法42条施設（**表1，2**）やNPO法人ジャパンハートクラブなど，運動療法を継続するための施設がある．当院では，医療法42条施設としてメディカルフィットネスが併設されており，保険診療期間を過ぎた場合に，希望者にはメディカルフィットネスを紹介し，専門スタッフに対して，患者の運動処方とリスク管理の引き継ぎを行っている（**図3**）．メディカルフィットネスは，医師や専門スタッフがサポートを行うため，一般的なフィットネスクラブでは難しい医学的な管理が充実しており，安心して心リハを継続することが可能である．

表1　医療法第42条（抜粋）

第42条　医療法人は，その開設する病院，診療所又は介護老人保健施設の業務に支障のない限り，定款又は寄附行為の定めるところにより，次に掲げる業務の全部又は一部を行うことができる

四　疾病予防のために有酸素運動（継続的に酸素を摂取して全身持久力に関する生理機能の維持又は回復のために行う身体の運動をいう．次号において同じ．）を行わせる施設であって，診療所が附置され，かつ，その職員，設備及び運営方法が厚生労働大臣の定める基準に適合するものの設置

五　疾病予防のために温泉を利用させる施設であって，有酸素運動を行う場所を有し，かつ，その職員，設備及び運営方法が厚生労働大臣の定める基準に適合するものの設置

表2　医療法42条施設の施設基準

1. 職　　員
・健康運動指導士，その他これに準ずる能力を有すること
2. 設　　備
・トレッドミル，自転車エルゴメーター，その他の有酸素運動を行わせるための設備
・筋力トレーニング，その他の補強運動を行わせるための設備
・背筋力計，肺活量測定用具，その他の体力を測定するための機器
・最大酸素摂取量を測定するための機器
・応急の手当を行うための設備
3. 運営方法
・成人病，その他の疾病にかかっている者および血圧の高い者，高齢者その他の疾病予防の必要性が高い者に対し，適切な保健指導および運動指導を行う施設として運営されること
・付置される診療所は，施設の利用者に対する医学的な管理を適切に行えるように運営されること
・会員などの施設の継続的な利用者に対して健康診断，保健指導および運動指導を実施すること
・会員などの施設の継続的な利用者に対して健康記録カードを作成し，これを適切に保存・管理すること

（医療法第42条第1項第4号及び第5号に規定する施設の職員，設備及び運営方法に関する基準）より抜粋

2）効果・エビデンス

日本循環器学会の心血管疾患におけるリハビリテーションに関するガイドライン(2012年改訂版)[1]で後期回復期リハビリテーションの効果とエビデンスが以下のように報告されている．

【運動療法のエビデンス】

1. 冠動脈バイパス術（CABG：coronary artery bypass grafting）術後患者への自覚症状と運動耐容能の改善および冠危険因子の是正に有効である（エビデンスレベルA）．
2. 弁膜症術後患者の自覚症状および運動耐容能の改善を目的とした運動療法の実施は推奨される（エビデンスレベルA）．
3. 禁忌に該当しない限り，すべての心臓血管外科術後患者への運動耐容能改善やQOL改善および心血管事故の減少効果を目的とした運動療法の実施は妥当である．なお，心機能および運動器に問題のある患者に関しては病態を勘案し個別に対応する（エビデンスレベルB）．

3）運動療法の効果

a．運動耐容能の改善

CABG術後患者は，最高酸素摂取量（peak $\dot{V}O_2$：peak oxygen uptake），心拍数，換気量-二酸化炭素排出量関係（$\dot{V}_E$ vs $\dot{V}CO_2$ slope）および最高酸素脈が改善する．

CABG術後の運動耐容能の改善要因として，運動療法開始3カ月ごろまでは心機能の改善に，以後は骨格筋機能の改善にあるとされる[2]．弁膜症術後患者においても運動耐容能は改善し，心機能の正常化に加えて，血管拡張能や骨格筋などの末梢機能の改善と相まって運動耐容能は増加する．

b. 冠危険因子の改善

運動療法は収縮期および拡張期血圧，喫煙率，中性脂肪，HDL（high density lipoprotein）コレステロール，総コレステロール，血糖値，インスリン抵抗性などの冠危険因子を改善する．一方，これらの改善には運動療法だけではなく食事療法の併用が必要であるという報告もある．

c. 交感神経緊張の低下

交感神経緊張の上昇は，血圧・心拍数の増加による心筋酸素摂取量の増大，血小

榊原病院に主治医がいる場合
榊原病院の診察を受ける
榊原病院以外に主治医がいる場合
かかりつけ医より「紹介状」を受け取る
榊原病院の診察を受ける
メディカルチェック（榊原病院　運動療法外来）　※有料
血液検査，尿検査，負荷心電図，心肺運動負荷試験（体力レベルを判定し，安全で効果的な運動強度を算出）を受診する
運動療法処方箋が発行される
メディカルチェックの結果を踏まえ，医師が安全で有効な運動量を決めた「運動療法処方箋」を提出する
運動療法処方箋をもってフィットネスのフロントへ
運動療法処方箋に基づき，個々のレベルに合ったコースを提案する
入会手続き
●ご利用案内
●運動療法処方箋の提出
●入会申込書の提出
●初月会費（月途中なら日割りで対応）の支払い
●いきいき健幸ノートを購入してもらう（有料）
コースの予約
運動プログラムの実践
【基本プログラム（60分）】
※体力に応じて内容が変わります
①ストレッチ
②有酸素運動（自転車・体操）
③筋力トレーニング
④プール（水中歩行）
6カ月ごとにメディカルチェックを行い，運動プログラムの見直しを行う
プログラムの実践
プログラムの見直し

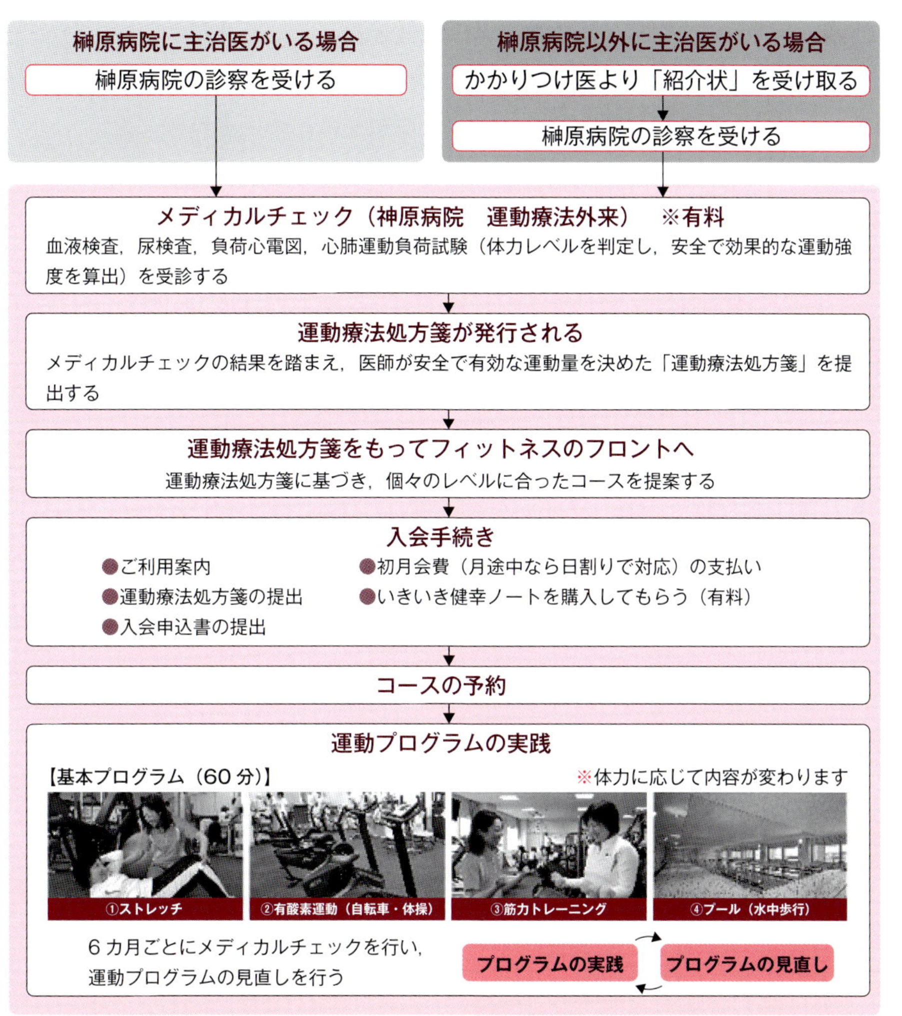

図3　榊原病院のメディカルフィットネスの紹介

板凝集能の亢進の活性化，血管過収縮による前負荷および後負荷の増大をもたらす．また，副交感神経緊張の低下と相まって不整脈も増加する．そのため開心術後の運動療法は，術後の交感神経緊張を低下させる．

d. 心機能および末梢血管機能の改善

CABG 術後の運動療法は 1 回拍出量および心拍出量を増加させる．また，下肢血流量や末梢血管拡張能の改善により，運動中および安静時から運動中にかけての左室駆出率の増加度を改善させる．

e. グラフト開存率の改善

運動療法によりバイパスグラフト開存率が 17％増加する[3]．これは運動療法によってもたらされる，ずり応力の増大，血栓溶解因子の活性化および脂質の改善などが関係すると考えられる[3]．

f. 換気効率の改善

心臓血管外科手術後は，$\dot{V}_E$ vs $\dot{V}CO_2$ slope や二酸化炭素換気量の最低値（minimum $\dot{V}_E/\dot{V}CO_2$）で示される換気効率は低下し，そのため運動中の換気は亢進しやすい状態である．すなわち，術後の運動療法は主に運動中の心拍出量増加の改善により生理学的死腔が改善し，換気効率が改善する結果，運動時の換気亢進が改善する．

g. QOL の改善

CABG 術後，通常の薬物療法に運動療法を加えることで QOL が改善する．また，運動療法に参加する 8 割の患者で仕事への満足度，家庭生活，社会生活，性生活が改善するといわれている[4]．例えば，弁置換術後の復職率は運動耐容能に正相関し，術後 6 カ月間にわたる運動療法は QOL を改善させる[5]．また，大動脈弁置換術後の患者を対象とした調査でも，運動療法は日常活動レベルを向上させ，就職率を増加させる[6]．

h. 精神面の安定化

心血管疾患患者の 3～5 割が精神的に不安定になるといわれる[7]．この精神的な反応には男女差があり，女性のほうがうつ状態になりやすい[8]．運動療法は不安定な精神状態を改善させ，特に集団での運動療法が効果的である．

i. 再入院率および医療費の改善

運動療法は，心臓血管外科手術後の再入院率およびそれに伴う医療費を減少させる．再入院の回数が減ると同時に入院時の医療費も削減できる[9]．また，CABG 術後 10 年間にわたる比較試験で心血管事故は心リハ施行群で有意に低いことが報告されている[10]．

4）禁　忌

運動療法の禁忌を把握することは，安全に心リハを提供するうえで必須である．

一般的な運動療法の禁忌項目として，米国心臓協会（AHA：American Heart Association）（表3）[11] や米国スポーツ医学会（ACSM：American College of Sports Medicine）の基準（表4）[12] を参考にする場合が多い．不安定な血圧，危険な大動脈弁狭窄症，重症不整脈や運動を禁止されている重度な整形外科的疾患がないかなど，禁忌に相当する項目がないことを確認したうえで外来リハを開始する．

5）開始基準

運動療法の開始基準としては，ACSM の運動療法の適応（表5）の基準[12] などを参考にする．また，日本循環器学会の心血管疾患におけるリハビリテーションに関するガイドライン（2012 年改訂版）[1] では，運動療法開始時の注意点として，表6の項目があり，この項目に該当しない場合に運動療法の開始を検討する．退院後，初回外来リハ時には全身状態や外来での経過が安定しているかの確認も重要である．

6）中止基準

運動療法の中止基準として，米国心臓血管呼吸リハビリテーション協会

表3　運動療法の禁忌（文献 11）より改変引用）

絶対的禁忌	1. 明らかなうっ血性心不全（NYHA の心機能分類 Ⅳ度） 2. 急性心筋梗塞の発症日 3. 不安定狭心症 4. 解離性大動脈瘤 5. 心室頻拍またはコントロールされていない重篤な不整脈 6. 高度の大動脈弁狭窄症 7. 最近の塞栓症 8. 活動期または最近の静脈血栓症 9. 急性感染性疾患 10. 拡張期高血圧（115 mmHg 以上）
相対的禁忌または十分な注意が必要なもの	1. コントロールされていない，または著しい上室不整脈 2. 連続性または頻発する心室期外収縮 3. 治療されていない体高血圧や肺高血圧 4. 心室瘤 5. 中等度の大動脈弁狭窄症 6. コントロールされていない糖尿病，甲状腺機能亢進症，粘液水腫，腎不全，肝不全，他の代謝性疾患 7. 著しい心拡大 8. 完全房室ブロック，完全左脚ブロック，WPW（Wolff-Parkinson-White）症候群 9. 固定レート型ペースメーカー 10. 一応コントロールされた重篤な不整脈 11. コントロールされていない重症高血圧 12. 重症貧血 13. 明らかな精神神経障害 14. 運動制限を有する神経筋疾患，骨格筋疾患，関節疾患

表4　米国スポーツ医学会（ACSM）の運動療法の禁忌（文献12）より引用）

- 不安定狭心症
- 安静時収縮期血圧が200 mmHgを超える．または安静時拡張期血圧が110 mmHgを超える場合．ただし，症例ごとに検討する
- 20 mmHgを超える起立性低血圧で症状を伴う
- 危険な大動脈弁狭窄（弁口面積が0.75 cm^2未満でピーク圧較差が50 mmHgを超える）
- 急性の全身性疾患または発熱
- コントロールされていない心房または心室性不整脈
- コントロールされていない心房性頻脈（>120拍/分）
- 非代償性心不全
- 第3度房室ブロック（ペースメーカー非挿入）
- 活動性心膜炎または心筋炎
- 亜急性期の塞栓症
- 血栓性静脈炎
- 安静時ST低下が2 mmを超える
- コントロールされていない糖尿病（血糖値が300 mg/dLを超える．または250 mg/dLを超えてケトーシスを伴う）
- 運動を禁止されている重度な整形外科的疾患
- 急性甲状腺炎，低カリウム血症，高カリウム血症や脱水といった他の代謝性病態

表5　米国スポーツ医学会（ACSM）の運動療法の適応（文献12）より引用）

- 医学的に安定している心筋梗塞後
- 安定狭心症
- 冠動脈バイパス術後
- 経皮的冠動脈形成術後または他のカテーテル治療後
- 代償性心不全
- 心筋症
- 心臓または他の臓器移植
- 弁膜症術もしくはペースメーカー挿入術（植え込み型除細動器）を含む他の心臓手術
- 末梢動脈疾患
- 手術困難な高リスク心臓疾患
- 心臓突然死症候群
- 末梢腎臓疾患
- 糖尿病，高脂血症，高血圧などの冠動脈疾患危険因子
- 体系化された運動療法プログラムや患者教育の適応のある他の患者（主治医の紹介と心臓リハビリテーションチームの同意が必要）

表6　運動療法開始時の注意点（文献1）より引用）

- 熱がなく，炎症反応が順調に改善傾向を示している
- 心膜液・胸水貯留が甚だしくない
- 新たな心房粗動・心房細動がない
- 貧血はあってもヘモグロビン8 g/dL以上で改善傾向にある

表7　運動を中断すべき有害反応（文献13)より改変引用）

- 拡張期血圧 110 mmHg 以上
- 運動中の 10 mmHg 以上の収縮期血圧低下
- 症状と徴候の有無にかかわらず，明らかな心房性および心室性不整脈
- Ⅱ度またはⅢ度の心ブロック
- 狭心症，著しい呼吸困難，虚血性の心電図異常などの運動を中断すべき徴候と症状

表8　運動療法を一時中止する反応（文献14)より引用）

1. 運動処方がある場合は処方の心拍数以上に連続して心拍数が上昇している状態
2. 運動処方がない場合は運動時心拍数 130 拍以上
3. 収縮期血圧 160～200 mmHg 以上（幅は病態による）または 10 mmHg 以上の低下
4. 運動による心電図変化（虚血性 ST 下降 1.0 mV 以上，側副血行路によるものは除く）
5. 運動により不整脈が増加してくる場合（PVC10 回 / 分以上）
6. 新たな不整脈が発生した場合（心房細動，発作性頻脈，完全房室ブロック，Lown Ⅳb 以上の不整脈など）
7. 頻呼吸（30 回以上），高度な息切れ（RPE＞15）
8. 動悸，胸痛の出現
9. めまい，冷や汗，吐き気などの低血圧症状
10. 全身疲労，下肢関節痛などの自覚症状の出現
11. 患者が拒否した場合
12. 安全な心臓モニタリングができないとき（機械の不具合など）

PVC：心室性期室外収縮，RPE：自覚的運動強度

（AACVPR：American Association of Cardiovascular and Pulmonary Rehabilitation）の基準（表7）[13]と表8[14]がある．これらの項目に該当する場合は，運動療法の中止を検討する．これらの症状の多くは，基礎疾患の増悪や心不全徴候が原因として考えられるため，必要に応じて医師に診察を依頼する．また，症状が出現した要因（塩分・水分の過剰摂取，過活動，服薬忘れなど）を問診し，原因となる生活習慣を是正する必要がある．

7）トレーニングプロトコル

a. 強　度

運動強度の処方に際しては，患者の身体機能や運動耐容能，併存疾患を含めた重症度を考慮して決定する．退院時においても，運動耐容能が低く，デコンディショニングが強く認められる患者においては低い運動強度から処方する．心臓血管外科手術後患者に対して，安全で効果的な運動強度として，嫌気性代謝閾値（AT：anaerobic threshold）レベルでの運動が推奨されている．AT は心肺運動負荷試験（CPX：cardio pulmonary exercise test）を用いて決定する．AT を基準にした運動強度は，乳酸の蓄積を抑え，運動を長時間持続することが可能である．また，血中カテコラミンの著明な増加もないことから安全に運動を行える（表9）．

表 9　嫌気性代謝閾値（AT）を基準にした運動療法の根拠（文献 14）より引用）

1. AT 以下の運動では長時間の持続的運動が可能である
2. 代謝性アシドーシスの進行や血中カテコラミンの著しい増加など，心筋に悪影響を与える代謝内分泌系の変化が生じにくい
3. 高血圧，糖尿病（耐糖能異常），肥満，脂質異常症など，冠危険因子改善のためにも好ましい代謝強度である
4. AT 以下では運動中に換気亢進による呼吸困難感が生じることもなく，高強度運動に比べて運動継続性に優れる

表 10　Borg scale（文献 1）より引用）

指数（scale）	自覚的運動強度（RPE）		運動強度（%）
20	もう限界		100
19	非常につらい	(very very hard)	95
18			
17	かなりつらい	(very hard)	85
16			
15	つらい	(hard)	70
14			
13	ややつらい	(somewhat hard)	55（AT に相当）
12			
11	楽である	(fairly light)	40
10			
9	かなり楽である	(very light)	20
8			
7	非常に楽である	(very very light)	5
6			

AT：嫌気性代謝閾値

CPX が実施できない場合の運動処方としては Borg scale（表 10）や Karvonen 法を用いた方法がある（表 11）．しかし，これらを用いた運動処方は β 遮断薬による心拍応答が抑えられている患者や自覚症状に乏しい糖尿病患者および高齢者に対しては注意が必要である．

b. 種　類

心臓血管外科手術後の外来リハにおいて用いられる代表的な運動様式としては，有酸素運動とレジスタンストレーニング，インターバルトレーニングがある．

有酸素運動は，深い呼吸で酸素を取り入れながらゆっくりエネルギーを消費する運動である．有酸素運動を行うことで，体内に取り込んだ酸素を使って糖質や脂肪を燃焼させることが可能である．代表的なものには，ウォーキングやジョギング，水泳，サイクリングなどがある．外来リハで推奨される有酸素運動の種類としては，トレッドミルを用いたウォーキングや自転車エルゴメーターがある．これらの運動

表 11 有酸素運動の各種運動処方（文献 14)より引用）

①最大心拍数（220－年齢，または実測値）の 50～70%
②最大酸素摂取量の 40～60%
③嫌気性代謝閾値（AT）による運動処方
　a. AT 時の心拍数※1
　b. AT の 1 分前のワット数※2
④ HRR※3 の 40～60%
⑤ Karvonen 法による処方
　{(最高心拍数－安静時心拍数)×K＋安静時心拍数}※4
⑥ Borg scale〔自覚的運動強度（RPE）スケール〕による処方
　・11（楽である)～13（ややきつい）ぐらいに感じる程度の運動強度を選択※5
⑦心拍数の推移を連続的に監視しながら行う方法
　・心拍数が漸増しなければその運動強度は AT 以下と判断※6

※1 AT の 1 分前の心拍数という意見もある
※2 AT は最大酸素摂取量（Peak $\dot{V}O_2$）の 45～55%程度なので，AT 時のワット数が AT1 分前のワット数の 10%増し程度と考えると，AT 時ワット数は Peak $\dot{V}O_2$ の 50～60%程度の強度となり，結果的に間違った運動強度ではないという意見もある
※3 心拍予備能（HRR)＝最大心拍数から安静時心拍数を引いた値
※4 定数（K）として 0.4～0.6 を用いる．低体力者や急性心筋梗塞後患者は 0.2 から開始する
※5 13（ややきつい）がおおよその AT の運動強度に相当する
※6 β遮断薬など運動時の脈拍の上昇を妨げる薬剤が処方されている時は注意を要する

機器にはそれぞれ特徴があり（「後期回復期リハビリテーションの実際（p165）」を参照），患者の身体機能や運動目的に応じて機器の選択を行うことが重要である．

レジスタンストレーニングは，ウエイトマシンや自重，セラバンドを用いて筋肉に抵抗を与え，筋肥大や神経系の活性化を促し，筋機能を高めるトレーニングである．従来は等尺性運動の要素が大きく，血圧の急激な上昇や不整脈・心筋虚血を誘発しやすいと考えられていたが，現在ではレジスタンストレーニングの安全性が確認され，適応のある場合には積極的に導入されている．近年，心臓血管外科手術後においても，デコンディショニングを有する人や筋力水準が低い高齢者が多く，これらの患者に対してレジスタンストレーニングは重要な役割を担っている．

インターバルトレーニングは，高強度と低強度の運動を交互に繰り返すトレーニング方法で，運動と休息を繰り返すレペティショントレーニングも含まれる．一般的なインターバルトレーニングは，無酸素運動レベル（最大負荷 90%前後）の高強度と有酸素運動の繰り返しである．AT より高い運動強度を用いることで，機械的ストレスのみならず乳酸の蓄積など筋内代謝的ストレスを高め，レジスタンストレーニングに類似した効果も得られる．また，インターバルトレーニングは，高強度運動と低強度運動の組み合わせであるため，患者に応じて，さまざまなプロトコルの選択が可能である（「後期回復期リハビリテーションの実際（p165）」を参照）．

c. 方　法

日本循環器学会の心血管疾患におけるリハビリテーションに関するガイドライン[1]では，20～60 分間の持続運動が推奨されている．しかし，それ以下（12～20 分，2～3/週）[15]でも効果が得られことが報告されており，運動時間は徐々に長くしていくことが推奨される．

具体的なトレーニング方法としては，準備運動，有酸素運動，レジスタンストレーニング，整理運動から構成される．運動の前後には準備運動と整理運動としてストレッチを行う（「後期回復期リハビリテーションの実際（p165）」を参照）．

運動頻度に関して，有酸素運動は週 3～5 回行い，レジスタンストレーニングは週 2～3 回行うことが推奨される．また，運動の構成時間（図 4）としては準備運動 10～20 分，有酸素運動・レジスタンストレーニング 20～60 分，整理体操 5～10 分で行うことが推奨されている．

d. 適　用

目標を明確に定めて運動処方することが重要である．現在の問題点を明確にし，運動療法により何を改善させようとしているのか，運動療法がなぜ必要なのかを患者に提示する．運動療法には，心肺機能を高めるなど全身にもたらす効果や骨格筋，末梢機能，自律神経にもたらす効果など多岐にわたる（表 12）．また，有酸素運動とレジスタンストレーニングにおいても効果の違い（表 13）がある．そのため，これらの運動療法の効果の違いを理解し，運動療法の目的を患者に示すことで，医療者と患者との目標共有が可能となり，アドヒアランス（医療者と患者との協力的関係のもとで患者が主体的に治療参加すること）の向上につながる．

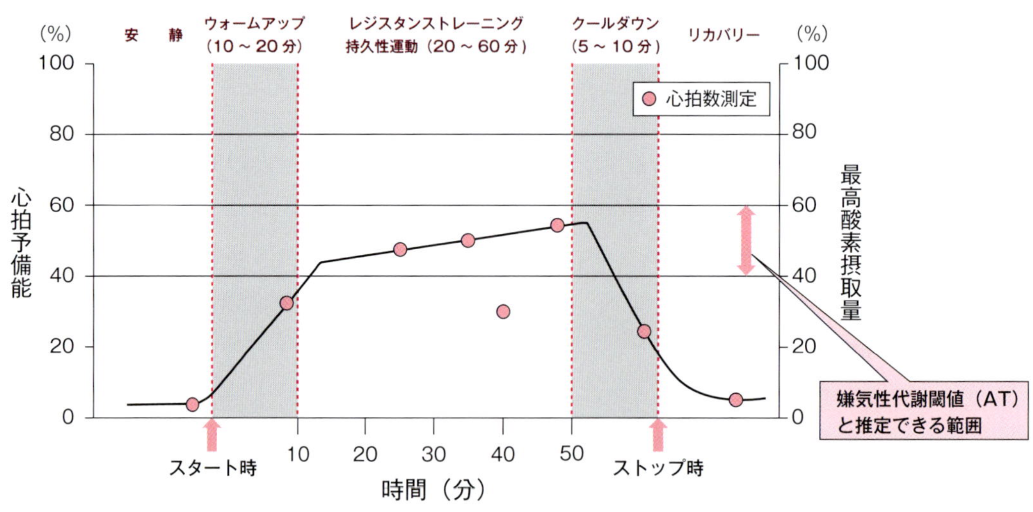

図 4　運動トレーニングの構成（文献 1) より引用）

e. 管　理

退院後に運動療法を継続してもらうためには，退院までの間に適切な運動方法や安全な運動強度を患者に理解してもらう必要がある．しかし，実際の臨床場面においては，患者の運動療法についての理解が不十分で，退院後に安全な強度で運動が実践できていない場合も少なくない．そのため，外来での監視型運動療法で患者教育を行い，経過とともに，監視の距離を拡大し，最終的には非監視型（セルフモニタリング）での運動療法へ移行させることが望ましい．

監視型運動療法とは，専門家の監視のもとに行われる運動療法のことで，単に心電図や血圧などのバイタルサインを測定・監視すること以外にも，表 14 に示すような運動指導の意味合いも含まれる．そして，運動療法の自己管理が行えるようになってきた段階で非監視型運動療法への移行を考慮する．監視型運動療法から非監視型運動療法への移行については表 15 の指針[16] があり，これらの指針を考慮し，非監視型運動療法への移行を行う．

非監視型運動療法は，いかなる監視もない環境で運動療法を行うことで自己管理のもと行われる運動療法である．そのため運動療法を始める前には，必ず自分自身でメディカルチェックを行う．また，運動中は血圧や脈拍のセルフモニタリングを行い，監視型運動療法中に体得した自覚的運動強度で運動を実践する．そして，前述の内容を自分自身で記録表に記入する習慣をつけ，外来診察の際に医師や運動療法の専門家に確認してもらうようにする．このようなセルフモニタリングによる運動療法が外来リハにおける最終目標となる．

表 12　運動療法の効果（文献 1）より改変引用）

項　目	内　容	項　目	内　容
運動耐容能	・最高酸素摂取量の増加 ・嫌気性代謝閾値の増加	骨格筋	・ミトコンドリアの増加 ・骨格筋酸化酵素活性の増大 ・骨格筋毛細管密度の増加 ・Ⅱ型からⅠ型への筋線維型の変換
症　状	・心筋虚血閾値の上昇による狭心症発作の軽減 ・同一労作時の心不全症状の軽減	冠危険因子	・高血圧，脂質代謝，糖代謝の改善
呼　吸	・最大下同一負荷強度での換気量減少	自律神経	・交感神経緊張の低下 ・圧受容体反射感受性の改善
心　臓	・最大下同一負荷強度での心拍数の減少 ・最大下同一負荷強度での心仕事量（二重積）の減少	血　液	・血小板凝集能の低下 ・血液凝固能の低下
冠動脈	・冠狭窄病変の進展抑制，軽度の退縮 ・心筋灌流の改善 ・冠動脈血管内皮機能の改善	予　後	・冠動脈性事故発生率の減少 ・心不全増悪による入院の減少 ・生命予後の改善
中心循環	・最大動静脈酸素較差の増大		
末梢循環	・安静時，運動時の総末梢血管抵抗減少 ・末梢動脈血管内皮機能の改善		

表 13　有酸素運動とレジスタンストレーニングの効果の比較（文献 21）より引用）

変　　数	有酸素運動	レジスタンストレーニング
骨ミネラル含量	↑↑	↑↑
体組成		
・体脂肪率	↓↓	↓
・除脂肪体重	0	↑↑
筋　力	0↑	↑↑↑
糖代謝		
・糖負荷試験に対するインスリンの反応	↓↓	↓↓
・基準インスリンレベル	↓	↓
・インスリン感受性	↑↑	↑↑
血清脂質		
・HDL コレステロール	↑0	↑0
・LDL コレステロール	↓0	↓0
・中性脂肪	↓↓	↓0
心血管動態		
・安静時心拍数	↓↓	0
・1 回拍出量（安静時，最大運動時）	↑↑	0
・安静時心拍出量	0	0
・最大運動時心拍出量	↑↑	0
・安静時血圧		
・収縮期	↓0	0
・拡張期	↓0	0
最大酸素摂取量	↑↑↑	↑0
最大持久性時間	↑↑↑	↑↑
最大運動時の二重積	↓↓↓	↓↓
基礎代謝	↑0	↑
健康関連 QOL	↑0	↑0

↑：上昇・増加　↓：下降・減少　0：変化なし

f. 場　所

自宅での心リハ（home-based cardiac rehabilitation）の効果は，病院などの施設での心リハ（hospital-based cardiac rehabilitation）に劣らないという報告が散見され，自宅での非監視下の運動療法を適切に行えば，監視下の運動療法と同様の効果を得ることができる[17～20]．

自宅での運動療法を行ううえで，外来指導の際に指導する項目を**表 16** に示す．これらの指導に基づき，自宅での心リハを行う．また退院後の運動療法として，日常生活において一定の身体活動量を維持させることも重要である．そのため自分のウォーキングコースをつくり，活動量計や万歩計を着用することで身体活動量の把握に努める．身体活動量の目標を立てる時は，実現困難な目標ではなく，実施可能な身体活動量から徐々に増加を図ることが望ましい．当院では，身体活動量の管理

表 14　運動療法の監視の意味（文献 16）より引用）

- 運動療法中の心拍数や血圧の監視を行うこと
- 有資格者による運動の直接の監視や指導
- 運動処方がしっかりと守られているかどうか（適切な準備運動や整理運動，目標心拍数の理解や心拍数のセルフモニタリング能力，症状，自覚的運動強度の範囲）
- 運動療法機材の適切な使用方法を理解しているかどうか
- 病状の回復や臨床症状の変化に基づいた運動処方の定期的な調節ができるかどうか
- 持続する狭心症状や致死的な心室性不整脈，代償されていない心不全などの重大な運動関連合併症に対する医学的治療を理解しているかどうか

表 15　監視型運動療法から非監視型運動療法への移行のガイドライン（文献 16）より引用）

- 推定運動耐容能が 7 METs 以上（または実測で 5 METs 以上）または職業的要求レベルの 2 倍であること
- 運動に対する適切な血行動態反応（運動負荷の増加に対する血圧の上昇）とその回復が認められること
- 最大運動負荷時の適切な心電図反応，例えば正常もしくは変わらない伝導または不変，安定した不整脈もしくは不整脈なし，安定し許容範囲の虚血性変化（例えば，1 mm 以内の ST 低下）であること
- 心臓由来の症状が安定または無症状であること
- 安定した（コントロールされた）安静時心拍数と血圧が認められること
- リスクファクター介入の適切な管理およびリスクファクターを改善するのに効果的で安全な運動に参加し，その結果，これらのリスクファクターが独立かつ効果的な変化を示すこと
- 病気の経過，異常な徴候や症状，薬剤使用と副作用についての知識を有すること

表 16　運動療法についての外来指導項目（文献 1）より一部改変引用）

- 運動強度，頻度，種類，運動実施の時間，禁忌などについて
- 運動前のバイタルサインや運動時の血圧管理について
- 運動時の服装や靴，天候，水分補給について
- レジスタンストレーニングの方法や開始時期について
- 運動量（日常生活活動量）を設定について

が必要な患者には自宅での心リハに活動量計を用いて，身体活動量の管理と運動指導を行っている（図 5）．実際の身体活動量を把握し，目標を提示することで身体活動量の維持や向上を図ることが可能である．

3 後期回復期リハビリテーションの実際

1）メディカルチェック

心臓血管外科手術後患者に対する運動療法は，効果的である以前に安全でなければならない．そのため運動療法を開始する前には，まず全身状態の確認を行う．問診，視診，触診などを用い，自覚症状の有無，体重の変化，睡眠・食欲・内服状況

【○○様の現在の歩行状態報告】

あなたの１日あたりの平均歩数は

4,500 歩
でした

同年代の方の平均歩数は 5,393 歩です

前回と比較して

2,100 歩
増加しています

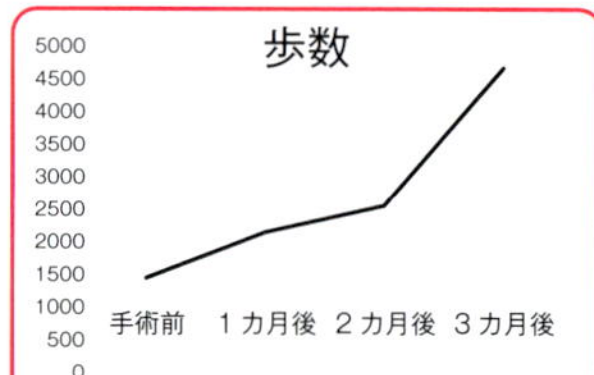

これからは，毎日

5,500～6,000 歩

歩くことを目標にがんばりましょう

何かございましたらいつでもご連絡ください

図５　当院での活動量計を用いた運動指導の実際

表 17　循環器問診チェックリスト

1. 血圧と脈拍数などのバイタルサインの測定
- 前回から今朝までの血圧が落ちついている
- 体温測定は，感冒や熱中症を疑う時など必要時に測定する
- 脈拍数の測定時には，心拍のリズム不正がないかも確認する
  普段と異なる脈拍数やリズム異常を見つけた場合は，運動療法を中止する
- 安静時から息切れを自覚した時も運動療法は中止する

2. 体重測定
- 過食でもない時に体重が増えるのは，心不全徴候の可能性がある
- ３日で２kg の体重増加は要注意する

3. 自己問診
- 気分はいいか
- 睡眠は十分か
- 自覚症状（胸の苦しさや違和感，動悸，息切れ，疲れ，だるさなど）はないか
- 尿量は不変か，体重増加はないか
- 下腿や眼瞼にむくみはないか
- 食欲はあるか，食事を済ませたか
- 薬の飲み忘れはないか
- 疲労は蓄積していないか（体がだるくないか）

などの確認が必要である（表 17）．メディカルチェックを行う際には，高齢者や糖尿病患者など自覚症状の乏しい患者の微細な変化を見逃さないことが重要となる．「なんとなくおかしい」との訴えに対し，血圧・心電図の測定や変化に対する具体的な問診を行うことを心がけなければならない（図６）．また，これらの情報確認は運動療法の可否判断にとどまらず，患者の自己管理能力獲得の一助になるように指導を行っていく．

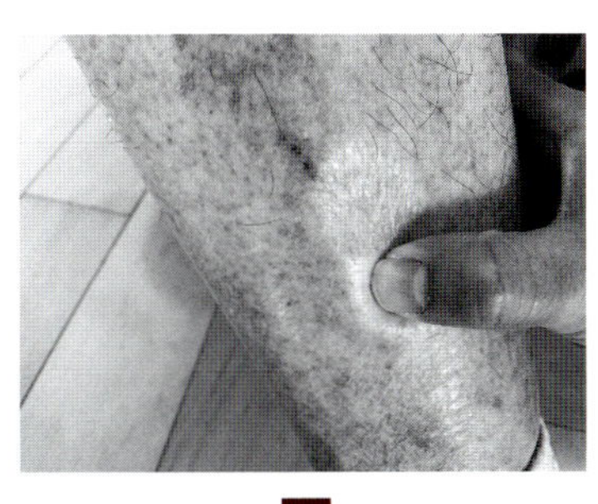

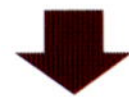

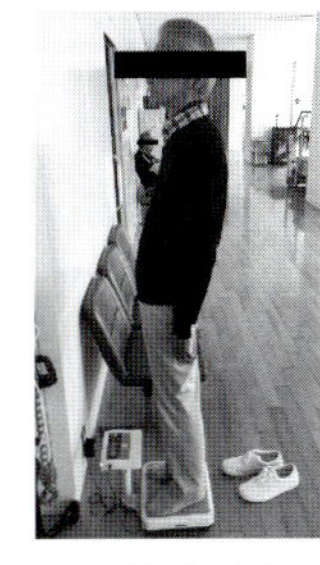

毎日の記録　　記入例を参考に，記入しましょう。

わたしの理想体重は　58　kgです　　わたしの目標血圧は　120／80　mmHgです

		日	月	火	水	木	金	土	日	月	火	水	木	金	土
月／日		6/5	6/6	6/7	6/8	6/9	6/10	6/11	6/12	6/13	6/14	6/15	6/16	6/17	6/18
体重（kg）															
血圧（mmHg）	朝														
	夕														
脈拍（回／分）															
自覚症状	息切れ														
	むくみ														
	疲れやすさ														
	食欲低下														
	不眠														
メモ															

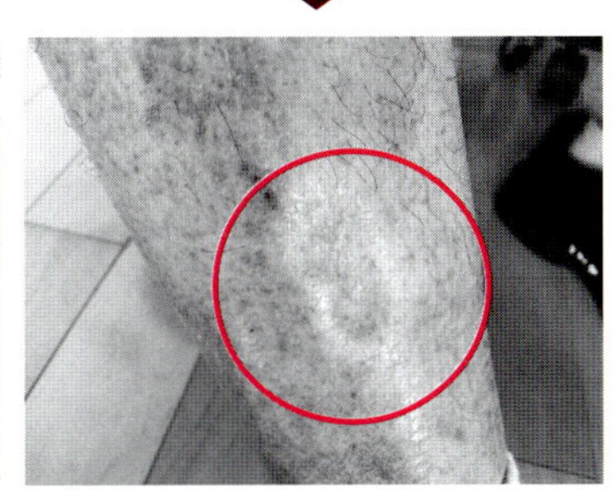

a．体重測定　　b．自己管理表　　c．浮腫の確認

図６　来院時の具体的なメディカルチェック（口絵カラー③参照）

2）準備運動

a．心臓血管外科手術後の準備運動の目的と構成

メディカルチェックに問題がなければ，続いて運動療法前の準備運動を行う．準備運動の目的は，①骨格筋や関節結合組織の伸展性増加による障害予防，②運動筋の末梢血管拡張による心負荷の軽減，③体温上昇に伴う酸素解離直線の右方偏位，血液粘性低下による血液の効果的な使用である．また，重度の糖尿病患者や高齢者は，短時間での血管拡張が得られにくいため，長めの準備運動を行う必要性がある．実際の準備運動は，ストレッチ（静的，動的）や低強度での歩行によって構成される．

b．心臓血管外科手術後のストレッチの実施と注意点

ストレッチを行う際は，主運動で動かす筋群をターゲットに実施する（図７）．過剰なストレッチは，筋肉の伸展反射の機構により対象筋群を緊張させる．そのため，静的なストレッチは15～60秒ほどで「気持ちがいい」と感じる程度まで伸ばし，動的なストレッチを行う場合は反動をつけすぎないように注意する．また，ストレッチ中は呼吸を止めずに行うよう指導する．

術後のストレッチは，創部への過度な伸張や創部の離開方向に力がかからないように注意する（図８）．正中切開患者では，体幹の回旋に伴う剪断力や上肢動作による牽引に対し，少なくとも創部治癒の目安である術後12週までは両上肢を同時にストレッチすることが重要となる（図９）．過度にストレッチすることは避け，痛みを伴わない程度に皮膚や筋群の伸張を感じながらストレッチを実施する．また，

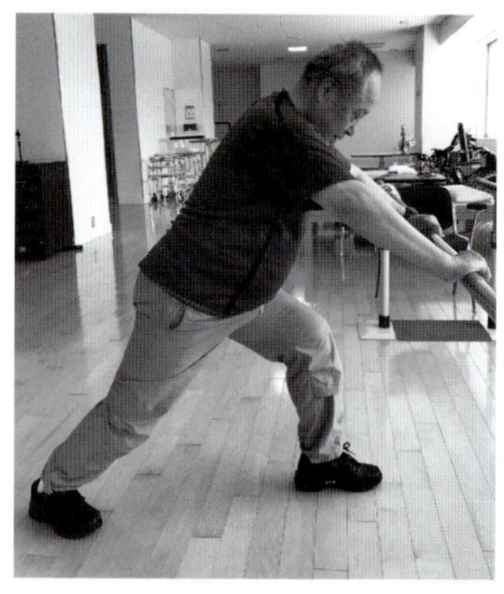

a. 下腿三頭筋，股関節屈筋群のストレッチ

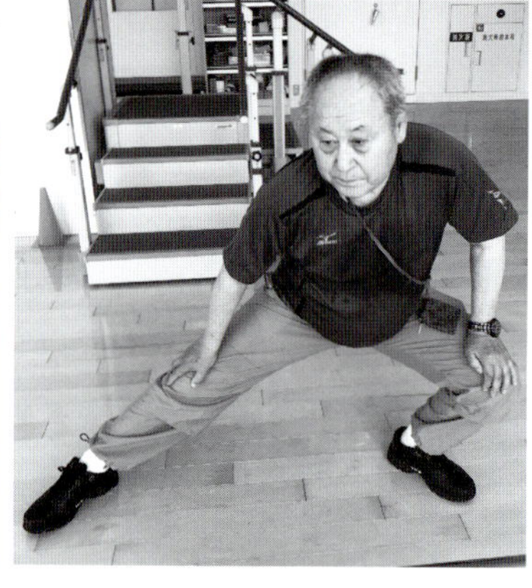

b. 内転筋群のストレッチ

図７　トレッドミルや自転車エルゴメーター実施前のストレッチ

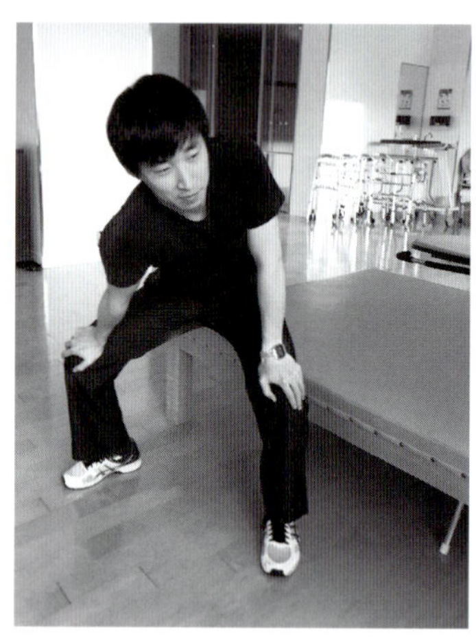

a. 正中創への回旋ストレス

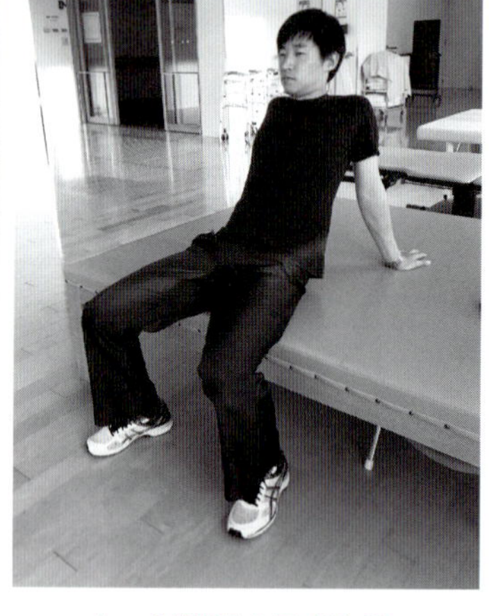

b. 創離開を招く姿勢

図８　正中創保護のため行ってはいけないストレッチや姿勢

冠動脈バイパス術（CABG）で大伏在静脈などのグラフトを採取した部分のストレッチは，創離開に注意が必要である．ストレッチ実施時には，グラフト採取の創部周囲の伸張に注意を払い，ストレッチ後は創部周囲の発赤や浸出液漏出がないか注意深く観察する（図 10）．さらに，糖尿病患者や低栄養を呈する患者は，創治癒不全を招きやすい．そのためストレッチ方法の指導と創部の観察に対し指導を行う．

3）有酸素運動

a. 使用機器

心臓血管外科手術後の有酸素運動は，自転車エルゴメーターやトレッドミルなど

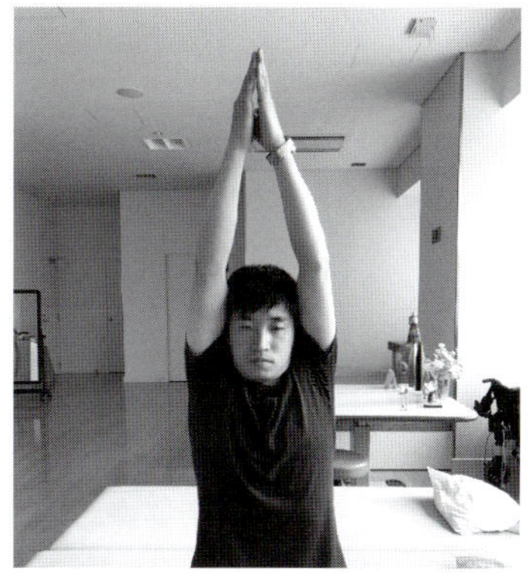

a. 肩甲骨の挙上　　b. 上肢の挙上

図 9　胸骨正中切開術後患者のストレッチ
a：手を組んで，息を吸いながらゆっくり挙上する
b：肩甲骨を挙上させた後に肩の力を抜いてリラックスする

【グラフト採取創周囲の発赤】

・ストレッチ前に発赤があれば，創部への伸張刺激は避ける
・ストレッチ後に発赤があれば医師へ報告する

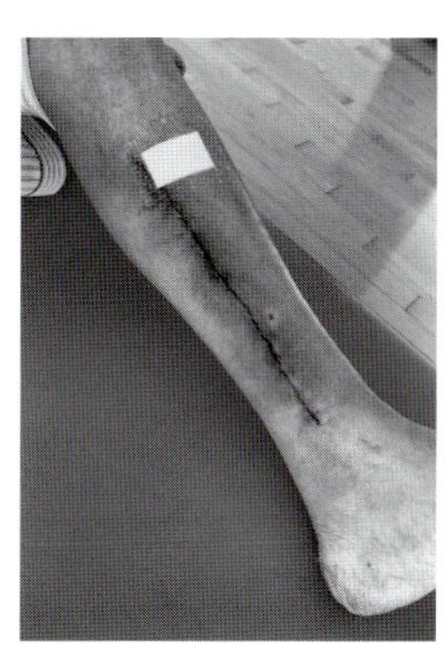

図 10　冠動脈バイパス術時のグラフト採取部の発赤（大伏在静脈）（口絵カラー④参照）

が使用される．各機器のメリットおよびデメリットを図 11 に示す．使用器具の選定は重要であり，個々の術前後の患者背景から適切なものを選定する．術後の運動療法開始初期は，運動中のバイタルサインを測定しやすい自転車エルゴメーターから開始することが多い．その際，正中創を圧迫するような前傾姿勢をとらないよう，アームグリップの高さに注意する．また，鼠径部に術創部がある場合や，腹部大動脈瘤や腸骨動脈瘤の残存がある場合は圧迫を控えるため，自転車エルゴメーターよりトレッドミルを使用するなどの配慮が必要である．

b. 運動強度

心臓血管外科手術後患者に対し，安全で効果的な運動療法を提供するために嫌気性代謝閾値（AT）での運動療法が推奨されている．AT は心肺運動負荷試験（CPX）にて測定するが，CPX が行えない場合は Borg scale や Karvonen 法を用いた運動処方が行われる．Karvonen 法とは，心拍予備能（heart rate reserve）を

自転車エルゴメーター

【長　所】	【短　所】
・安定性が高く，危険性が少ない ・血圧測定や心電図モニタリングが行いやすい ・膝や腰の負担が少ない	・トレッドミルと比較すると動員筋群が少ない ・自転車に慣れていない人や高齢者は使用しづらい

アップライトエルゴメーター vs リカンベントエルゴメータ

【アップライトエルゴメーター】	【リカンベントエルゴメーター】
・一般的で運動負荷試験装置と同様の様式である ・サドルを跨ぐ，長時間使用での臀部痛などの運動上の配慮が必要である	・体幹が安定し，運動を行いやすい ・酸素摂取量，血圧，心拍数はアップライトエルゴメーターよりも低くなる ・下肢の局所的な運動となる

トレッドミル

【長　所】	【短　所】
・日常生活で慣れた歩行での評価ができる ・速度と傾斜の 2 項目で負荷調整ができる	・転倒の危険性がある ・手すり使用の有無で運動効率が大きく変わる ・運動中の血圧測定が行いにくい

運動療法機器の違いによる酸素摂取量の計算式

自転車エルゴメーター

・$\dot{V}O_2$（ml/分/kg）＝1.8×仕事量（kg/m/分）÷体重（kg）＋3.5（ml/分/kg）

トレッドミル

・$\dot{V}O_2$（ml/分/kg）＝0.1×スピード（m/分）＋(1.8×スピード（m/分）×傾斜角度)＋3.5（ml/分/kg）

・自転車エルゴメーターでは同じ負荷でも体重が大きいほど，酸素摂取量（$\dot{V}O_2$）は少なくなる

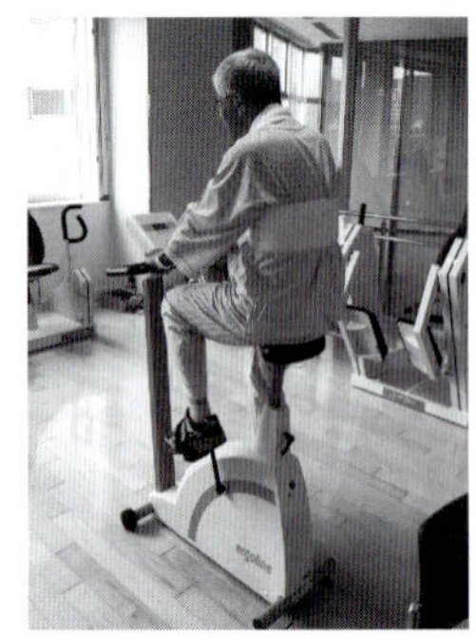

アップライトエルゴメーター

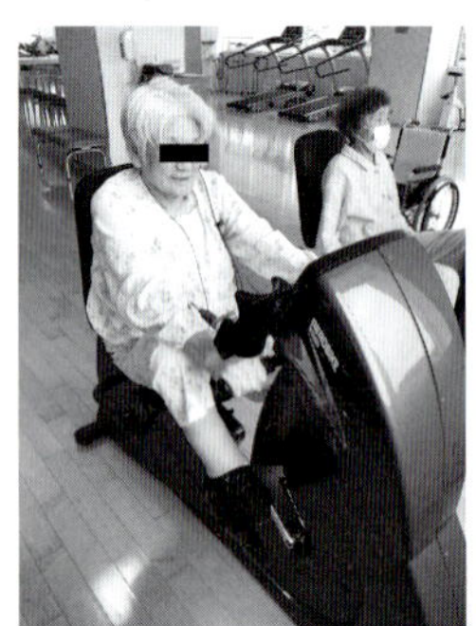

リカンベントエルゴメーター

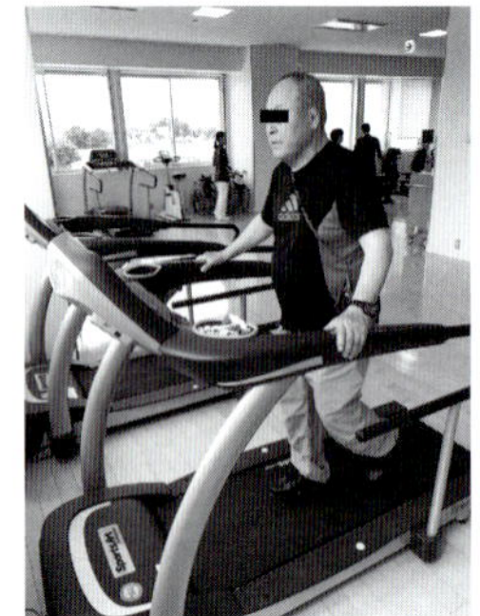

トレッドミル

図 11　使用機器と特徴

もとに計算される式で，「〔予測最大心拍数（220 − 年齢）− 安静時心拍数〕×k 値（0.4〜0.6）＋安静時心拍数」で示される．術後患者に推奨される運動強度は最大酸素摂取量の 40〜60％，最大心拍数の 55〜69％，心拍予備能では 40〜60％（Karvonen 法の k＝0.4〜0.6）程度である（**表 18**）[1]．低心機能患者や身体機能の低い患者には k＝0.2 程度の低い値を用いる．これらを用いた運動療法は，β 遮断薬により心拍応答が抑えられている患者や自覚症状の乏しい糖尿病患者および高齢者に

表 18　有酸素運動の運動強度

強　度	強　　度		
	% peak $\dot{V}O_2$	Karvonen 係数（K 値）	自覚的運動強度（Borg scale）
低強度負荷	20～40%未満	0.3～0.4 未満	10～12 未満
中強度負荷	40～60%未満	0.4～0.6 未満	12～13
高強度負荷	60～70%	0.6～0.7	13

% peak VO_2：%最高酸素摂取量

表 19　心疾患患者のためのレジスタンストレーニングの目的（文献 12）より改変引用）

- 筋力や持久力の改善
- 自信の回復
- 日常生活動作能力の増進
- 自立の維持
- 日常の肉体労作による心負荷（心拍数×収縮期血圧）の軽減
- 骨粗鬆症，2 型糖尿病，肥満などの随伴疾患および病態の予防や軽減
- 筋量の増加や体脂肪の減少，骨密度の改善（体組成への効果）
- 歩行速度やバランス機能の改善，転倒予防

は注意が必要である．実際に目標心拍数や自覚的運動強度が設定数より低くとも，運動負荷は AT を超えている場合もある．前述を考慮したうえで，表 18 が示す中等度（AT）強度で有酸素運動を実施することが推奨されている．

4）レジスタンストレーニング

a. レジスタンストレーニングの意義と目的

レジスタンストレーニングの目的は，筋力や筋持久力の向上のみでなく，バランス機能や歩行能力，健康関連 QOL の改善など多岐にわたる（表 19）[12]．そのため十分な評価を行ったうえで，何を目的にレジスタンストレーニングを提供するかを明確に定める必要がある．

b. レジスタンストレーニングの種類

運動の種類は静的な等尺性運動ではなく，ダイナミックな等張性運動を選択する．レジスタンストレーニングを効果的に行うために，負荷量を定量化しやすいウエイトマシンが推奨される．ウエイトマシンがない場合やレジスタンストレーニングの導入時，自宅でのトレーニングにおいてはセラバンドや重錘，自重でのトレーニングも使用される（図 12）．

c. レジスタンストレーニングの対象患者の適応基準と禁忌

レジスタンストレーニングの適応基準と禁忌を表 20，21[12,21] に示す．それらを参考に医師と相談のもとで導入を検討する．表 20 からも有酸素運動を主とした

【マシンを使用したレジスタンストレーニング】

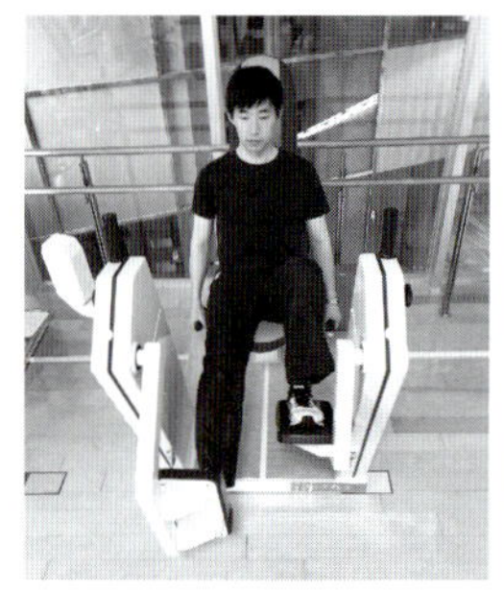
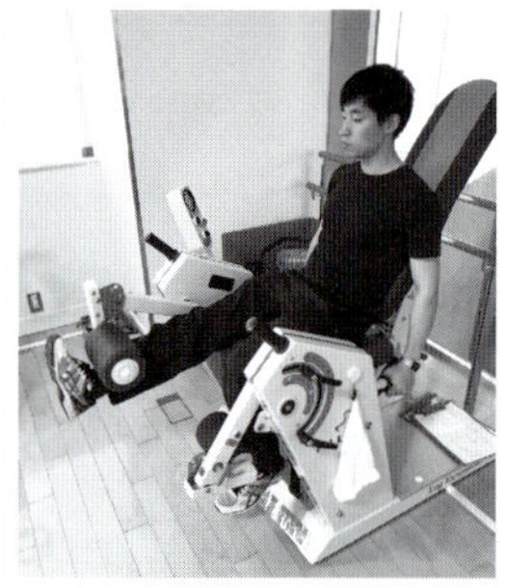
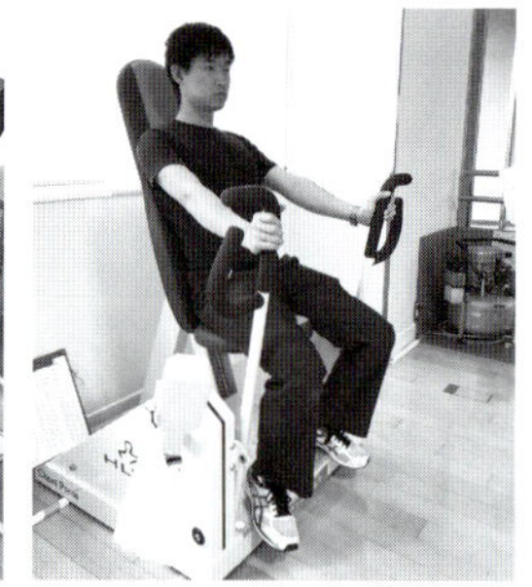

a. レッグプレス　b. レッグエクステンション　c. チェストプレス

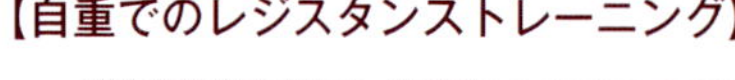

【自重でのレジスタンストレーニング】

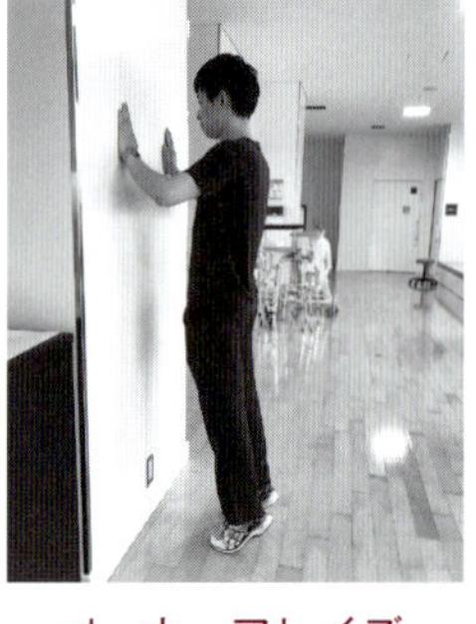
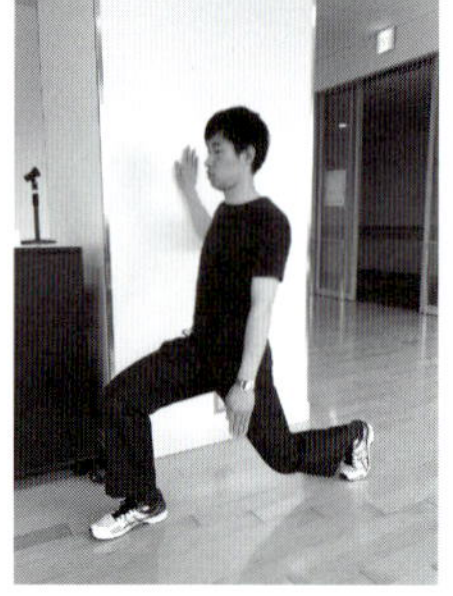
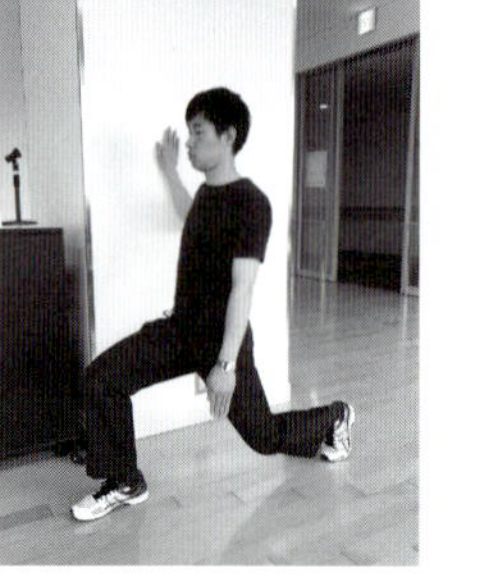

d. カーフレイズ　e. フォワードランジ

【道具を使用したレジスタンストレーニング】

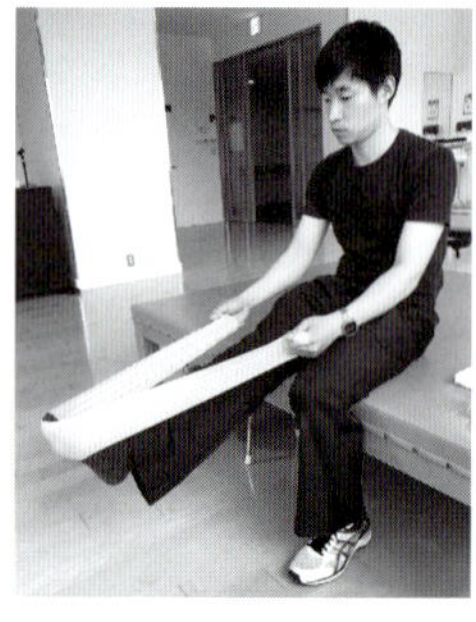
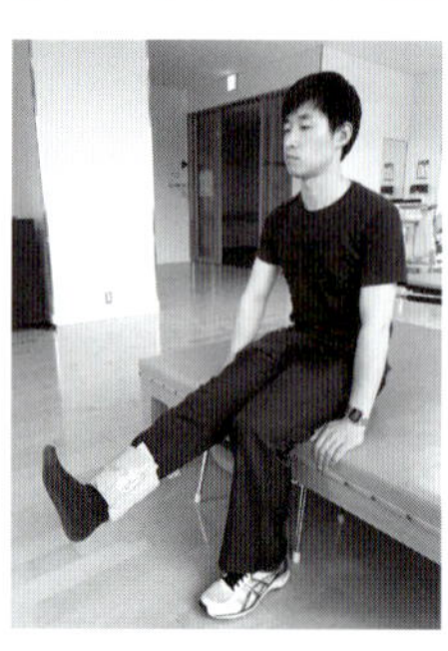

f. セラバンドを使用　g. 重錘を使用

図 12　レジスタンストレーニングの使用機器・道具

表 20　レジスタンストレーニングの適応患者（文献 12）より引用）

- 心筋梗塞発症あるいは心臓血管外科手術の日から少なくとも 5 週間以上経過しており，そのうちの 4 週間は監視型運動療法での持久運動プログラムを受けている患者※
- 経皮的冠動脈形成術（PTCA）などのカテーテル手術から少なくとも 2～3 週間以上経過しており，そのうち 2 週間は監視型運動療法での持久運動プログラムを受けている患者※
- うっ血性心不全，未治療の不整脈，重篤な弁膜症疾患，未治療の高血圧，その他の不安定な症状を有しない患者

※必要に応じて医師の承認を得たうえでリハビリテーションスタッフの判断で開始する

監視型運動療法を経験した患者に導入することが望ましい．特に心臓血管外科手術後患者に対しては，対象筋群が創部に悪影響を及ぼさないかを確認することが重要である．正中切開を伴う開心術後の患者は，創部管理の観点から上肢機器については術後 8～12 週までは禁止されている．

d. レジスタンストレーニングの設定

レジスタンストレーニングの設定は，頻度，強度，時間，種類，反復回数，動作速度などで構成される．レジスタンストレーニングの指針を**表 22**[22] に示す．実施

表 21　レジスタンストレーニングの絶対・相対禁忌（文献 21）より引用）

絶対禁忌	相対禁忌
・不安定な冠動脈疾患 ・代償されていない心不全 ・コントロールされていない不整脈 ・重篤な肺高血圧症（平均肺動脈圧 55 mmHg） ・重症で症状のある大動脈弁狭窄症 ・急性心筋炎，心内膜炎，心外膜炎 ・コントロールされていない高血圧（>180/110 mmHg） ・急性大動脈解離 ・マルファン症候群 ・活動性増殖性網膜症や中等度から悪化傾向のある非増殖性糖尿病性網膜症患者に対する高強度（1 RM の 80～100%）の筋力トレーニング	・なんらかの冠危険因子を有している ・糖尿病の既往がある ・コントロールされていない高血圧（>160/100 mmHg） ・運動耐用能が低い（4 METs 未満） ・筋骨格系の制限がある ・ペースメーカー，植込み型除細動器（ICD）の既往がある

1RM：one repetition maximum

表 22　レジスタンストレーニングの指針（文献 22）より一部改変引用）

【頻　度】
- 週に 2～3 日の頻度
- 1 つの筋群については最低 48 時間開けて行う
- 1 つのセクションで全身の筋群を鍛えても，また部分に分けてセクションごとに特定の筋群を鍛えてもよい

【強　度】
- 10～15 回楽に持ち上げられる程度にする
- 6～20 点の自覚的運動強度（RPE）スケールで 11（楽である）～13（ややきつい）の範囲で行う
- 40～60% 1RM で行う（上肢は 30～40% 1RM，下肢は 50～60% 1RM 程度）
- 10～15 回が楽に反復できるようになれば，負荷を 5%ずつ増やしていく

【時　間】
- 主な筋群について 8～10 種類の運動を 1～3 セット実施する
- 初心者では筋力や持久力の増進は 1 回のセットでも得られる

【種　類】
- セラバンド，0.45～2.27kg のカフや自重運動
- トレーニングマシーン
- 患者が安全で快適なものを選ぶ

【方　法】
- 重りをゆっくり持ち上げて下ろす動作を行う
- 規則正しい呼吸リズムを保ち，バルサルバ（息こらえ）を避ける
- 血圧の急上昇を招くことがあるので過度なグリップは避ける
- めまい，不整脈，息切れ，胸部不快感などの症状が現れたらすぐに中止する

1RM：one repetition maximum

前には安静時や運動時の疼痛，実施する肢体の可動域に問題がないか確認する．負荷強度の設定のために患者の1RM（one repetition maximum）を測定する必要があるが，安全性の面から実際に測定できない場合も多い．そこで，反復回数により負荷強度を推測する方法が用いられている（表23）．

e. レジスタンストレーニングの導入と実際

前述のレジスタンストレーニングの設定のもと，導入から開始する．まずは低強度から開始し，バイタルサインや自覚的運動強度，疲労度，痛みを確認する．そして，表22の方法が示すように正しいフォーム，動作速度，呼吸法を習得する時期を設ける．具体的には，「グリップは軽く握り，息を吐きながら重りを2～3秒持ち上げ，息を吸いながら重りをもとの位置に4～5秒かけて戻す」といった反復間の休みを十分にとることを指導しつつ行っていく（図13）．

重症患者に対する高強度のレジスタンストレーニングは注意が必要であり，筋の収縮速度を変えた運動方法も考慮するとよい．低強度の負荷で運動速度をゆっくり行う（求心性収縮，遠心性収縮をそれぞれ4～6秒かける）スロートレーニングや

表23　レジスタンストレーニングにおける負荷と回数の関係

最大筋力に対する%	反復可能な回数
100	1
90	5
80	8
70	12
60	17
50	20～

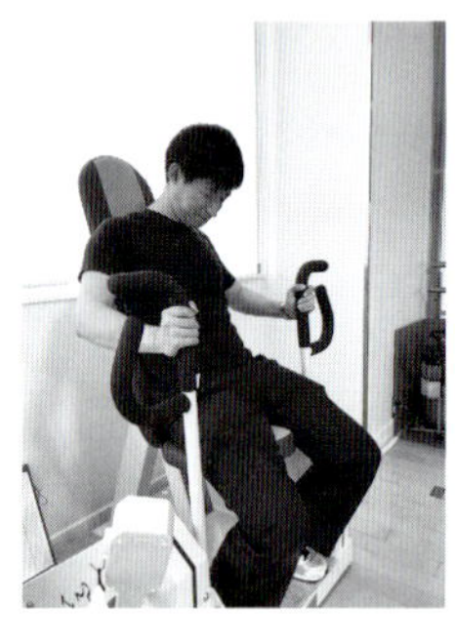
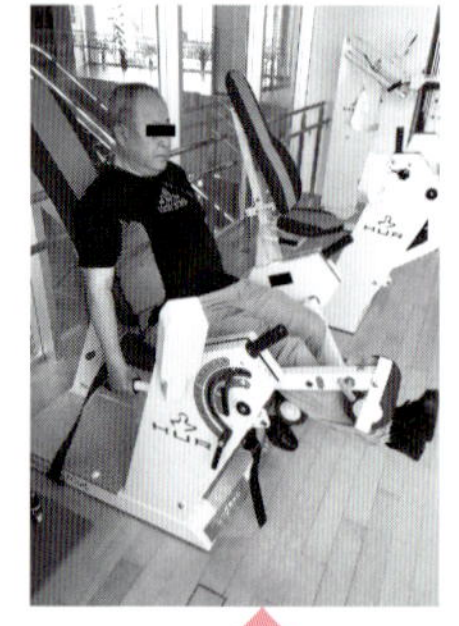
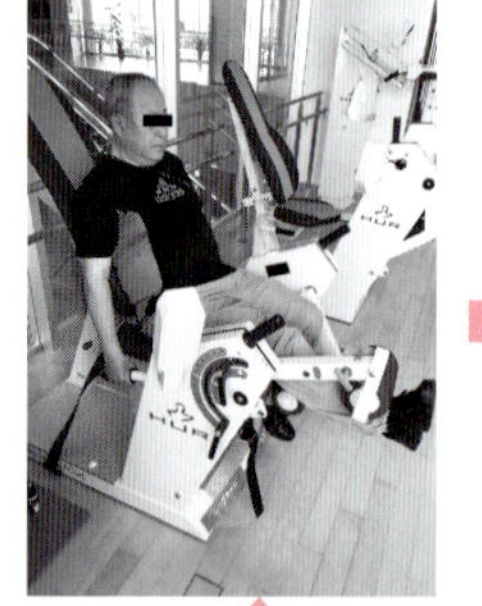
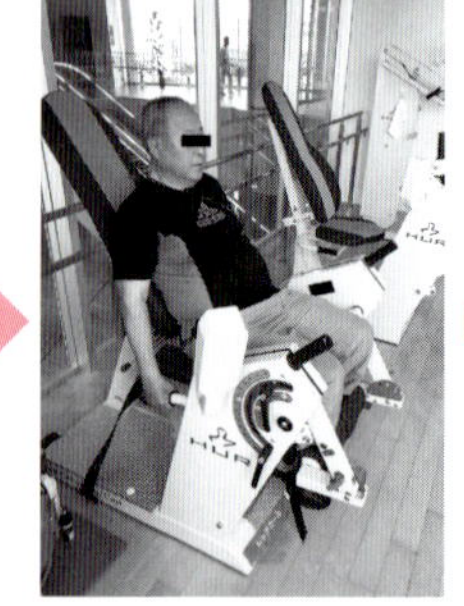
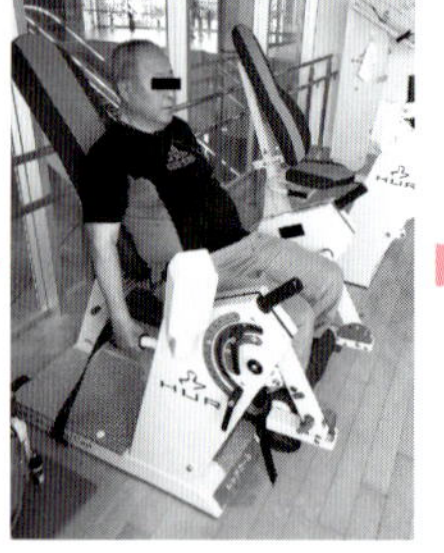
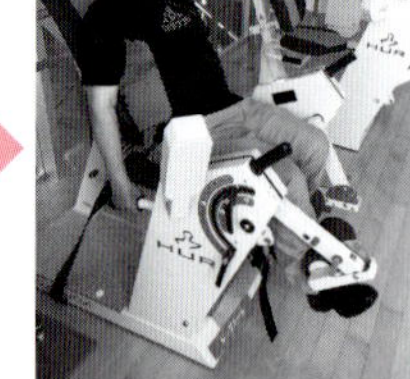

図13　レジスタンストレーニングの注意点

軽い負荷で早い収縮を行う（求心性収縮はなるべく早く，遠心性収縮は3秒程度）パワートレーニングなどが該当する．前者は筋肥大を目的としたもので，メカニズムは筋内圧を維持し血流流入を阻害することで，筋のアシドーシスを促進し順応過程で筋肥大が起こるとされている．後者は筋パワー（筋力×速度）の改善を目的としたもので，上行性に中枢神経を刺激することもでき，神経機能の改善につながる．ただしこれらの運動様式は，より運動難易度としては困難であるため，バルサルバ（息こらえ）を誘発しないよう注意する．また，骨関節に対する負担も強いため，最終可動域まで運動せずに実施する．

さらに，外来リハにおいて重要なことはレジスタンストレーニングを処方および指導し，それが自宅でも行えるようにすることである．そのためスクワットやランジなど，①わかりやすくシンプルに，②自宅で正しく行える，③メインターゲットは大きな抗重力筋という点を念頭に処方を行う．

5）インターバルトレーニング

a．インターバルトレーニングの設定

インターバルトレーニングとは，高強度の運動に低強度の運動をはさみながら繰り返す運動方法である．日本循環器学会の心血管疾患におけるリハビリテーションにおけるガイドライン[1]のプロトコルを表24に示す．他のプロトコルでも，患者の状態によって運動強度や時間に違いがある．サイクルにおける高強度と低強度の時間配分は1：1～4程度でさまざまな報告があるが，心血管疾患に対しての安全性や効果を含む方法としては，今後さらなるエビデンスの蓄積が必要であるとされている（図14）．

Meyerら[23]の報告では，7つの心不全患者を対象としたインターバルトレーニングのプロトコルにて，高強度は最大仕事率の70～100％または最大心拍数の90～95％，心拍予備能の75～80％で設定されている．低強度は完全休憩や最大心拍数

表24　インターバルトレーニングのプロトコル

強　度	1．高強度：最高心拍数の90～95%，低強度：最高心拍数の50～70% 2．5～10分でBorg scale 18（自覚的運動強度「非常につらい」）まで漸増到達したら10 wattまで漸減
時　間	1．高強度4分，低強度3分のインターバル，合計運動時間20～25分 2．3セット繰り返し，合計運動時間40～50分
頻　度	1．週3回

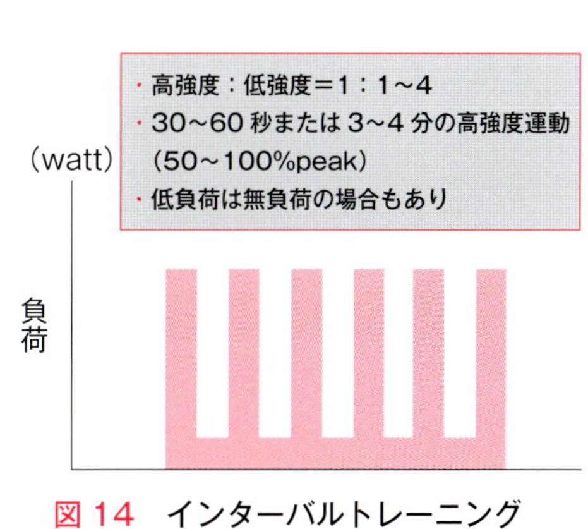

図14　インターバルトレーニング

の50～70%で，各運動時間は30～60秒もしくは3分～4分，高強度と低強度が1：1～2となっている．頻度は1セット30～60分/回で運動期間は8～16週で設定されている．効果は有酸素運動と比較し，心機能および血管内皮機能の改善，骨格筋力の改善が報告されており，高負荷時の乳酸産生が筋肥大に関与する可能性が示唆されている．

6）整理運動

運動後は，急に運動を止めず整理運動を行うことが心血管事故予防のために重要である．整理運動は，速度を落とした歩行やストレッチなどを選択することが多く，具体的には自覚的運動強度であるBorg scaleで9（かなり楽である）程度の強度で，5～15分程度で行われることが多い．

整理運動の目的は，疲労からの早期回復や炎症反応の抑制，静脈環流量の増加による急激な心負荷の軽減である．前者は上昇した体温を下げることで，乳酸を素早く排出させカテコラミンの悪影響を取り除くことができるといわれている．後者は徐々に心拍数や血圧を低下させて，急激な静脈環流量の減少と急激な血圧低下を予防し，運動後の酸素負債からの回復促進効果がある．近年，重複疾患患者や虚弱状態を呈した患者が増加するなか，運動療法の効果を積み上げていくためには，安全性のみでなくいかに疲労を早く除去するかも必要な観点であり，準備運動および整理運動の重要性は高まってきている．また，運動中よりも運動後のほうが不整脈の増加など，心イベントの発生は高いため整理運動中もモニタリングは継続する．

7）その他の運動

前述の有酸素運動やレジスタンストレーニングなど以外にも，水中歩行やエアロビクスなどが心臓血管外科手術後患者に取り入れられることがある（図15）．い

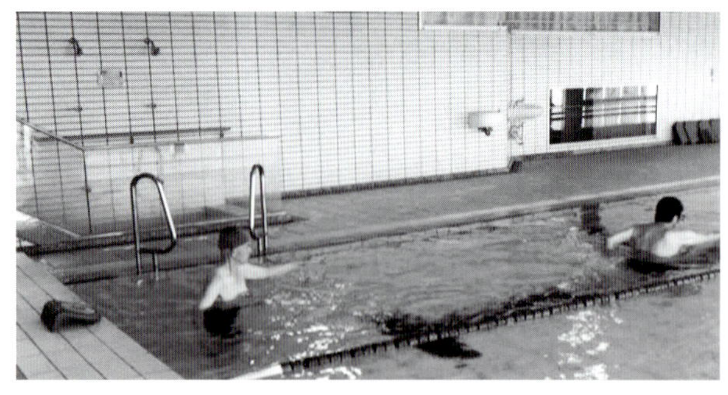

a．水中歩行

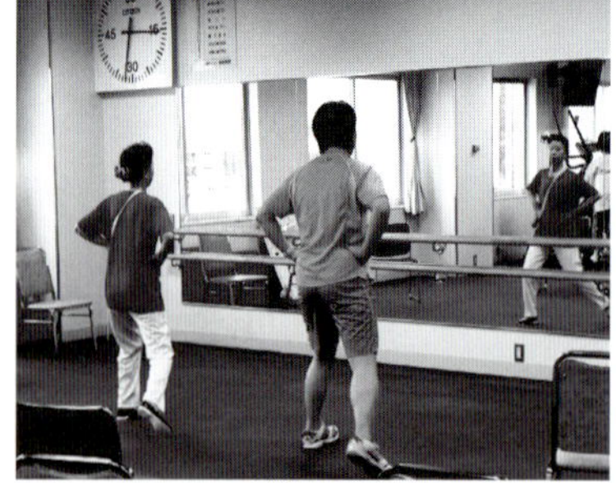

b．エアロビクス

図15　その他の運動

a：ゆっくり（2.5～3.0 METs），普通（4.5～5.0 METs），速く（6.5～7.0 METs）
b：3.0～4.0 METs．なお，スキルやプログラムにより変動がある

ずれも全身運動であり，術後患者では上肢の運動制限のある時期への注意や水中歩行であれば創部感染などに対し，医師に相談してから処方する必要がある．

a. 水中歩行

水中での運動は，浮力により骨や関節の負荷を軽減することができるため，運動器障害の合併患者や肥満患者に対して関節の荷重を減らし運動することができる．しかし，静水圧がかかるため末梢血管抵抗の増加による心負荷の増大や胸郭および腹部の圧迫を受けることになるため，表25を参考にして心拍数の設定には十分考慮する必要がある．

b. エアロビクス

音楽に合わせた全身運動やバルーンエクササイズ，サーキットトレーニングなど，フィットネス要素を取り入れた運動方法である．その中に有酸素運動やレジスタンストレーニングも含まれることが多いが，導入時はATレベルや適切な運動処方に従うことが必要である．

8）運動時の心臓モニタリング

a. 運動中の心臓モニタリング方法とタイミング

運動時のモニタリングは方法とタイミングが重要である．CPXの結果やKarvonen法を用いて設定した運動強度に対し，運動中の正常な心拍数，血圧反応，心電図変化，自覚症状の有無を確認する（表26，図16）．図16に示したように運動負荷の変化点において逸脱がないかを確認し，運動負荷の調整を行う．また心電図モニタリングがなくとも，AT以下での運動では3分以内に心拍数は，定常状態になることから運動中の心拍数を測定し，心拍数の漸増がなければ，その運動強度はAT以下と判断することができる．しかし，β遮断薬など心拍数を抑制する薬を内服している患者では，この解釈には注意が必要である．その際には，会話をとおして運動中の息切れがないか（トークテスト）をスクリーニングしつつ判断する（図17）．

b. 不整脈に対するモニタリング

外来リハ開始初期や表27に該当する場合は，心電図の着用が望ましいとされて

表25 水中歩行時の心拍数基準値（文献24）より引用）

安静時心拍数 (bpm)	トレーニング心拍数（bpm）			
	30歳未満	30～49歳	50～69歳	70歳以上
50未満	135	130～135	120～125	115
50～69	135～140	130～140	120～130	115～120
70～89	140～145	135～140	125～130	120
90以上	145～150	140～145	130～140	125

表 26　運動中のモニタリング指標のチェックポイント

	チェックポイント
心拍数	・過上昇：運動強度不適切，不整脈，貧血，脱水，睡眠不足など ・低下：不整脈，迷走神経過反射など ・運動後の上昇：運動中の酸素負債など
血　圧	・過上昇：運動強度の不適切，等尺性筋収縮，バルサルバ（息こらえ）など ・低下：心拍出量の低下，不整脈，迷走神経過反射など ・運動後の上昇：運動中の血流負債など
二重積 (double product)	・二重積＝心拍数×収縮期血圧 ・心仕事量（心筋酸素需要量）は二重積が最も近似した数値になる ・虚血閾値の管理に最適である（12,000 以上は心筋虚血の可能性がある）
自覚的運動強度	・Borg scale：11（楽である）〜13（ややきつい）に相当する程度の運動負荷が推奨される ・自覚症状が乏しい人には，運動中の会話で息切れをスクリーニングする（トークテスト）

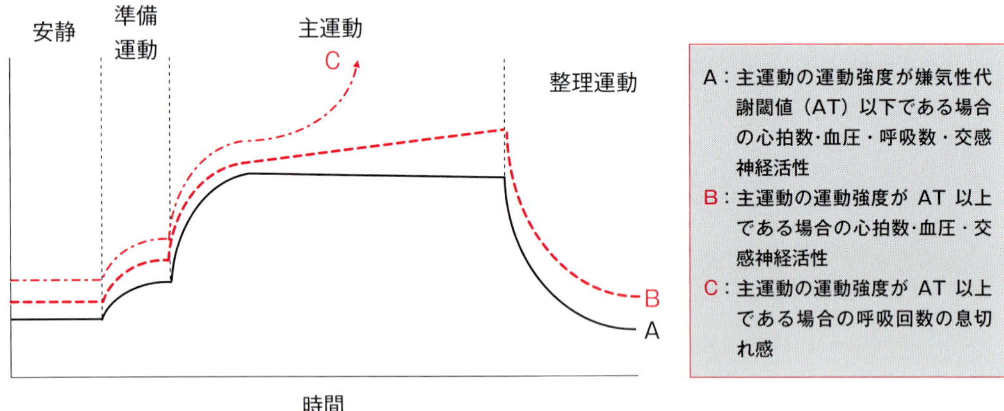

図 16　運動中の生体反応のモニタリング

いる[12]．特に低心機能患者や運動に伴い不整脈が増加する患者は，重症不整脈に移行するリスクが高く注意が必要である．そのため注意深く心電図をモニタリングし，不整脈出現に伴う低灌流所見（血圧低下，意識レベル低下）などには注意を払う必要がある．

外来リハ時，よく遭遇する不整脈として心室期外収縮と心房細動がある．心室期外収縮をモニタリングする観点として，①普段よりも多い，②運動療法中や運動療法後に増加する，③連発する，などは心臓に対しストレスがかかっている状態である．その際は，運動前後のメディカルチェックやバイタル測定を行い，患者の状態を把握する．心室期外収縮の重症度を表す Lown の分類において 4b（3 連発）以上は運動をいったん中止し，医師に報告する（**表 28**）．

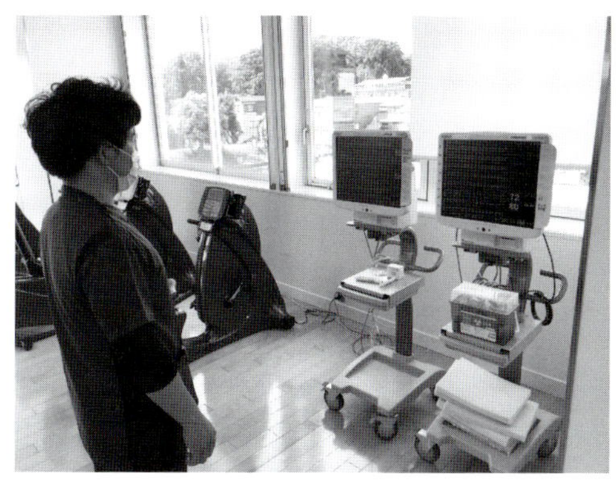

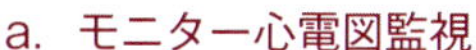

a. モニター心電図監視

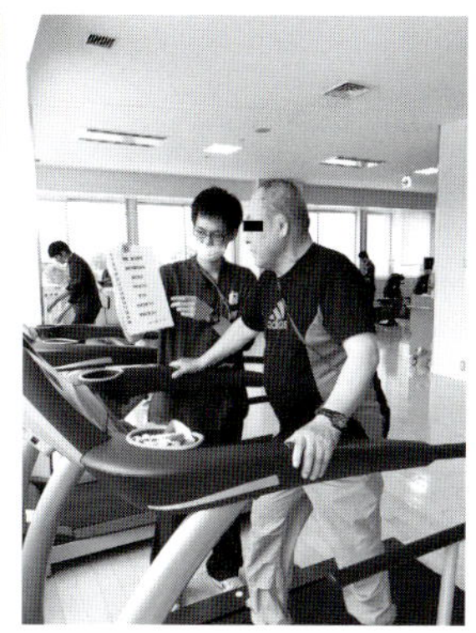

b. トークテスト（日常会話をとおして運動時の息使いを評価）

図 17　心電図モニタリングとトークテスト

表 27　心電図の装着が望ましい症例（文献 12）より一部改変引用）

①著しい左室機能低下（左室駆出率 30%以下）
②安静時の複雑な心室性不整脈
③運動時に出現あるいは増悪する心室性不整脈
④運動に伴う収縮期血圧の低下
⑤突然死状態からの生存者
⑥うっ血性心不全，心原性ショック，重篤な心室性不整脈，あるいはその２つ以上を合併した心筋梗塞患者
⑦重篤な冠動脈病変ならびに運動によって誘発される著しい虚血
⑧身体的あるいは知的障害のために，自分で心拍監視ができない人

表 28　Lown の分類

グレード 0	心室期外収縮なし
グレード 1	散発性（1 個/分または 30 個/時以内）
グレード 2	散発性（1 個/分または 31 個/時以上）
グレード 3	多発性（期外収縮波形の種類が複数あるもの）
グレード 4a	2 連発
グレード 4b	3 連発
グレード 5	R on T（連結期が短いもの）

心房細動をモニタリングする観点として，①心拍数のコントロールがなされている，②抗凝固薬および抗血栓薬が投与されている，③血圧のコントロールがなされていることが重要である．前述の治療がなされていれば，運動療法実施に大きな問題はない．しかし，抗凝固薬および抗血栓薬内服による易出血性（転倒，打撲）や心拍数のコントロールによる運動負荷に対する心拍応答が抑制されていることには

注意が必要である．また一度，不整脈治療により洞調律に戻っていた患者が，外来リハ時に再度，心房細動に移行していることもある．その際は，前述の3点（特に抗凝固薬などが中止されていないかは重要）を確認し，医師に報告して指示を仰ぐ必要がある．

9）運動負荷量が過大であることを示唆する指標

運動負荷を設定するうえで，安全かつ有効な処方を提供することが重要となる（図18）．特に重症患者は，運動負荷の安全限界と有効限界が狭く，その運動負荷が過大でないかをモニタリングやフィジカルアセスメントにて逐次確認する．表26に示した血圧，心拍数，二重積，自覚症状などを確認しつつ，処方した運動負荷の効果と安全性を確認するようにする．特に負荷が過大な場合は，運動中の不整脈の増加，心拍数・血圧異常に加え，運動終了後のバイタルサインの変化，食欲低下や倦怠感などがないかを聴取する．また，同負荷でも睡眠不足や貧血，脱水などによって運動中のバイタルサインは変化し，さらには患者の自宅内での生活変化にも注意を配る必要がある．

10）目標設定の実際（軽症・重症）

患者個々の重症度の違いによっては，大枠内の目標設定も変わってくる．米国心臓協会（AHA）や米国心臓血管呼吸リハビリテーション協会（AACVPR）が重症度やリスクを層別化し，運動処方レベルを示している（表29）[12]．大目標としては，新しい生活習慣の獲得や再発予防が到達地点であるが，より重症の患者にはADLでの患者指導やコンディショニングに，また軽症の患者には運動療法の日常生活上の汎化や生活習慣のセルフチェックなどに主眼をおき指導を行うことが重要である．

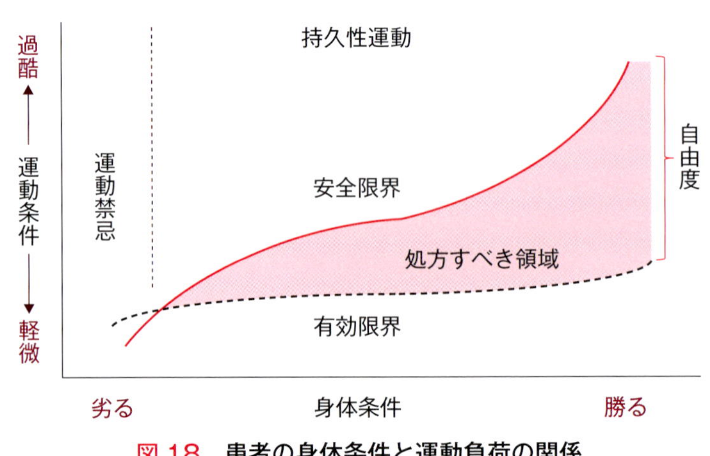

図18　患者の身体条件と運動負荷の関係

11）術式別の特徴

医療技術の進歩に伴い，心臓血管外科手術の対象者は拡大し，その術式も変化しつつある．それに伴い基礎疾患の罹患期間などの全身状態や術創部の場所の違いなど，術式別に心リハを考慮する必要がある．現在，心臓血管外科ではCABGや弁膜症術を始めとした正中切開を伴う開胸術や開心術，正中切開を伴わない小切開による低侵襲心臓手術（MICS：minimally invasive cardiac surgery），経皮的に行うステントグラフト内挿術，カテーテルを使用した経カテーテル大動脈弁置換術（TAVI：transcatheter aortic valve implantation）などが行われている（図 19）．本稿では，冠動脈バイパス術と弁膜症術，MICSでの手術の3つについて記載する．

a. 冠動脈バイパス術

CABGでは，術後の残存狭窄などにより運動療法中に心筋虚血症状を生じる可能性がある．そのため残存狭窄や術後のグラフト開存について確認し，必要に応じ

表 29 リスクの層別化（文献 12）より一部改変引用）

	軽　症	中 等 度	重　度
運動耐容能（ml/min/kg）	＞7.0METs	＝5.0～7.0 METs	＜5.0 METs
運動負荷試験中・後の循環動態	・負荷試験中および負荷試験後の正常な循環動態（負荷増加や終了に伴う適切な心拍数と収縮期血圧が保たれている）	・負荷試験中・後に軽度～中等度の無症候性虚血が出現する（ST 低下 2 mm 未満）	・負荷試験中・後に高度の症候性虚血が出現する（ST 低下 2 mm 以上），または負荷増加に伴い収縮期血圧が増加しない
運動中・後の症状	・狭心症状，息切れ，めまい感がない	・強い運動強度（＞7 METs）においてのみ狭心症状，息切れ，めまいがする	・5 METs 未満の運動強度で狭心症状，息切れ，めまいがする
負荷試験以外の所見	・安静時左室駆出率（EF）＞50% ・合併症のない心筋梗塞や再灌流療法 ・安静時に重篤な心室性不整脈がない ・うっ血性心不全がない ・イベント後や処置後の虚血症状がない ・抑うつ症状がない	・安静時 EF40～49%	・安静時の EF＜40% ・心停止の既往 ・安静時の重症心室性不整脈 ・合併症のある心筋梗塞や再灌流療法 ・うっ血性心不全の存在 ・イベント後や処置後の虚血症状 ・抑うつ症状
モニタリング	・直接監視を 6～18 セッション ・持続的な心電図モニタリングから断続的なものに変更（6～12 セッション）	・直接監視を 12～24 セッション ・持続的な心電図モニタリングから断続的なものに変更（12～18 セッション）	・直接監視を 18～36 セッション ・持続的な心電図モニタリングから断続的なものに変更（18～36 セッション）

①正中切開
・虚血性心疾患，弁膜症，大血管疾患
②MICS（右・左開胸）
・弁膜症，虚血性心疾患，心臓腫瘍
③開腹
・腹部大動脈疾患
④ステントグラフト内挿術
・大血管疾患
⑤TAVI（経大腿動脈）
・大動脈弁狭窄症
⑥TAVI（経心尖部）
・大動脈弁狭窄症

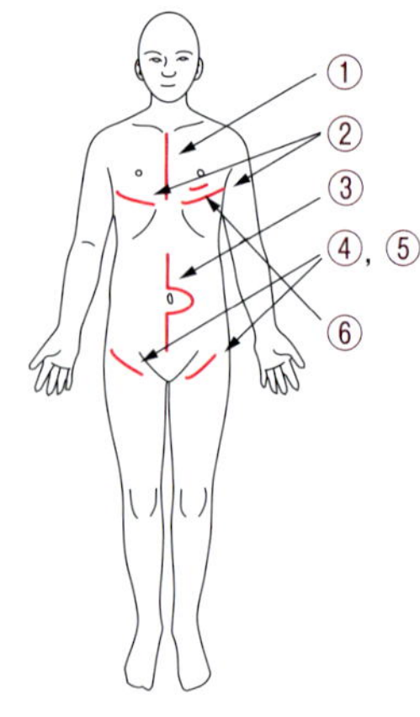

図 19　心臓血管外科手術の侵襲部位

MICS：低侵襲心臓手術，TAVI：経カテーテル大動脈弁置換術

て運動負荷試験を実施したうえで運動処方を作成する．また，リスクの層別化のため虚血性心疾患が心筋梗塞，もしくは狭心症によるものかどうかを把握しておく．心筋梗塞がベースにある場合には，梗塞病変の心筋障害により心機能が低下している場合が多い．また，わが国では体外循環を使用しない心拍動下冠動脈バイパス術（OPCAB：off pump coronary artery bypass）が多く施行されている．体外循環を使用した手術に比べ，手術侵襲が少なく，運動耐容能の低下が少ない場合が多い．しかし，必ずしも「OPCAB 施行患者＝軽症例」ではないことに留意する．

b. 弁膜症術

弁膜症に対する弁置換術は，生体弁あるいは機械弁を用いて行われる．手術形式の相違点として，機械弁は抗血栓薬を一生内服しなければならない．また，運動療法に際しては AT レベルでの運動処方に加え，頻脈性の不整脈が出現し心拍数が上昇した場合（140 拍/分以上），機械弁が速く動くことで血流を制限することがあるため生体弁よりも注意が必要である．特に弁膜症疾患は罹病期間が長く，手術により血行動態が改善しても，慢性心不全例として末梢機能の低下を呈することが多い．そのため慢性心不全に対する心リハの注意が必要である．

c. 低侵襲心臓手術（左もしくは右の肋間開胸）

正中切開と異なり，骨ではなく肋間筋の切開となるため重量物の運搬や車の運転などの制限は少ない．しかしながら，創部離開方向への過度な伸張は回避するよう指導し，重量物の運搬などは主治医と相談して医学的および身体機能的に問題ない範囲であるかを確認することが重要である．また術中の大腿，もしくは腋窩動脈での送脱血による合併症として，末梢神経障害を呈することがある．外来リハでは運動耐容能や身体活動量のみでなく，合併症のフォローアップとして四肢の機能や神経徴候の確認が必要である．

12）外来における患者教育の実際

a. 薬

循環器疾患の患者は，他の疾患に比べて服薬の種類が多いのが特徴である．そのため，患者自身も各薬品がどのような効果があるのかを十分に理解しにくく，実際に理解していない症例をよく経験し，それが内服忘れに影響している場合もある．よって，外来リハの際は内服する薬品の目的を理解しているか確認するとともに，理解が十分でなければ指導を行う．

(1) 服薬状況について

ⅰ．お薬手帳の携帯

患者は，基本的にお薬手帳，もしくは退院時に処方された服薬リストを渡されている．普段の外出時や外来リハの時は必ず携帯するように指導する．

ⅱ．薬の自己中断や飲み忘れについて

来院された際には，必ず薬の飲み忘れがないか確認する．飲み忘れがあれば，各薬品の目的や中断した場合のリスクを再指導する．一方，飲み忘れを防ぐ対策では，薬剤師と相談し内服薬を一包化するなどの方法もあるが，患者が薬品の種類や目的を理解しにくいデメリットもあるため，比較的に高齢者に適している．近年では，術後に軽度認知症をもつ患者もおり，自己管理が不可能であると予測されれば家族に指導を行う．

ⅲ．飲み忘れた場合

飲み忘れに気がついた時が，本来飲むはずの半日以内であれば早めに1回分を服用し，半日以上であれば，そのまま飲まずに次の時から1回分を服用するように指導する．また，降圧薬は必ずしも食後に服用する必要はなく，食事の時間がいつもと違っても内服時間は変えないように指導する．

(2) 使用される主な薬品（品名）と指導すべき事項

理学療法士が指導する際に知っておくべき各薬品の基本的事項と指導の要点を表30に示す．

ⅰ．抗血栓・血小板薬・抗凝固薬

CABG術後などにおける血栓形成や閉塞の抑制を目的に抗血小板薬（バイアスピリン，プラビックス，エフィエント，パナルジン，プレタール）が使用され，副作用として出血や皮疹などがある．過去に冠動脈カテーテル治療後でステントを留置している症例は，ステント内血栓症の予防のためにその使用は必須である．また，人工弁置換術後および心房細動の患者には，血栓予防のために抗凝固薬が用いられる．抗凝固薬（ワーファリン，プラザキサ，イグザレルト，エリキュース，リクシアナ）は出血傾向になりやすいため，打撲などの外傷に注意する必要がある．なお，ワーファリンを服用している場合はビタミンKを多く含む食材は薬剤の効果を減少させる．

表 30　各薬品における指導の要点

薬　品	指　導　内　容
抗血栓・血小板薬	・飲み忘れしない（特に薬剤溶出性ステント使用者）
抗凝固薬	・出血（歯茎出血，黒色便など）と外傷（転倒，打撲）を注意する ・腫れが増大してくるなど出血傾向があれば，早めに医師に相談する ・出血の予防のために歯磨きのブラシの硬さは，やわらかめにしてやさしく磨く．髭剃りは電気シェーバーを使用する ・ワーファリンを内服中の症例は，ビタミンKを含む食材（青汁，クロレラ，納豆，健康食品，サプリメント）は禁止する ・歯科や他病院を受診する場合には，必ず申告する
降圧薬	・トイレへの起床時など起立性低血圧（立ちくらみ）に注意する ・立ちくらみの予防のため起き上がり方法（ゆっくり起き上がり，座位で少し過ごしてから立ち上がる）を指導する ・立ちくらみの症状がひどい場合は，早めに医師に相談する ・Ca拮抗薬はグレープフルーツジュースと一緒に内服しない
β遮断薬	・飲み忘れしない（心不全や不整脈が出現する可能性がある）
利尿薬	・頻尿や口喝があれば，医師に相談して量を調整する（自己調節しない）
抗不整脈薬	・飲み忘れしない（心不全や不整脈が出現する可能性がある）

ⅱ．降圧薬（アンギオテンシン変換酵素阻害薬，アンギオテンシン受容体拮抗薬，Ca拮抗薬）

アンギオテンシン変換酵素阻害薬（ACE阻害薬：レニベース，タナトリル，ニューロタン）アンギオテンシン受容体拮抗薬（ARB：ブロプレス，ミカルディス，オルメテックなど）は，降圧のほかに心不全増悪を予防する目的に用いられ，副作用には空咳やめまいなどがある．

Ca拮抗薬（アムロジン，アダラート，カルブロック，アテレック，ワソラン，ヘルベッサー）は，副作用はめまい，立ちくらみなどである．なお，ワソラン，ヘルベッサーは抗不整脈薬としても用いられる．特に大動脈解離などの大血管術後の症例では，強力に降圧している場合も多く，起立性低血圧を生じることがある．そのため起き上がりなどをゆっくり行い，座位で少し過ごしてから立ち上がるなど動作の指導を行う．また，グレープフルーツジュースと一緒に内服すると薬物の効果が増強されるため注意が必要である．

ⅲ．β遮断薬

β遮断薬（アーチスト，メインテート）は，心拍数の減少，降圧，心負荷の軽減，不整脈予防を目的に用いる．副作用は徐脈やめまい，浮腫などがある．

ⅳ．利尿薬

利尿薬（ラシックス，ダイアート，アルダクトン，ルプラック，フルイトラン，サムスカ）は，利尿のほかに降圧作用もある．副作用は脱水や口喝である．利尿薬は夜間の頻尿や口喝を理由に，医師より処方された量を内服せずに自己調整している症例をしばしば経験する．

ⅴ．抗不整脈薬

抗不整脈薬（アンカロン，タンボコール，メキシチール）は，心臓血管外科手術後の心保護法や電解質異常などの影響で，不整脈が術前になくても術後に出現し，抗不整脈薬を内服したまま退院する場合も多い．よって，術後に出現した不整脈の再発の予防および心拍数のコントロールを目的に使用される．

b．栄養・食事

(1) 栄養について

ⅰ．適正体重と１日のエネルギー摂取量

患者には，まず自分の適正体重を指導する必要がある．適正体重（kg）は，「身長（m）×身長（m）×22（BMIの標準値）」から求められる．そして１日のエネルギー摂取量は，「適正体重（g）×身体活動（kcal/kg）」より求める．身体活動は，「軽度（デスクワークや主婦など）：25～30kcal/kg」「中等度（立ち仕事や外出が多いなど）：30～35kcal/kg」「重度（力仕事など）：35～40 kcal/kg」をあてはめて求めるが，日常生活範囲内の活動であれば軽度を用いて１日のエネルギー摂取量を求める．これらを参考に，１日のエネルギー適正量を摂取しながら適正体重に近づけるように指導する．一般的には，１日のエネルギー摂取量が適正よりも上回っている患者が多く，摂取量を制限する場合が多い．しかし，近年ではフレイル（虚弱）を合併している症例もおり，エネルギー摂取量が不足している症例もいるため，摂取量を増やす対策も検討する．

ⅱ．栄養バランス

バランスのよい食事とは，主食（ごはん，パンなどの炭水化物），主菜（肉，魚，卵，大豆などのたんぱく質），副菜（野菜，茸，海藻などのビタミンやミネラル）の３つの構成で１日３食を摂取し，乳・乳製品と果物はおのおの１日１回を摂取することが基本である．この構成によって，バランスのとれた栄養素を自然に摂取できることを患者に指導する．

ⅲ．食品について（推奨されるものと避けるべきもの；表31）

ビタミン，ミネラル，食物繊維を多く含むもの，必須アミノ酸などのたんぱく質，不飽和脂肪酸を含む脂質，これらの食品の摂取を指導する．動物性たんぱく質には肉類があるが，脂身を取り除いた赤身部分が理想的である．不飽和脂肪酸は，推奨される食品だが脂肪類であるため，１日の摂取エネルギー量の20%～25%までに抑える必要がある．よって，過剰摂取に注意するように指導する．

ⅳ．水分摂取について

適度な水分補給は，血管の粘性に影響するため，血圧管理のためにも重要である．医師から水分制限がある場合は，その指示に準じて１日量を指導する．しかし，心不全や腎不全などがない場合でも過剰な水分摂取は推奨されない．水分補給は，運

表 31　推奨されるもの，避けるべきもの

推奨されるもの
ビタミン（緑黄色野菜，果物）
・コレステロールの酸化（悪玉化）を抑制する
ミネラル・食物繊維（海藻類，芋類，豆類，茸，ほうれん草など）
・ミネラルは心筋の収縮や降圧作用，動脈硬化を抑制する．食物繊維は摂取した塩分を吸着し，コレステロールの吸収，血糖値の上昇や便秘を抑制する
たんぱく質（赤身の肉，魚介類，卵，牛乳など）
・筋や臓器，血液，ホルモンなどを生成する
不飽和脂肪酸（オリーブ油，ゴマ油，ひまわり油，青魚など）
・コレステロールや中性脂肪を下げ，HDL コレステロールを上げる
避けるべきもの
コレステロール（卵，内臓，エビ，イカ，タコ，貝など）
・LDL コレステロールは動脈硬化を促進する
飽和脂肪酸（肉牛サーロイン，豚バラ，ベーコン，バター，乳製品など）
・LDL コレステロールを上昇させる
・プリン体（煮干し，しいたけなどの干物類），レバーなど
・体内で尿酸を生成し高尿酸血症になりやすい

動や入浴の前後はもちろん，こまめに行うことが重要であり，1 回を 200 ml くらいとして 1 日に 7～8 回に分けて 1 日 1.5 L くらいを目安に摂取し，温度は常温にするように指導する．

(2) 食事方法について

食事方法についての指導内容は表 32 に示す．外食は可能な範囲で避けるべきであり，その理由は炭水化物が多い，野菜が不足する，脂質や塩分が多い，栄養バランスが悪いためである．よって，やむをえず外食する場合は，食材の多い定食を選び，丼ものは避ける，漬物やみそ汁は残す，量が多い場合はごはんや麺を残す，麺類の汁は飲まない，野菜が不足する場合はサラダを追加するなどの対応をするように指導する．アルコールは，適量であればストレス解消効果もあるため，必ずしも禁止する必要はないが，少量でがまんできない場合や飲酒によって食事量が増えてしまう場合，高血圧や脂質異常症がある場合は禁酒するように指導する．適量とは，ビールは中瓶 1 本，日本酒は 1 合，ウイスキーはシングル（30 ml）で 2 杯，焼酎はグラス半分程度（100 ml）で 1 杯である．

c. 塩分管理

一般的に術後の入院中において，栄養士が塩分の目標量や減塩する方法などの指導をしている場合が多い．しかし外来リハでは，実際は退院後にはなかなか難しく，指導してもらった内容について確認したいなどの要望もある一方で，理解が十分に得られていない場合も多い．理解が十分に得られない場合には，患者のコンプライアンスが不良である場合もあるが，食事の味付けが薄すぎて食事に対する意欲がな

表32　食事方法についての指導内容

1. 1日3食とるようにする（食事を抜くと次の食事により血糖値の急上昇が起こる）
2. 間食や甘いものは控える（間食によって血糖値が下がりにくくなる）
3. 間食や甘いものを食べる場合は1日のエネルギー摂取量の範囲内にする
4. 朝食をしっかりとり，夕食は軽めにする（就寝で活動量がなく血糖値が下がりにくい）
5. 就寝の2時間前，または夜8時までに食事を済ませる
6. ゆっくりと食べる（食事開始約15分で満腹中枢が働くため，早食いは食事量が増える）
7. 野菜から食べるようにする（満腹中枢を刺激して食事量を抑える）

くなってしまったという意見も時折聞かれる．よって，専門的な事項については栄養士に助言や再指導を依頼すべきであるが，基本的な事項であれば理学療法士にも対応可能であるため，外来リハ時にはしっかりと確認しておくべきである．

(1) 1日の塩分摂取量

高血圧やその予備軍の場合，日本高血圧学会ガイドラインでは6g未満/日を推奨しており，そのため心臓血管外科手術後は6g未満/日を目標とする．術後における塩分管理の目的は，減塩による降圧効果と体液貯留の減少である．降圧効果については，6g/日の減塩により収縮期血圧は約6mmHgの低下が得られる．また，食塩1gの過剰な摂取は体液量を200ml増加させる．よって，減塩することが単に二次予防のためだけではなく，術後の体液・全身管理のため重要であることを指導する．

(2) 減塩の方法

日本人は，1日分の食塩のおおよそ50%以上を和食の高塩分食品，つまり加工食品から摂取しているとされている[25]．よって，減塩するためには食事の味付けに対する工夫と塩分が多く含まれる食品の摂取の2つについて指導する必要がある．実際には，患者が普段どのくらいの塩分を摂取していたかの評価は難しいが，入院中の食事の味付けがどのように感じたかを聞くようにするとよい．心臓血管外科手術後における入院中の食事は塩分量を6g/日に設定されているため，味が薄いと感じる患者であれば，明らかに普段の味付けが濃く，塩分摂取が過剰である可能性が高い．また，それほど薄く感じないと答える患者もおり，その場合は普段から比較的に味付けの塩分量は少ない可能性があると感じている．これにより，味付けの工夫を中心に指導するべきか，塩分量の多い食品を中心に指導するべきかの参考にする．

i．味付けの工夫

味付けは塩分の少ない調味料の使用やだしを多く使う，焼き目をつけて風味を増やすなど調理方法の工夫がある．実際の指導内容は表33に示す．

ii．食材の塩分・カリウム含有量（表34）

明らかに味付けが濃い場合でなくても，塩分が食品に含まれている場合は，患者

表 33　減塩のための味付けおよび調理の工夫

1. 昆布やカツオなどの天然の素材でだしを濃い目にとる
2. 酸味（酢など），辛味（唐辛子など），香草などを使う
3. うまみが多い食材（エビ，シイタケなど）や香味野菜（根菜など）を使用する
4. 醤油やソースなどの調味料は食品にかけずに，小皿に少量とってつけて食べる
5. 調理前の下味や調理中の味付けは最小限にして，食べる時に調味料につけて食べる
6. 新鮮で旬の素材を使用する（風味や味がよくでる）
7. みそ汁は具を多くして汁を少なくする
8. 煮物などの甘味は塩分の使用を多くするので，甘味も控える

表 34　調味料・食品における食塩相当量（文献 24）より引用）

塩分の目安			カリウム量の目安		
食　品　名	目 安 量	塩　分 (g)	食　品　名	目 安 量	カリウム (mg)
濃い口しょうゆ	小さじ 1	0.9	きゃべつ（生）	50 g	100
薄口しょうゆ	小さじ 1	1.0	だいこん（生）	50 g	115
ソース	小さじ 1	0.5	ほうれん草（生）	50 g	345
ケチャップ	小さじ 1	0.6	いちご	80 g	136
アジの開き	1 枚（80 g）	1.4	みかん	100 g	130
しらす干し	大さじ 1	0.2	りんご	100 g	120
たらこ	1/4 腹	1.1	乾燥わかめ水戻し	30 g	78
板かまぼこ	一切れ（20 g）	0.5	豆　腐	100 g	150
魚肉ソーセージ	1 本（50 g）	1.1	いわし（生）	80 g	216
さつま揚げ	1 枚（65 g）	1.2	さば（生）	80 g	264
ロースハム	1 枚（20 g）	0.5	まぐろ赤身	80 g	304
粉チーズ	大さじ 1	0.2	牛肉赤身	80 g	256
うどん	1 人前	4.5	豚肉もも	80 g	296
にぎり寿司	1 人前	4.8	鶏肉ささみ	80 g	336
ラーメン	1 人前	4.7	牛乳（成分無調整）	150 g	225
カレーライス	1 人前	3.2	煎茶（浸出液）	150 g	41

は塩分摂取を自覚しにくい．また，塩分制限と同時にカリウム摂取についても指導する．実際の生体内の体液バランスは食塩（ナトリウム）とカリウムのバランスによって保たれており，カリウムはナトリウムの体外排出に影響するため，体液量の減少および降圧効果がある．よって，カリウムを多く含む食品についてもその理由を含めて積極的に摂取するように指導する．しかし，透析患者や腎機能の低下がある症例では，カリウムの過剰摂取は不整脈などの重篤な合併症を生じる場合があるため，その場合は医師や栄養士に相談した後に対応するようにする．

d. 禁煙の継続

CABG 術後や大血管術後症例においては，術前から喫煙している症例が多く，

表 35　術後の喫煙による弊害

作　用	弊　害
・ニコチン：ストレスホルモンの分泌を促進し，交感神経系，血液凝固系の活動を活性化させる	・心拍数の増加，末梢血管の収縮 →血圧の上昇 ・血液凝固系の促進 →血栓形成
・一酸化炭素：血中へモグロビンと結合し，細胞組織の酸素取り込みを阻害して末梢組織の酸素不足を起こす	・末梢組織の酸素不足 →運動耐容能の低下，心負荷の増大，不整脈の出現
・活性酸素：血管内皮細胞を損傷し，LDL コレステロールと結合する	・血管内皮細胞の損傷など →動脈硬化の促進

表 36　禁煙するための指導内容

1. 持っているタバコや灰皿があったら処分する
2. タバコを吸っている人や喫煙所をみない
3. 家族などに禁煙を宣言する
4. 食後にじっとせず，テレビや読書など何か行動する
5. コーヒー（カフェインの入ったもの）や酒の席など，吸いたくなる状況は避ける
6. もし吸いたくなったら，深呼吸する，運動をする，ガムをかむなど

それが動脈硬化や高血圧の一つの原因となり手術に至った場合が多いため，冠危険因子の是正のために重要である．しかし，術後管理の側面においても喫煙はさまざまな弊害がある（表 35）．よって，禁煙指導は単に冠危険因子の是正だけではなく，喫煙が術後管理において弊害となることを指導する．

(1) 指導の実際

術後の症例は，基本的に入院中の約 2 週間は禁煙中である．煙草に含まれるニコチンには依存性があるため，退院後に本数を少しずつ減らすように対応しても患者の禁煙は成功しない．禁煙する場合は，完全にタバコを断つことが必要であり，術後の症例は入院を機にそのまま禁煙するように指導する．タバコを断つための方法としては，以下のような指導内容があるが（表 36），どうしても止められない場合は，禁煙外来もあるためニコチン代替療法を行うことを患者に積極的に推奨することも必要である．その場合は，ニコチンの過剰摂取の可能性があるため，必ず医師の指示のもと行うように指導する．

e. 自宅での身体活動について

術後に自宅でどれくらい動いてもよいのか，不安に感じる患者は多い．また，退院時に身体活動の指導はしても，実際に自宅生活を過ごしてみるとさまざまな状況があり，外来リハの際に相談されることも多い．一般的には CPX の結果を参考に，

表 37 に示す運動強度表を用いて指導を行い，安全に遂行可能である運動強度をATとし，最大強度までの負荷および運動耐容能を上限としてATを超える強度であればゆっくり行うなどの動作指導，自助具の使用，休憩を頻回にとるなどの指導を行う．また，それに加えて個々の症例の病態やCPXの所見などを含めて，医師と相談した後に表 38 を参考に身体活動を許可する．

(1) 心臓血管外科手術後の共通事項

胸骨正中切開術を施行した症例は，術後3カ月間は上肢に強い負荷のかかる動作

表 37　日常生活動作における運動強度

METs	日常生活動作・活動	レクリエーション・スポーツ	職　業
1~2	・食事，洗面，ゆっくりの歩行（1~2 km/h） ・自動車の運転	・読書，トランプ ・囲碁，将棋	・事務
2~3	・ややゆっくりの歩行（3 km/h） ・自転車（8 km/h） ・調理	・ピアノ演奏，ボーリング ・社交ダンス ・ゴルフ（カート有）	・守衛 ・医師 ・教師
3~4	・ふつうの歩行（4 km/h），自転車（10 km/h） ・シャワー，家事，買い物	・魚釣り，バドミントン（遊び） ・ラジオ体操，ゴルフ（カートなし）	・機械工 ・運転業務
4~5	・入浴，夫婦生活，やや早い歩行（5 km/h） ・両手で荷物を持って歩行（10 kg 程度） ・軽い大工仕事，草むしり	・卓球，ダンス ・テニス（遊びのダブルス） ・園芸（持ち上げる作業なし）	・ペンキ工
5~6	・階段昇降，自転車（16 km/h） ・片手で荷物を持って歩行（10 kg 程度）	・スケート	・大工 ・農業
6~7	・ゆっくりのジョギング（4 km/h） ・自転車（17.5 km/h）	・テニス（遊びのシングル） ・山登り（荷物なし）	
7~8	・普通のジョギング（8 km/h） ・自転車（19 km/h）	・山登り（5 kg の荷物を背負って） ・バドミントン（競技），水泳	
8~	・ジョギング（10 km/h），自転車（22 km/h）	・縄跳び（ゆっくり）	

表 38　運動・作業強度と運動・日常生活活動の許容条件（文献 2）より引用）

		軽い運動	中等度の運動	強い運動
運動・作業強度		3 METs 未満	3~6 METs	6 METs 以上
患者に必要な運動耐容能※		5 METs 未満	5~10 METs	10 METs 以上
心疾患リスク	軽　度	許　容	許　容	許容または条件つき許容
	中等度	許　容	条件つき許容	条件つき許容または禁忌
	高　度	条件つき許容	条件つき許容または禁忌	禁　忌

※　運動・作業強度をその患者の嫌気性代謝閾値（AT）レベルで行う場合に，望ましい運動強度

や重量物の積載（片手に5 kg以上）や過度に体幹を回旋する動作，自動車の運転は禁止である．また，抗凝固薬を使用している症例は出血リスクの高い労作や運動，例えば接触が多い運動や転倒などの外傷を受ける可能性が高いものは制限する．

(2) 人工弁置換術後

一般的に労作時の心拍数上限については，その上限を150〜160 bpmまでとしている施設が多く，特に運動強度が高い労作やスポーツなどを実施する場合には，その点を考慮する必要がある．また，僧帽弁人工弁置換術後では弁の機能および左室機能が正常（EF>60%）であり，抗凝固薬を使用していない場合は軽度リスク，左室機能が低下している場合（EF<60%）は中等度リスクとして指導する．大動脈人工弁置換術では弁の機能および左室機能が正常（EF>60%）であり，抗凝固薬を使用していない場合は中等度リスクとして指導する[25]．弁形成術後は，CPXより収縮期血圧が140 mmHg以上にならない運動強度を確認し，術後3カ月まではその範囲での日常生活運動にとどめ，3カ月後の心エコーなどの所見で問題がなければ，運動耐容能に応じて医師と相談した後に日常活動や運動を許可する．

(3) 冠動脈バイパス術後

急性心筋梗塞によるCABG術後の症例は，表39をもとにリスク分類を行い，表38を参考に指導する．

f. 自己管理手帳の活用法

入院中に患者に対して退院後の血圧や脈拍，体重管理などを指導するが，単に測るだけではなく，実際に記録に残すことで患者自身もその変化の状況を経時的に把

表39 急性心筋梗塞患者におけるリスク分類（文献26)より引用）

軽度リスク	中等度リスク	高度リスク
症状が安定し，以下の条件をすべて満たす	症状が安定し，以下のいずれかに該当する	症状が不安定であり，以下のいずれかに該当する
1. NYHAの心機能分類Ⅰ度 2. 症候限界運動負荷試験でST変化や不整脈がない 3. 運動耐容能>10 METs 4. 左室駆出率（LVEF）>60% 5. 心不全症状がない	1. NYHAの心機能分類Ⅱ度 2. 症候限界運動負荷試験において5 METs以下でST変化や重篤な不整脈がない 3. 運動耐容能が5METs以上，10 METs未満 4. LVEFが40%以上，60%未満 5. 胸部X線像で心胸郭比が55%以上，または肺うっ血がある 6. 脳性利尿ペプチド（BNP）が基準値以上，100 ng/ml未満	1. NYHAの心機能分類Ⅲ〜Ⅳ 2. 症候限界運動負荷試験において5 METs以下でST変化や重篤な不整脈がある 3. 運動耐容能<5 METs 4. LVEF<40% 5. 心不全症状がある 6. BNP>100 ng/ml 7. 心停止の既往

握できるため，的確なフィードバックが得られやすく，教育効果も高い．また，自己管理手帳の使用は，外来リハにおいて，その記録を医療者と共有することができるため，医療者も患者の状態を把握しやすくなるメリットがある．現在，心臓血管外科手術後のみを対象とした自己管理手帳はあまりないが，慢性心不全や急性心筋梗塞においては，疾病に関する知識をまとめた冊子や入院中に受けた治療に加え，CPX の結果に基づく運動処方を記すことができる手帳も各学会や研究会，病院または県などで徐々に使用され始めており，ホームページから無料でダウンロードできるものもあるため，これらを参考にするとよい（図 20）．

記載する基本事項は，1 日ごとの血圧（朝・夕），脈拍（朝・夕），体重（朝トイレに行った後），そのほかには運動をしたかどうか（歩数をつけていればその歩数），傷の状態や気になったことを記載できる備考欄があるとよい．実際に外来リハへ来院された際，患者の自覚症状がごく軽度の倦怠感のみであり，問診で自宅にいる間の血圧や脈拍などのデータを聞きとることは困難な場合も多く，来院時の状況だけでは運動療法を中止するほどではない状態もある．その際にも自己管理手帳による基本事項の記録があると，来院時に医師や理学療法士が関わるうえで有用な情報となり，異常の早期発見につながる．

また，患者自身の運動処方も自己管理手帳と一緒にしておくと，外来時において CPX を実施した際には，その効果や再指導した内容を患者と一緒に手帳を用いて指導することで，患者自身が効果を実感できるため非常に有用である．

g. 生活全般について

(1) 手洗い・うがいの励行

手洗い，うがいは主に感染症を予防するために必要であり，呼吸器系の感染症は最も罹漢しやすい．特に，術後の免疫機能がまだ十分に回復していない時期には注

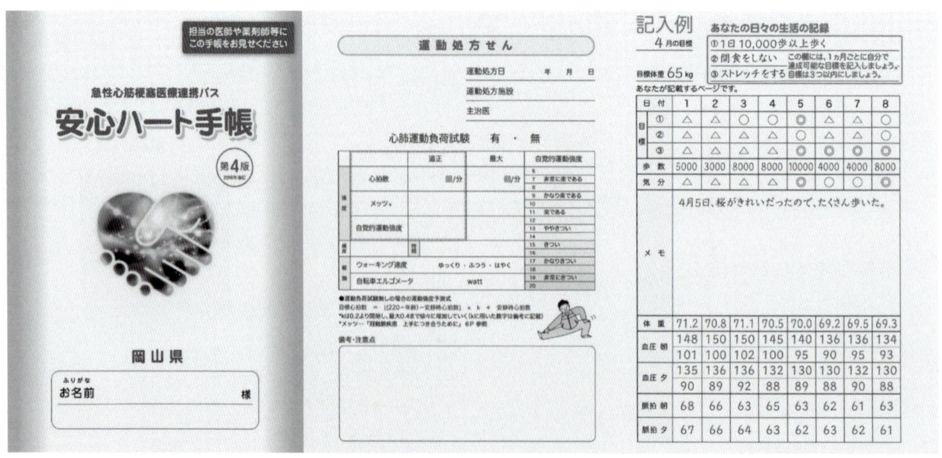
担当の医師や薬剤師等に
この手帳をお見せください

急性心筋梗塞医療連携パス
安心ハート手帳
第4版

岡山県

ふりがな
お名前　　様

運動処方せん

運動処方日　年　月　日
運動処方施設
主治医

心肺運動負荷試験　有・無

	適正	最大	自覚的運動強度
心拍数	回/分	回/分	6 7 非常に楽である 8 9 かなり楽である 10 11 楽である 12 13 ややきつい 14 15 きつい 16 17 かなりきつい 18 19 非常にきつい 20
メッツ*			
自覚的運動強度			
ウォーキング速度	ゆっくり・ふつう・はやく		
自転車エルゴメータ	watt		

●運動負荷試験無しの場合の運動強度予測式
目標心拍数 ＝ {(220－年齢)－安静時心拍数} × k ＋ 安静時心拍数
*kは0.2より開始し，最大0.4まで徐々に増加していく（kに用いた数字は備考に記載）
*メッツ…「冠動脈疾患 上手につき合うために」6P 参照

備考・注意点

記入例
4 月の目標
目標体重 65 kg
あなたの日々の生活の記録
①1日 10,000歩以上歩く
②間食をしない
③ストレッチをする
この欄には，1ヵ月ごとに自分で達成可能な目標を記入しましょう。目標は3つ以内にしましょう。
あなたが記載するページです。

日付	1	2	3	4	5	6	7	8
目標 ①	△	△	○	○	◎	△	△	○
目標 ②	△	△	△	△	○	△	△	○
目標 ③	△	△	△	△	◎	◎	◎	◎
歩数	5000	3000	8000	8000	10000	4000	4000	8000
気分	△	△	△	△	◎	○	○	◎
メモ	4月5日，桜がきれいだったので，たくさん歩いた。							
体重	71.2	70.8	71.1	70.5	70.0	69.2	69.5	69.3
血圧 朝	148	150	150	145	140	136	136	134
	101	100	102	100	95	90	95	93
血圧 夕	135	136	136	132	130	130	132	130
	90	89	92	88	89	88	90	88
脈拍 朝	68	66	63	65	63	62	61	63
脈拍 夕	67	66	64	63	62	63	62	61

図 20　岡山県急性心筋梗塞医療連携パス―安心ハート手帳（文献 27）より引用）

意が必要である．また，術後の感染症の併発は単に全身状態の消耗だけではなく，敗血症などの重篤な合併症を招く可能性があるため，その指導は重要である．

ⅰ．胸骨正中切開をした症例

胸骨正中切開術後の症例は，感染症を契機に創部感染や縦郭炎を併発する可能性がある．特に，縦郭炎は術後の重篤な合併症の一つであり，一度罹病した場合は開放創での管理や長期間の抗生剤の投与など，患者の全身状態の消耗は激しく，ADL の大きな低下を招き，きわめて予後が不良である．

ⅱ．人工弁・人工血管などの置換術後

人工弁や人工血管であれば，その部位への感染の波及によって血管組織の脆弱化や疣贅（ゆうぜい）（細菌性の腫瘤）の形成を起こす場合がある．生体弁による置換術後では，細菌による人工弁組織の破壊や弁周囲組織の脆弱化による弁周囲逆流が起こる．逆に，機械弁では弁の開口異常や疣贅の沈着による脳梗塞の併発などがある．人工血管置換術後では，血管組織の脆弱化による血管破裂や人工血管における疣贅の沈着を招く可能性がある．

ⅲ．指導の実際

手洗いの方法は**表 40** に示すとおりであり，1 回を長く行うよりも短時間でも 2 回するほうが細菌の除去率は高まる．また，このほかにもマスクの着用や人混みが多い場所は必要以外では避けること，感染症の流行し始める時期では予防接種をするように指導する．

(2) 口腔ケアをしっかりする

ⅰ．歯の管理について

心臓血管外科手術後の症例は，一般的に術前の段階で齲歯（うし），つまり虫歯の有無や歯の治療歴などその状況は確認され，歯の治療後に手術が施行されている状態である．それは，口腔内の感染経路の有無が弁置換術などの人工物を植込む手術において，感染性心内膜炎（IE：infectious endocarditis）の発症リスクを上昇させる可

表 40　手洗い，うがいの方法

手洗い（10 秒以上もみ洗いし，15 秒以上流水ですすぐ）	うがい
①流水でよく手を濡らした後，石鹸をつけ，手のひらをよくこする ②手背部を伸ばすようにこする ③指先，爪の間を念入りにこする ④指の間を洗う ⑤親指と手のひらをねじり洗いする ⑥手首を洗う ⑦流水で十分に洗い流し，清潔なタオルなどで拭きとる	①口の中に水を含み，上を向かずに口腔内をゆすぐように洗う（クチュクチュうがい）．2～3 回繰り返す ②上を向いて口腔内の奥を約 10 秒洗浄する（ガラガラうがい）．数回繰り返す

能性があるためである．IE の発症の感染経路は不明な点もあるが，歯の治療に伴う菌血症が多いとされている．

ⅱ．口腔内の衛生状態

歯の治療をしていなくても，口腔内の衛生状態は感染リスクを増加する．特に，弁置換術や人工血管置換術を施行された症例は IE 発症のハイリスクである[28]．

ⅲ．誤嚥性肺炎について

嚥下障害によって起こる誤嚥性肺炎の増加が懸念されており，口腔ケアはその発症を予防するためにも重要である．また，手術対象者の高齢化によって術前から嚥下機能の低下がある症例や手術の影響により嚥下機能が低下する症例も存在する[29]．特に，開胸操作に伴う術後反回神経麻痺を併発した症例，高齢者，フレイルなど，栄養障害を伴う症例は口腔ケアについても指導する．

ⅳ．歯磨き，口腔内洗浄，義歯について

口腔内の粘液組織には免疫機能があり，口腔内洗浄，定期的な歯科受診，電動歯ブラシを含めた正しい口腔ケアの指導は IE 発症の予防として重要である．基本的な内容については理学療法士でも指導できるが，必要に応じて歯科衛生士や歯科医師など専門家に相談するように指導する（表 41）．また，術前に比べ術後に総義歯（入れ歯）が合わなくなる症例もいるため，その有無を問診する．総義歯が緩くなるのは，術後における栄養状態の悪化から歯茎が萎縮したためと推測するが，食欲の低下や口腔内の損傷を招く可能性があるため，その場合は早めに歯科医師に相談するように指導する．

(3) 入浴の具体的方法および温泉・サウナの入り方など

入浴動作は，ADL の中では負荷の強い動作である．一般的に，術後は創部の状態が良好であれば，術後約 7 日で入浴が許可される．しかし，許可後も患者が不安を訴えることや，退院後は入浴を避けている症例も少なからず経験するため，入浴状況や不明な点について確認し指導する（表 42）．

ⅰ．創部について

抜糸後に滲出液や発赤などがなければ，感染予防のために洗浄すべきである．やわらかいスポンジに洗剤をつけ，しっかり泡立てた後にやさしく表面を創部と平行にこするように指導する．

表 41　口腔ケアの注意点

- 歯ブラシは，やわらかいものを使用し，強く磨かない
- 可能であれば，電動歯ブラシの使用を推奨する
- 口腔内の損傷を招くため，口腔内洗浄は頻回に実施しない
- 必要に応じて，歯科衛生士や歯科医師など専門家に相談する
- 総義歯（入れ歯）が合わなくなったら，早めに歯科医師に相談する

ⅱ．入浴動作の運動負荷

血圧上昇を招くような負荷が強い動作は，浴槽につかることだけではなく，衣服の着脱や洗髪・洗体時の前かがみになる動作がある．よって，高めの椅子を脱衣場および浴室に置き，洗髪時はかけ湯ではなくシャワーを使用して，前かがみの動作を避けるように指導する．

ⅲ．温泉・サウナについて

旅行などで温泉に入る場合は，入浴前に1時間程度しっかりと休憩したのちに，熱いお湯や冬場の露天風呂は避け，湯冷めに注意する．また，入浴は1日に2回までとする．高温でのサウナでは，脱水を招くため基本的には禁止する．サウナは，健常者に対しては心血管疾患を抑制するが[30]，心臓血管外科手術後症例の予後改善効果は不明であり，実際にサウナ中に心事故が起こっているため推奨されない．

(4) 家事・草むしりなど

各動作における特徴を以下に，また指導内容を表43に示す．

ⅰ．家事動作

運動強度は，約3～4 METsに相当するとされている．家事動作は，床や風呂掃除などの前傾姿勢での動作が多い場面や，洗濯物や買い物など荷物を持っての歩行で運動強度が強くなる傾向がある．また，床や風呂の掃除の際には，床に両手をつく動作や片手で床や浴槽をこする動作があり，上肢に強い負荷がかかる．よって，正中切開術を行った3カ月以内は前述のような動作を避けるように指導する．最近では掃除機も軽量化されており，持ち運びも比較的に容易な機種も発売されているため，この点も必要に応じて指導するとよい．炊事や洗濯など特に水を使用する作業は，冬場において冷たい水を使用した場合は血圧の上昇を生じる可能性がある．

表42　入浴の指導内容（文献30）より引用）

1．入浴前
①水分補給する（カフェインの入っているものは利尿作用があるので避ける）
②脱衣所の温度は浴室と同じくらいにする
③お湯の温度を40～41°に調整する〔よい（4・1）風呂と覚える〕
2．入浴時
①必ずかけ湯を行い，足先から心臓に向かって行う
②長湯は避け，胸あたりまでつかる（肩にタオルをかける）
③洗髪時や洗体時は前かがみの動作は避ける
④創部は滲出液などがなければ，よく洗う
3．注意事項
①食後1時間以上（負荷になる），就寝の1時間前まで（睡眠を妨げる）に入浴する
②朝風呂はしない（内服後にする）
③家族がいる場合は，家族の不在時に一人で入浴はしない
④アルコールを摂取している場合は絶対に入浴しない

表43　家事動作・草むしりの指導内容

1．家事動作
①早朝の家事は，時間に余裕をもって行う
②冬場は，ぬるま湯や厚めのゴム手袋を使用する
③前傾姿勢を避けて床や風呂の掃除などは，長い柄のついた道具を使用する
④子どもの世話，遊び相手などは短時間にする
⑤術後3カ月間は重いものを持つ動作は避ける
⑥買い物はカートを使用する．荷物を持つ場合は，2つに均等に分けて両上肢で持つようにするが，長時間は避ける
2．草むしり
①前傾姿勢を避けて長い柄のついた道具を使用する
②気温の変動に注意する
③一度に行わず，日数を分けて長時間の実施は避ける
④可能なかぎり日陰で作業する

また，買い物ではカートを使用するなどして，長時間の荷物を持っての歩行は避ける必要がある．一方，家事動作を行うのはほとんどが女性であり，基本的に家族など他者のための労作である．よって，労作に疲労がないように家族などの協力を得ることも重要であり，機会があれば家族にも指導する．

ⅱ．草むしり

運動強度は，約4～5 METsに相当するとされている．草むしりも家事動作と同様に前傾姿勢での動作時間が長いことが主な負荷強度が高くなる理由である．筆者の経験では，術前に草むしりを行っていた症例は実施時間が1時間以上と長い場合が多く，その理由は夢中になってしまうや，ここまでは終わらせたいなどの必要性に迫られるなどの場合が多い．また，季節では春から夏にかけて多いため，気温の変動も多く，体調が不安定になりやすい時期でもある．よって，草むしりは家事動作と同様に長い柄のついた道具で行うことを推奨し，長時間での実施はやめて数日に分けて実施するように指導する．

(5) 性生活について

性生活については，患者から相談されることはまれである．筆者は1回だけ，この件について相談されたことがある．患者と外来などで長い関わりがあり，信頼関係が構築されてきてやっと聞かれる程度であろう．しかし，特に若年者にとっては自己効力感にかかわる重要な問題であり，実際に術後の症例では性生活について不安をもっており，消極的になっている場合も多いと推測され，正しい認識をもつ必要がある．

一般的に，夫婦間の性生活の場合の運動負荷は5～6 METsとされており[31)]，CPXで6METsの運動まで可能であることが確認されれば問題はない．しかし，夫婦間以外での場合や疲労がたまっている時，過剰な興奮を伴うなど，条件によっ

表 44　性生活の指導内容（文献 31）より引用）

次の場合は性生活を避ける
①アルコール摂取後
②疲労，ストレスがたまっているとき
③朝起きてから 1 時間以内
④室温が低いもしくは高い場合
行為のあと
①水分摂取をする
②休憩をしっかりとる
③術創部に違和感があった場合は医師に相談する
禁止事項
①勃起不全治療薬（バイアグラなど）は使用しない

ては一般的な運動負荷である 5～6 METs を上回るので注意が必要である．また，自律神経が不安定になっている早朝や冬場など室温が低い状態も不整脈などが出現しやすく，避ける必要がある．

特に注意が必要な事項としては，バイアグラなどの勃起不全治療薬の使用である．勃起不全治療薬はニトログリセンなどの硝酸薬と併用すると，急激な血圧低下を起こし，たいへん危険である．よって，勃起不全治療薬は使用しないようにして，必要に応じて医師に相談するように指導する．また，循環器系の薬物の一部には副作用によって勃起不全になることがあるので，その場合も医師に相談するように指導する．注意する点については表 44 に示す．

(6) 海外旅行について

患者に退院したら何がしたいかと問うと，また旅行に行きたいと訴える患者は多いが，そもそも行ってもよいものなのかわからないと答える患者もいる．患者の多くは，基本的に術前よりも前後のほうが病態は改善するものである．よって，筆者は術後の患者に対しては，せっかく大きな治療を乗り越えたのだから，可能であれば旅行に行くことは推奨している．一般的にも旅行を趣味にしている人は多く，術後においても注意点を守れば，QOL 向上のためにも実施は可能である．

海外旅行に行く場合の患者に対する指導内容を表 45 に示す．患者には出発前に旅行先での体調不良などのトラブル時の対応で必要になる事項について指導する．また，機内ではエコノミークラス症候群を予防するための指導を行う．食事面では，旅先の食事は楽しみの一つであるため，過食してしまう傾向である．特に脂肪分や塩分が多いものを控えるように指導する．

(7) ゴルフ・ガーデニング・登山など

趣味活動の再開は，患者の QOL を維持・向上するためにも重要である．しかし，運動強度だけではなく，特殊な状況が想定される活動も多い．外来リハでよく相

表 45　海外旅行の指導内容

1. 出発前
①医師に必ず相談すること
②薬を多めに処方してもらう
③感染症の対策について相談する
④英文での診断書・内服薬のリストの作成を依頼する
⑤プロペラ機は気圧が安定しないので避ける
⑥ペースメーカーを使用している場合は空港係員に申し出る
2. 機　内
①長時間の移動になる場合は 2 時間ごとに膝の屈伸運動や機内を歩いたりする
②長時間は足を組まないようにする
③水分をこまめに摂取する
④脱水になるのでアルコールは控える
3. その他
①団体旅行は疲れやすい．疲労を感じたらホテルやバスで早めに休憩する
②夜の観光は避ける（睡眠をしっかりとれるようにする）
③荷物は軽くする
④過食しないようにする

表 46　ゴルフ・ガーデニング・登山の指導内容

ゴ　ル　フ	ガーデニング	登　　山
・悪天候の場合は控える ・自分のペースを守る ・気の合う人やキャディーをつけてプレーをする ・水分摂取をこまめにとる ・飲酒は絶対にしない ・疲労や体調不良があれば無理をしないで休憩する ・患者自身の事情を一緒にプレーする人に話しておく	・正中切開術後では，術後 3 カ月間は重い荷物の挙上は避ける ・重い荷物の運搬は台車を使用する ・畑を耕す動作は避ける ・30 分に 1 回は休憩を取り水分補給をする ・休憩用の椅子を用意する ・長い柄のついた道具を使う ・朝の作業は食事後および内服後に行う	・事前に天候を確認する ・悪天候の場合は中止する ・日帰りで登れるプランにする ・荷物は簡素にする ・一人では行わない ・水分摂取と休憩をこまめにとる

談・指導する趣味活動とその指導内容（表 46）について示す．

ⅰ．ゴルフ

男女問わずに実施する年齢層も幅広いが，心事故が最も多いスポーツの一つである．それには，プレー時間を遅延させないようにする配慮や一緒にラウンドする人への気遣い，体調が悪くても途中で中断しにくいなど，ストレスが多いことも影響している．一般的に，運動強度はカートを使わず，徒歩のみで行った場合は 4 METs，カートを使用した場合は 3 METs であり，運動耐容能における AT が

3 METs以上あり，胸骨正中切開術後3カ月以降で医師の許可があれば可能である．

ii．ガーデニング

簡単な庭の手入れから家庭菜園などの農作業を含む場合など，個人によってその活動内容はばらつきが大きい．また，屋外での活動時間が長くなる傾向もあり，気温や天候による影響を受けやすい．一般的に，前傾姿勢になる動作が多く，重い荷物の運搬をしない場合には運動強度は約5 METsであり，シャベルなどで畑を耕すなどの動作で運動強度が高くなる．また，重い荷物を持っての移動を含む農作業となると6 METsにも及ぶ．正中切開術後では，術後3カ月間は重い荷物の挙上（片手で5 kg以上）は避ける必要がある．

iii．登　山

ゴルフと並んで心事故が多い活動の一つである．趣味の範囲での登山における運動強度は，荷物を持たない場合の登山では7 METs，荷物（5 kg）を持った場合は8 METsと比較的に高い．よって，運動耐容能の評価および医師と相談したのちに再開するか検討する．

(8) 変則勤務への対応など

心臓血管外科手術後の患者が社会復帰を果たすことは，つまり職業復帰をすることでもあり，心リハのゴールである．しかし，実際にはさまざまな問題があり，患者自身の疾病上の問題だけではなく，職業や職場側の労働条件によっても影響される．また，実際に職業復帰したとしても不安を抱える患者もいる．よって，外来リハではそれらを含めて指導する．しかし，実際にはその職業に復帰するかどうかは医師の判断が必要であり，指導する場合には医師と念密に相談して進める．

術後の労働の許可については，基本的に日本循環器学会ガイドライン[32]を参考に指導するが，胸骨正中切開が行われた症例であれば，骨癒合が得られる術後3カ月間は車の運転は基本的に禁止され，医師の許可が出た後でも抗血栓薬の使用による交通事故などでの出血のリスクを説明し，通勤における自家用車の使用または公共交通手段への変更などを指導する．

心疾患における労働は，基本的に規則正しい時間帯であることが望ましく，自分のペースが守れる状態である．仕事内容もスケジュールが密であり，仕事に追われる状態や，精神的ストレスを強く感じる場合も回避することが望ましい．実際に，夜勤や交代制労働，長時間労働などの変則勤務は，一般的に心疾患を増悪させる可能性のある条件として知られており，それらが神経・内分泌系を介する心室性期外収縮の出現などに影響する可能性がある[33]．よって，変則勤務は望ましい状態ではなく，復帰する場合には時間帯の調整や業務内容および配慮してほしいことを職場の上司と相談し，可能な範囲で調整してもらい，他者に代わってもらうなどをする．なお，表47に指導内容を示す．

表 47　職業復帰についての指導内容

1．通勤時
①朝は余裕をもって起き，通勤時間に余裕をつくる（階段を駆け上がるなど急がない）
②満員電車は心負荷になるので，時差通勤や座っていけるようにする
2．勤務中
①職業復帰初期は 2～3 時間勤務から徐々に 8 時間勤務へ慣らす
②こまめに休憩をとる．体の異常があれば，仕事中の作業などは中止する
③長時間労働や残業は避ける
④仕事後の酒の付き合いなどは避ける

【文　献】

1）心血管疾患におけるリハビリテーションに関するガイドライン（2012 年改訂版；http://www.j-circ.or.jp/guideline/pdf/JCS2012_nohara_h_.pdf）2018 年 1 月 10 日閲覧
2）村林泰三，他：冠状動脈バイパス術後患者の運動能の改善経過とその機序に関する検討．胸部外科 **50**：450–458, 1997
3）久保　博，他：心臓リハビリテーションの AC バイパスグラフト開存への効果．診断と新薬　**29**：131–136, 1992
4）Hoad NA, et al：Rehabilitation after coronary artery by-pass grafting and improved quality of life. *Br J Sports Med*　**24**：120–122, 1990
5）Ueshima K, et al：Effects of exercise training after open heart surgery on quality of lifeand exercise tolerance in patients with mitral regurgitation or aortic regurgitation. *Jpn Heart J*　**45**：789–797, 2004
6）Gohlke-Barwolf C, et al：Exercise tolerance and working capacity after valve replacement. *J Heart Valve Dis*　**1**：189–195, 1992
7）Kornfeld DS, et al：Psychological and behavioral responses after coronary artery bypass surgery. *Circulation*　**66**：24–28, 1982
8）Con AH, et al：The psychology of men and women recovering from coronary artery bypass surgery. *J Cardiopulm Rehabil*　**19**：152–161, 1999
9）Ades PA, et al：Cardiac rehabilitation participation predicts lower rehospitalization costs. *Am Heart J*　**123**：916–921, 1992
10）Hedbäck B, et al：Cardiac rehabilitation after coronary artery bypass surgery：10-year results on mortality, morbidity and readmissions to hospital. *J Cardiovasc Risk*　**8**：153–158, 2001
11）Fletcher GF, et al：Exercise standards for testing and training. A statement for healthcare professionals from the American Heart Association. AHA scientific Statement. *Circulation*　**104**：1694–1740, 2001
12）アメリカスポーツ医学会（編），日本体力医学会体力科学編集委員会（監訳）：運動処方の指針―運動負荷試験と運動プログラム 原書第 8 版．南江堂，2011, pp33–35, 216–217, p228, 258
13）American Association of Cardiovascular and pulmonary Rehabilitation：Guidelines for Cardiac Rehabilitation and Secondary Prevention program 4th ed. Human Kinetics, Champaign, 2004, pp36–119
14）高橋哲也：循環障害のリハビリテーション．居村茂幸（監）：ビジュアル実践リハ 呼吸・心臓リハビリテーション 改訂第 2 版．羊土社，2015, pp221–222
15）Pina IL, et al：Exercise and heart failure：A statement from the American Heart Association Committee on exercise, rehabilitation, and prevention. *Circulation*　**107**：1210–1225, 2003
16）Squires RW：Components of exercise training. Wenger NK, et al（eds）：Cardiac Rehabilitation：A Guide to Practice in the 21st Century. Marcel Dekker, New York, 1999, pp75–93
17）Dubach P, et al：Cardiac rehabilitation in Switzerland：efficacy of the residential approach fol-

lowing bypass surgery. *Chest* **103**：611–615, 1993
18）Stevens R, et al：Comparison of supervised and unsupervised exercise training after coronary bypass surgery. *Am J Cardiol* **53**：1524–1528, 1984
19）Ohmura N, et al：Effects and indication of non-supervised home exercise program in patients following coronary bypass surgery and acute myocardial infarction. *Jpn Circ j* **58**：1351–1355, 1994
20）Jolly K, et al：The Birmingham Rehabilitation Uptake Maximisation Study（BRUM）. Home-based compared with hospital-based cardiac rehabilitation in a multi-ethnic population：cost effectiveness and patient adherence. *Health Technol Assess* **11**：1–118, 2007
21）Williams MA, et al：Resistance Exercise in Individuals With and Without Cardiovascular Disease：2007 Update：a scientific statement from the American Heart Association Council on Clinical Cardiology and Council on Nutrition, Physical Activity, and Metabolism. *Circulation* **116**：572–584, 2007
22）Riebe D, et al（eds）：American College of Sports Medicine's Guidelines for Exercise Testing and Prescription 10 th ed. Wolters Kluwer, Philadelphia, 2016, p234
23）Meyer P, et al：High-Intensity Aerobic Interval Exercise in Chronic Heart Failure. *Current Heart Failure Reports* **10**：130–138, 2013
24）神原啓文，他（編）：心臓病のスポーツ・リハビリテーション．杏林書院，1989, pp131–143
25）Okuda N, et al：Food sources of dietary sodium in the Japanese adult population：the international study of macro-/micronutrients and blood pressure（INTERMAP）. *Eur J Nutr* **56**：1269–1280, 2017
26）心疾患患者の学校，職域，スポーツにおける運 動許容条件に関するガイドライン（2008 年改訂版：http://www.j-circ.or.jp/guideline/pdf/JCS2008_nagashima_h.pdf）2018 年 1 月 30 日閲覧
27）岡山県急性心筋梗塞医療連携パス（安心ハート手帳） 2018 年改訂第 4 版（http://www.pref.okayama.jp/uploaded/life/558838_4486050_misc.pdf）2018 年 5 月 29 日閲覧
29）感染性心内膜炎の予防と治療に関するガイドライン（http//www.j-circ.or.jp/guideline/pdf/jcs2008_miyakake_h.pdf）2018 年 1 月 30 日閲覧
29）石口祥夫，他：心臓大血管手術における嚥下障害の発生に関わる要因．心臓病センター榊原病院雑誌 **20**：20–24, 2016
30）Laukkanen T, et al：Association between sauna bathing and fatal cardiovascular and all-cause mortality events. *JAMA Intern Med* **175**：542–548, 2015
31）Hellerstein HK, et al：Sexual activity and the postcoronary patient. *Arch Int Med* **125**：987–999, 1970
32）心疾患患者の学校，職域，スポーツにおける運動許容条件に関するガイドライン（2008 年改訂版：http://www.j-circ.or.jp/guideline/pdf/JCS2008_nagashima_h.pdf）2018 年 1 月 30 日閲覧
33）前原直樹：バス・トラック・タクシー運転手の過労・ストレス状態と循環器疾患－作業および労働要因との関連について．ストレス科学 **10**：38–43, 1995

運動負荷試験と運動耐容能評価

Summary

冠動脈バイパス術前は心筋虚血や狭心症状，弁膜症術前は労作時の息切れや心機能低下によって，運動耐容能低下が低下する．心臓血管外科手術後は，一般的に術後 4～10 日目ごろに運動負荷試験を行い，運動耐容能を評価する[1]．術後早期の運動耐容能は，心機能低下によって規定され，術後 3 カ月ごろまでは主に心機能と末梢骨格筋量によって規定される．術後の運動療法により運動耐容能は改善するが，心機能や末梢骨格筋以外にも貧血や運動中の心拍応答および換気効率も運動耐容能を規定する要因となる．

術後患者の心肺運動負荷試験の結果を解釈するためには，安静時，ウォームアップ，漸増負荷時に時相を分けて各指標を整理すると理解しやすい（本文の表1）．まず，はじめに安静時ではガス交換比を確認する．心不全が重症な場合などはガス交換比が上昇する．術後早期の交感神経が優位な状態では，安静時から心拍数が上昇し，浅速呼吸を呈する場合は $\dot{V}E/\dot{V}CO_2$ が安静時より高値を示す．次にウォームアップでは，$\dot{V}O_2$ が速やかに立ち上がるかを確認する（τ on）．ウォームアップにより換気血流不均衡が改善すると，$\dot{V}E/\dot{V}CO_2$ と $\dot{V}E/\dot{V}O_2$ が徐々に低下するが，術後は低下の程度が少ない．漸増負荷中で得られる指標の中では，peak $\dot{V}O_2$ や嫌気性代謝閾値は心疾患の予後規定因子であり重要な指標である．漸増負荷中の一回拍出量の指標には酸素脈がある．術後の酸素脈低下の要因は，拡張末期容積を低下させる要因と心筋収縮力を低下させる要因など複数の要因が関係する．術後のディコンディショニングによる骨格筋機能異常によって，$\Delta\dot{V}O_2/\Delta WR$ も低下する．peak $\dot{V}O_2$ や AT の以外に，$\dot{V}E$ vs $\dot{V}CO_2$ slope も心疾患の予後規定因子として重要な指標である．一般的に心疾患の $\dot{V}E/\dot{V}CO_2$ slope 上昇には，VD（生理学的死腔）/VT（一回換気量）の増加，乳酸アシドーシスの早期出現，末梢性・中枢性化学受容体反射やエルゴ受容体反射（ergoreflex）の過剰反応が関連する[2]．術後の $\dot{V}_E/\dot{V}CO_2$ slope 上昇は，漸増負荷中の心拍出量の指標として考えられている呼気終末炭酸ガス分圧（PET CO_2）との関連が報告されており[3]，術後の心拍応答不良による肺血流量の低下や換気血流不均の増大によって PET CO_2 は低下する．術後に浅速呼吸を呈する場合，漸増負荷初期から一回換気量の上昇に比較して呼吸数が上昇しやすく，一回換気量と呼吸数の関係を示す rapid shallow breathing index（RSBI；呼吸数/一回換気量）も有用な指標となる[4]．

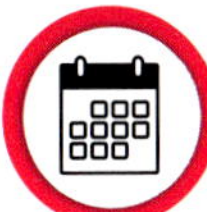

情報収集すべき項目

運動負荷試験中に評価すべき項目	
安静時	1. ガス交換比（R；$\dot{V}CO_2/\dot{V}O_2$）が異常値を示していないか
	2. 心拍数（HR）が高すぎたり低すぎたりしていないか
	3. 二酸化炭素換気当量（$\dot{V}E/\dot{V}CO_2$）が高値を示していないか
ウォームアップ中	1. 酸素摂取量（$\dot{V}O_2$）が速やかに立ち上がるか（時定数；τ on）
	2. $\dot{V}E/\dot{V}CO_2$ と酸素換気当量（$VE/\dot{V}O_2$）徐々に低下してきているか
漸増負荷中	1. 漸増負荷にたいして $\dot{V}O_2$ が適度に上昇しているか〔最高酸素摂取量（Peak $\dot{V}O_2$）〕
	2. $\dot{V}E/\dot{V}O_2$ が上昇し始めるか〔嫌気性代謝閾値（AT）〕
	3. $\dot{V}E/\dot{V}CO_2$ が上昇し始めるか（RC point）
	4. 酸素脈（$\dot{V}O_2$/HR）が徐々に上昇しているか（Peak $\dot{V}O_2$/HR）
	5. 酸素摂取量-運動強度関連の勾配（⊿ $\dot{V}O_2$/ ⊿ WR）基準値を下回っていないか
	6. 二酸化炭素換気当量変化（$\dot{V}_E$ vs $\dot{V}CO_2$ slope）が急峻で高値ではないか
	7. 呼気終末炭酸ガス分圧（PET CO_2）が低値を示していないか
	8. 術後の創部状態
	9. 一回換気量（VT）の増加に比べ，呼吸数（RR）が増加し過ぎていないか
	10. rapid shallow breathing index（RSBI；RR/VT）が高値ではないか

1 心臓血管外科手術後の運動耐容能の特徴

狭心症や虚血性心疾患に対する冠動脈バイパス術（CABG：coronary artery bypass grafting）術前は，心筋虚血による心拍出量の低下や，胸痛や息切れを訴えとする狭心症状によって運動が制限され，その結果，運動耐容能は低下する．術前の罹患期間の長い弁膜症患者においては，労作時の息切れや全身疲労感によって活動が制限されるため，ディコンディショニングが生じやすく，心機能低下も相まって運動耐容能が低下する．CABG や開心術後の急性期においては，一般的に術後 4〜10 日目ごろに，運動負荷試験（可能な限り心肺運動負荷試験）を行い，運動耐容能を評価する[1]．

術後は，一般的に運動耐容能が低下する．術後早期の運動耐容能は，心機能低下によって規定される．術後は，特に開心術において心機能が低下し善傾向を示すが，心筋梗塞や心不全などの合併症により心機能の低下は遷延する．術後 3 カ月ごろまでの運動耐容能は，心機能と末梢骨格筋量によって規定される．前述したように，弁膜症患者では術前から生じるディコンディショニングが，術後安静によって進行する可能性がある．さらに，手術侵襲によって術後は蛋白異化作用が亢進する．末梢骨格筋における蛋白異化作用の亢進によって，骨格筋の萎縮が生じ骨格筋量が減少する．術後 3 カ月以降の運動耐容能は，主に末梢骨格筋量によって規定され，術後の運動療法により術後 6 カ月ごろまでは漸増的に増加する．術後の運動耐容能改善は，主に心機能や末梢骨格筋によって規定されるが，これら以外にも運動耐容能に影響する要因がある（表 1）．

表 1　運動耐容能に影響を与える要因

	詳　　細
貧　　血	術中の出血，術後出血の遷延，体液量過多により血中へモグロビン濃度が低下し，末梢骨格筋への酸素搬送量も低下する
運動中の心拍応答の低下	通常，安静時の心拍数は副交感神経によって調整されているが，糖尿病の合併などにより副交感神経障害によって安静時より頻脈を呈する．運動中の副交感神経および交感神経障害も影響し，心拍応答が不良となる
	β遮断薬，カルシウム拮抗薬，血管拡張薬，抗不整脈薬によって運動中の心拍数が低下する
運動中の換気効率の低下	術後の心機能低下に伴う心拍出量低下によって肺血流量が減少し，換気血流不均衡が拡大する
	肺うっ血による肺コンプライアンスの低下および胸骨正中切開による胸郭可動性の低下による死腔換気率の増加によって息切れが生じる

2 心臓血管外科手術後の心肺運動負荷試験の特徴（図 1）

心肺運動負荷試験に用いられる負荷装置は，エルゴメーターとトレッドミルがある．急性期の運動療法にはエルゴメーターを用いることが多いが，退院後の運動にはウォーキングを行うことも多く，運動様式に合わせて負荷装置を決定する．なお，転倒を防ぐなど安全性の点からエルゴメーターを用いることが多い．

1）安静時

安静時ガス交換比（R；$\dot{V}CO_2/\dot{V}O_2$）は 0.83 程度であり，空腹時は脂質代謝となるため R は低下する．逆に検査が食事間もない場合や，緊張や重症心不全で過換気となっている場合，R は上昇する．安静時 R が 0.8 以下もしくは 1.0 以上の場合は，再度校正を行う．安静時の心拍数（HR：heart rate）は，通常副交感神経によって規定されており，術後早期の交感神経が優位な状態では，安静時から高値を示すことがある．胸骨正中切開後の胸郭可動性の低下などによって浅速呼吸を呈し

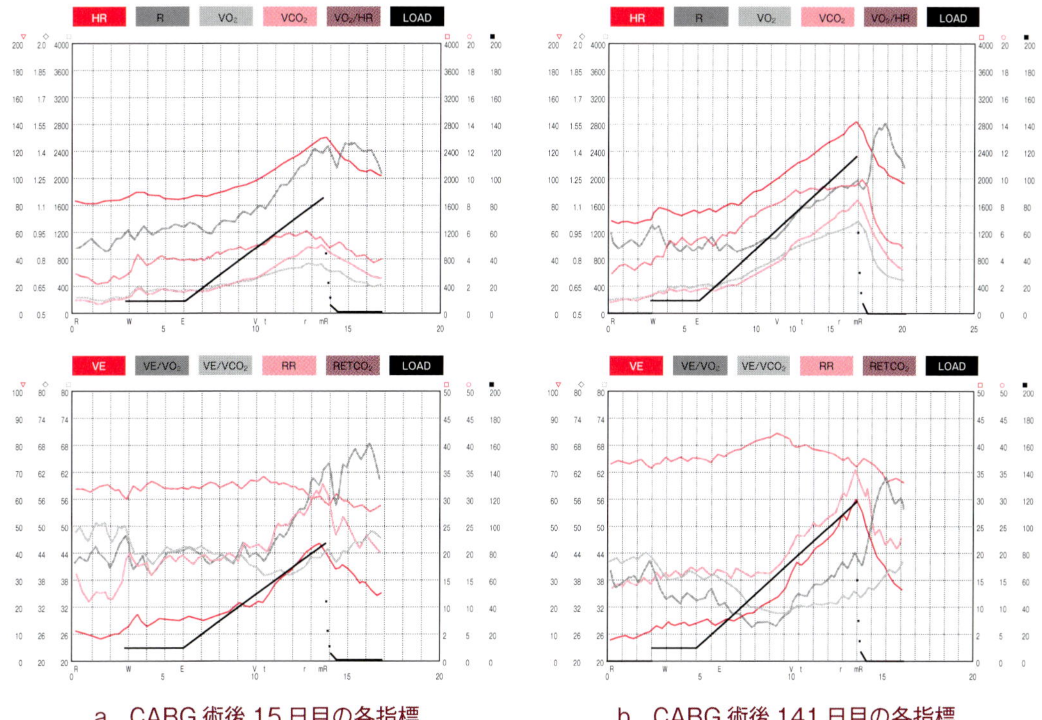

a. CABG 術後 15 日目の各指標　　b. CABG 術後 141 日目の各指標

図 1　術後における運動負荷試験の各指標の推移

冠動脈バイパス術（GABG）術後 15 日目（a）と術後の運動療法を継続した 141 日目（b）の心肺運動負荷試験の結果．最高酸素摂取量（peak $\dot{V}O_2$）および無酸素性代謝閾値（AT $\dot{V}O_2$）は上昇し，換気効率の指標となる二酸化炭素換気当量の最低値（minimum $\dot{V}E/\dot{V}CO_2$）は改善した．一回拍出量の指標となる酸素脈（peak $\dot{V}O_2$/HR）も改善した

ている場合，術後心不全の合併や，肺うっ血が残存する状態は，換気血流不均衡を増加させるため，二酸化炭素換気当量（$\dot{V}E/\dot{V}CO_2$）は安静時より高値となる．術後心不全の病態が安定し，運動療法によって自立神経機能が改善することなどにより，安静時 $\dot{V}E/\dot{V}CO_2$ は低下する．

2）ウォームアップ

ウォームアップは，血液循環の促進，骨格筋や関節の協調性改善など運動に対する準備性を高める点で重要である．酸素摂取量（$\dot{V}O_2$）が定常状態となる3分程度をウォームアップ時間とする．安静からウォームアップへ $\dot{V}O_2$ がどの程度，速やかに立ち上がるかの指標に時定数（τ on）がある．術後早期の心機能低下や心不全合併により心拍出量が低下している場合，τ on が延長する．$\dot{V}O_2$ の立ち上がりが緩やかな場合は，漸増負荷中の $\dot{V}O_2$ 増加の程度も不十分であると予測ができる．τ on の延長には末梢血管拡張能も関与する．心房細動の場合，負荷に対する心拍応答が過剰となり，運動開始とともにHR上昇が大きいことがある．ウォームアップによって換気血流不均衡が改善し，$\dot{V}E/\dot{V}CO_2$ と酸素換気当量（$\dot{V}E/\dot{V}O_2$）は徐々に低下する．術後の換気血流不均衡が拡大している場合，$\dot{V}E/\dot{V}CO_2$ の低下が緩徐で低下の程度が少ない．

3）漸増負荷時

a. peak $\dot{V}O_2$

漸増負荷中に得られる指標の中で，最も重要な指標は最高酸素摂取量（peak $\dot{V}O_2$）である．peak $\dot{V}O_2$ は，運動中に得られる最大の酸素摂取量であり，術後患者の予後規定因子として重要である．漸増負荷開始後，好気的代謝に嫌気的代謝が加わる時点での酸素摂取量は，嫌気性代謝閾値（AT：anaerobic threshold）と呼ばれる．さらにAT以降，アシドーシスが進行し，腎臓での重炭酸塩産生による緩衝作用に限界が生じ，呼吸性の代償として過換気が生じるポイントをRC point（RCP）と呼ぶ．

b. 酸素脈

漸増負荷中の一回拍出量の指標に酸素脈（$\dot{V}O_2/HR$）がある．Fickの理論式〔$\dot{V}O_2$＝心拍出量（SV；一回拍出量×HR）×動静脈酸素較差）〕から $\dot{V}O_2/HR = SV$ ×動静脈酸素較差となり，最大負荷時の動静脈酸素較差は一定であることから，peak $\dot{V}O_2/HR$ は一回拍出量の指標となることがわかる．術後の酸素脈低下の要因を**表2**にまとめた．漸増負荷増加に対して，どのぐらい酸素摂取量が増加しているかをみる指標に $\Delta\dot{V}O_2/\Delta$work load（WR）がある．正常値は10 ml/wattである．術前の基礎疾患や術後ディコンディショニングによる骨格筋萎縮や骨格筋機能異常は有酸素代謝能力の低下を引き起こし，$\Delta\dot{V}O_2/\Delta WR$ が低下する．

表２ 酸素脈の低下を規定する要因

	関連要因	術後に生じる原因
拡張末期容積の低下	循環血液量低下	脱水，心房細動，利尿薬
	静脈還流量の低下	長期臥床，胸郭可動性の低下，筋ポンプ能の低下
	左室拡張能の低下	術前からの左室拡張不全の合併，人工心肺使用後の拡張能低下
心筋収縮力の低下	左室収縮能の低下	開心術による心機能低下
	末梢血管抵抗の増加	動脈血管拡張能の低下，交感神経亢進体外循環の使用によるレニン・アンジオテンシン・アルドステロン系の活性化

c. 分時換気量と酸素摂取量（$\dot{V}O_2$），二酸化炭素摂取量（$\dot{V}CO_2$）の関係

漸増負荷中に得られる換気に関する指標の中で，$\dot{V}E/\dot{V}O_2$ と $\dot{V}E/\dot{V}CO_2$ はウォームアップ開始後から徐々に低下し，AT を迎えると $\dot{V}E/\dot{V}O_2$ が増加し，RCP を迎えると $\dot{V}E/\dot{V}CO_2$ が増加する．一般的に心疾患の二酸化炭素換気当量変化（$\dot{V}_E$ vs $\dot{V}CO_2$ slope）上昇には，生理学的死腔（VD：dead space）/一回換気量（VT：tidal volume）の増加，乳酸アシドーシスの早期出現，末梢性・中枢性化学受容体反射やエルゴ受容体反射（ergoreflex）の過剰反応が関連する[2)]．$\dot{V}E$ vs. $\dot{V}CO_2$ slope は，34 以上で予後不良とされている．安静時より換気が亢進している場合，解析上 $\dot{V}_E$ vs $\dot{V}CO_2$ slope が低値となってしまうため，その時は漸増負荷中の $\dot{V}E/\dot{V}CO_2$ 最低値（minimum $\dot{V}E/\dot{V}CO_2$）が参考になる．

術後の $\dot{V}_E$ vs $\dot{V}CO_2$ slope は呼気終末炭酸ガス分圧（PET CO_2）との関連が指摘されている[3)]．通常，血液中の二酸化炭素（CO_2）は完全に肺胞に拡散されるため，肺胞内二酸化炭素分圧（$PACO_2$：alveolar CO_2 partial pressure）と動脈血二酸化炭素分圧（$PaCO_2$：arterial CO_2 partial pressure）はほぼ等しく，肺胞内ガス交換が適切に行われると PET CO_2 も等しくなる．しかし，安静時でガス交換に関係する肺野は一部であるため $PaCO_2 > PACO_2$ となり，その結果 $PaCO_2 >$ PET CO_2 となる．運動により心拍出量が増加し，右左シャントや肺塞栓症がない限り心拍出量と等しい肺血流量も増加する．PET CO_2 は，肺血流量に依存して運動中ではしだいに高値となるため，漸増負荷中の心拍出量の指標として有用と考えられている．術後の換気亢進の指標である $\dot{V}_E$ vs $\dot{V}CO_2$ slope と PET CO_2 との関連においては，術後の心拍応答不良による肺血流量の低下や換気血流不均の増大が，その背景要因として考えられている[3)]．術後の運動療法により PET CO_2 が上昇し V_E vs VCO_2 slope は改善する．

d. 一回換気量と呼吸回数の関係

漸増負荷中の呼吸パターンの評価には，VT と呼吸数（RR：respiratory rate）の関係をみる．漸増負荷中の AT まで VT の増加によって換気量が増加するが，AT 以降は RR も増加し，RCP 以降の換気量の増加においては RR の増加に頼った

状態となる．術後に浅速呼吸を呈する場合，漸増負荷の初期段階からRRの増加に頼る傾向を示す．VT-RR関連の指標（一回換気量と呼吸数の関係を示す指標）に，rapid shallow breathing index（RSBI；呼吸数/一回換気量）があり，心不全における運動耐容能との関連が報告されている[4)]．

【文　献】

1）JCS Joint Working Group：心血管疾患におけるリハビリテーションに関するガイドライン（2012年改訂版）．*Circ J*　**78**：2022-2093, 2014

2）Tumminello G, et al：Exercise ventilation inefficiency in heart failure：pathophysiological and clinical significance. *Eur Heart J*　**28**：673-678, 2007

3）高橋哲也，他：冠動脈バイパス術後の運動時換気亢進—心肺機能と中枢性化学受容体反射感受性の影響．理学療法学　**32**：319-325, 2005

4）Yokoyama H, et al：A characteristic change in ventilation mode during exertional dyspnea in patients with chronic heart failure. *Chest*　**106**：1007-1013, 1994

第V章

特殊な疾患の術後リハビリテーション

1 小児心疾患

1）成人手術との違い

小児心疾患は,「先天性心疾患（congenital heart disease）」と川崎病や心筋症などの「後天性心疾患」の大きく2つに分類され，その約8割を先天性心疾患が占める．先天性心疾患に対する手術は，成人のように不具合が生じた部分を人工弁などに置き換える手術とは異なり，もともとの機能的・解剖学的な異常部分を修復して動脈血と静脈血が交わらない直列循環の心臓を作り上げる手術となる．心房中隔欠損症などの単純心奇形は一期的根治となるが，複雑心奇形では複数回の姑息手術を繰り返したのちに根治（機能的・解剖学的根治）に至る．同じ疾患名でもその臨床像は多種多様であり，個人の病態によって内科的管理および外科的修復方法が異なること，成長に伴い導管などのデバイス交換が必要になる症例もいることが小児の特徴としてあげられる．

2）術後のリハビリテーション

手術が適応となるような症例では，①その多くが新生児期から幼少期に手術を受けること，②根治術が終わるまでは慢性的な低酸素血症の状態にあること，③ダウン症候群などの染色体異常合併例もいること，④根治術終了後も非生理的な循環動態であったり，遺残病変のある症例もいることなどから，心機能障害以外にも神経学的障害，身体発育や精神運動発達の遅れ，不整脈や感染性心内膜炎，血栓塞栓症などの周術期や遠隔期の合併症の問題などが付随する．そのため急性期におけるリハビリテーションの目的は，急性増悪後からの身体機能の回復ならびに呼吸器合併症の予防であり，回復期リハビリテーションの目的は身体機能や精神運動発達の向上，運動耐容能の向上と心不全管理にある．

a. 急性期のリハビリテーション

成人同様，血行動態の安定が得られたら可及的早期よりリハビリテーションを開始し，術前の身体機能の再獲得を目指す．表1に当院で使用しているリハビリテーション開始基準を示した．小児特有の解剖生理学的な特徴に留意しながら発達年齢

表1　群馬県立小児医療センターのリハビリテーション介入基準

1. 膜型人工肺（ECMO）装着中でない
2. 閉胸している
3. 筋弛緩薬を使用していない
4. 肺高血圧クライシスのリスクが低い
5. 強心剤が大量に投与されていない
6. 血行動態が安定している（バイタルサインが指示範囲にある）
7. 安静時から明らかな努力呼吸がない

にあった形で離床を進めることが重要である．

b. 血行動態の把握

先天性心疾患を理解するためには，個々の心奇形の状態と血行動態の把握が必須となる．術後は，肺循環と体循環を適切に管理すべく治療がなされている（表2）．肺血流量の増加は，肺高血圧につながるほか心室容量負荷から心不全に陥りやすい（直列循環の場合）．単心室症などの肺体並列循環やBTシャント増設後などでは，肺血流量が増加するほど体血流量が減少してショックに陥ることもある．肺血流量増加に伴う臨床症状としては，多呼吸，哺乳障害などがあげられる．反対に肺血流量が低下すると，低酸素血症を生じるほか心拍出量が低下する．臨床症状としては，チアノーゼ，顔色不良などがあげられる．治療内容から現在の問題点を把握し，リスク管理に活かすことは成人と変わらない．

c. 経皮的動脈血酸素飽和度の把握

経皮的動脈血酸素飽和度（SpO_2：percutaneous arterial oxygen saturation）が低いからといって，むやみに酸素投与量を増加するのはよくない．症例によっては心不全の悪化につながるほか，単心室症などの肺体並列循環の場合は末梢循環不全に陥ることもある．そのため，個人の適切なSpO_2値を確認しておくことが重要である．

d. 運動療法

小児心疾患患者に対する運動療法については，統一された見解がないのが現状である．そのため，個人の病態や重症度，遺残病変，不整脈，心不全やチアノーゼなどの臨床症状と，年齢や理解度，これまでに獲得されている身体機能，合併症の程度，心理的ストレス，気温や湿度などの環境条件を加味して，個々にあった運動療法を選択する必要がある．学童期以降であれば，成人に準じた運動療法が可能である．運動療法の適応者には，重篤な心室機能不全や不整脈がなく，身体機能・運動耐容能の低下を有する患者があげられる．

表2　肺血流量のコントロール

	肺血管抵抗上昇因子	肺血管抵抗低下因子
治　療	動脈血酸素分圧（PaO_2）↓ 動脈血二酸化炭素分圧（$PaCO_2$）↑ 水素イオン指数（pH）↓ ヘマトクリット↑ 窒素（N2）吸入 呼気終末陽圧（PEEP）↑	PaO_2 ↑：酸素投与 $PaCO_2$ ↓：過換気 pH ↑ ヘマトクリット↓ 一酸化窒素（NO）吸入 PEEP ↓
薬　剤	カテコールアミン（DOA，AD，NA）	PDE Ⅲ阻害薬，ニトログリセリン，プロスタグランジンE1製剤，麻酔薬，DOB
外科的手術	肺動脈絞扼術	BTシャント増設術など

DOA：ドーパミン，AD：アドレナリン，NA：ノルアドレナリン，DOB：ドブタミン

e. そのほか

先天性心疾患に対する手術は，機能的・解剖学的根治であり，合併症や遺残症，続発症を伴うことが多い．遺残病変や続発症は経年的に変化するため，定期的な評価が不可欠となる．学童期以降は，運動以外にも内服管理や食事管理などの自己管理能力をあげる教育・指導も必要で，成人期に向かう時期では，就職や社会参加，結婚などの諸問題に対する支援も必要となる．

2 心臓移植後

わが国において，1997 年 10 月に「臓器の移植に関する法律」が施行されたが，2 年後の 1999 年に国内第 1 例目の心臓移植が行われ，2016 年 12 月までに 320 例が実施されてきた．特に 2010 年の臓器移植法改正後に移植件数は増加し，それ以前の 11 年間での 70 例と比べ，7 年間で 253 例となっている．さらに，臓器移植ネットワークへの心臓移植希望登録者数も増加してきており，2018 年 4 月末時点での総待機者数 674 例のうち，半数近くの 335 例が 2 年以上の待機期間となっているのが現状である．心臓移植後患者においては，デコンディショニング是正，早期社会復帰のため術後のリハビリテーションは重要である．

1）心臓移植手術

レシピエントの手術法には，自己の心臓を摘出してドナー心を吻合する同所性と，自己の心臓を温存してドナー心を吻合する異所性があるが，現在わが国では同所性心臓移植が行われる．この同所性心臓移植では，図 1 に示すように心房位吻合を行う Lower-Shumway 法[3]，移植心の右心房を温存して上大静脈と下大静脈で吻合する bicaval 法[3]，およびドナー心の右心房を温存し，さらにレシピエントの右房後壁の一部を残して上大静脈と下大静脈で吻合する modified bicaval 法[4] がある．現在，わが国では modified bicaval 法が多く用いられている．

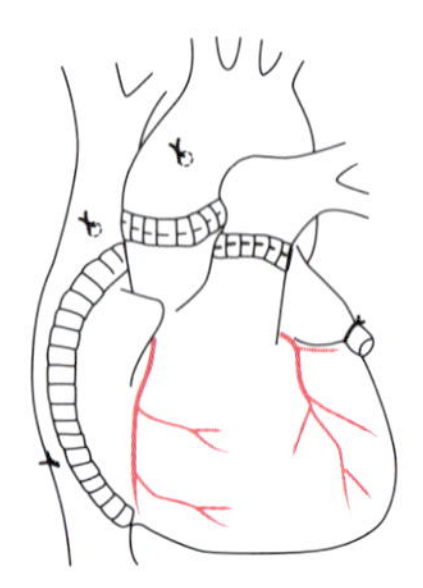

a. Lower-Shumway 法

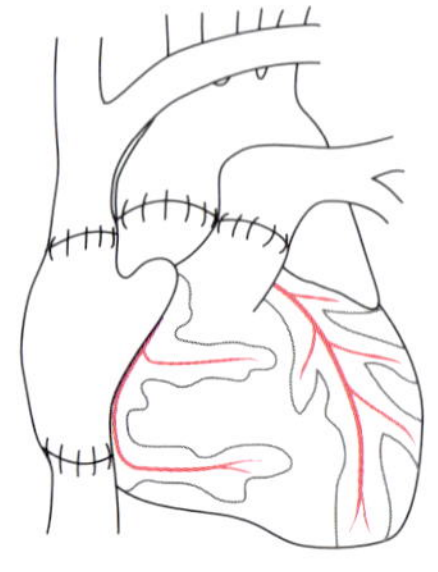

b. Bicaval 法

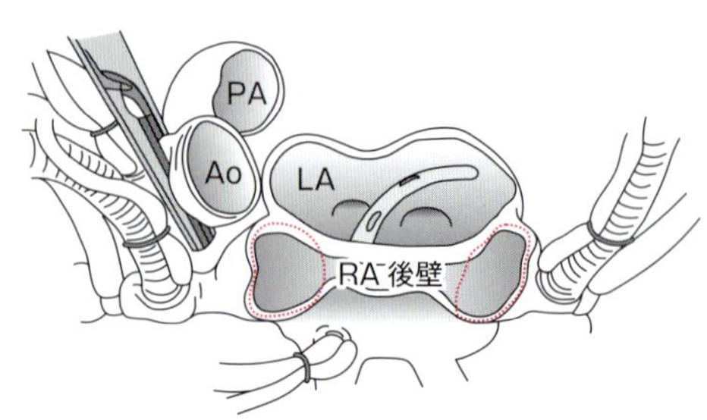

c. Modified Bicaval 法

図 1　心臓移植手術法

PA：肺動脈，Ao：大動脈，LA：左心房，RA：右心房

2）心臓移植症例の循環応答の変化（表3，4）

手術によりレシピエントに吻合された移植心は，除神経となることで，求心性神経の切断により血管調節反応が妨げられ，心血管系の恒常性が変化する．さらに，運動開始時の交感神経による心拍数の増加や収縮能の変化が得られなくなってしまう．そのため運動時は，運動によってもたらされる循環血液中のカテコールアミンによる変時性および変力性の反応により，心拍数の増加および心拍出量の増加がもたらされる．このため，運動に対する心拍応答は遅延することとなる．また，副交感神経支配がなくなることで，安静時の心拍数が増加する．

3）心臓移植患者のリハビリテーション

心臓移植患者は，待機中の心不全管理においてデコンディショニングを呈する場合もあり，適切な運動療法で対応する必要がある．基本的には，各施設における術後および心不全患者のプログラムに準ずることで対応が可能であるが，この際，除

表3　移植心の心機能に影響する要因（文献5）より引用）

血行動態
1．ドナー・レシピエントの体格差
2．ドナー・レシピエントの心房同調不能
3．移植早期の拘束性障害
4．移植後期の拘束性障害
除神経
1．求心性除神経
・末梢血管収縮・拡張の反射性調節の変化
・中枢神経系を介する Na^+・水調節の変化—バソプレッシン，レニン-アンギオテンシン，アルドステロン分泌に依存
・虚血時狭心症状の欠如
2．遠心性除神経
・迷走神経調節の欠如
・安静時心拍数の増加
・運動時心拍応答の減弱
3．血中カテコールアミンに対する過剰反応
変化したホルモン環境
1．心房性ナトリウム利尿ペプチド分泌の変化
2．運動時血中カテコールアミンの増加
心筋障害/適応障害
1．臓器摘出・保存時の傷害
2．移植手術時の合併症
3．拒絶反応
4．心室肥大
5．高血圧（心室壁応力の増加）
6．移植心冠動脈病変（虚血）

表 4　心移植における正常と異なる循環系の応答（文献 6）より引用）

1. 安静時心拍数の増加
2. 運動開始時における心拍数増加の遅れ
3. 運動終了後における安静時心拍数への回復の遅れ
4. 安静時左室駆出率の低下
5. 運動時右室および左室駆出率の低下
6. 運動時心拍出量の低下
7. 運動時の動静脈血酸素較差の増加
8. 最大酸素摂取量の低下
9. 最大運動能力の低下
10. 低強度運動時の酸素摂取動態
11. 嫌気性代謝閾値の低下
12. 酸素および二酸化炭素の運動時呼吸代謝率の増加
13. 運動時の左室拡張末期圧の上昇
14. 運動時肺動脈圧・肺動脈楔入圧・右房圧の上昇
15. 運動時左室収縮末期および拡張末期容積の増加

神経心であることで生じる，前述の循環系の反応についても考慮したうえでプログラムを作成・実施する必要がある．

さらに，QOL の維持と良好な予後を得るために，免疫抑制薬による腎機能障害や糖尿病などの予防，移植心冠動脈病変の進展予防のための高血圧や高脂血症の予防および治療，感染症予防，悪性腫瘍の早期発見，ステロイド使用による骨粗鬆症の進展予防などに注意する必要がある．このため，回復期・維持期に向けて運動療法や食事療法を含めた，患者や家族への教育・指導を積極的に行っていく必要がある．

3 植込み型補助人工心臓

日本国内では，1994 年に保険適応となった体外設置型補助人工心臓（VAD：ventricular assist device）である国循型 VAD の利用が行われてきた．主として心移植までのつなぎとして使用され，装着患者はその間，長期入院を強いられる状況にあった．一方，1990 年代以降，外来通院治療が可能となる植込み型 VAD の研究・開発が世界中で盛んに行われ，日本でも 2011 年より EVAHEART®と DuraHeart®，2013 年より HeartMateII®，2014 年より Jarvik2000®が「心臓移植までの橋渡し」を前提として保険適応となった．これにより，心臓移植適応と判定された重症心不全患者は植込み型 VAD を装着して外来通院しながら移植待機することが一般的となった．

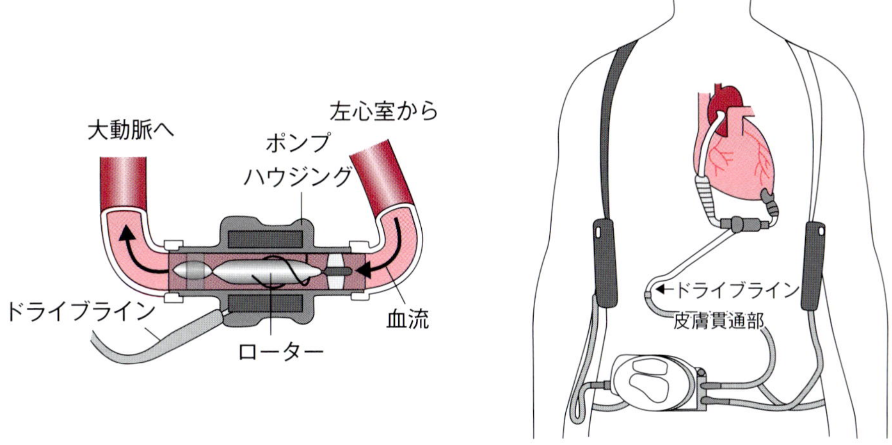

図２　一般的な植込み型補助人工心臓（VAD）の構造模式図

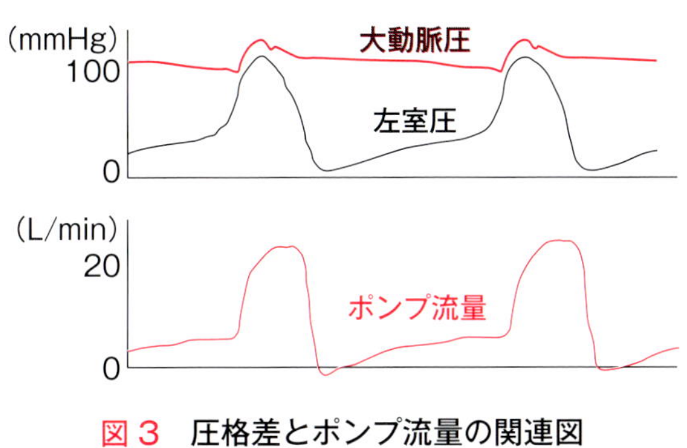

図３　圧格差とポンプ流量の関連図

1）植込み型補助人工心臓の構造とポンプ流量の特性

ポンプは遠心ポンプ方式もしくは軸流方式を用い，体内に設置されたポンプが体外のコントローラとケーブルで接続されている（図２）．常時一定量の駆出が行われる方式であり，拍動流型に対し連続流型とも呼ばれる．連続流の血液ポンプの場合，血液ポンプの上流（脱血側）と下流（送血側）の圧の違いによって流量が変化するため（図３），「非拍動流ポンプ」といわれながらも，臨床の場では装着された患者の拍動（脈圧）が触知可能なことが多い．

左心室（脱血側）の収縮期には，左心室内の圧力が上昇するため，送血側である大動脈の圧との圧差が小さくなりポンプ流量が増加する．反対に左心室の拡張期には，左心室内の圧力が低下するため，大動脈圧との圧差が大きくなりポンプ流量が減少する．この流量の増減によって拍動（脈圧）が生じる．

2）植込み型補助人工心臓装着後のリハビリテーション[7)]

術後急性期には，VAD 装着患者は，術前の長期臥床によりデコンディショニングが進行していることが多く，離床に伴う姿勢変化により静脈還流量の低下が生じ，それによりVADの血液ポンプの脱血不良による流量低下が生じる場合があり注意が必要である．

離床が進み歩行練習が開始となった後には，脈圧が出ない場合には血圧測定が困難なことも多く，動作練習中はコントローラに表示される流量低下や，眩暈などの自覚症状を注意深く観察する必要がある．

病棟内での一定距離の歩行が安定して可能となった時点で心肺運動負荷試験（CPX：cardiopulmonary exercise test）を実施する．その結果を元に，嫌気性代謝閾値（AT：anaerobic threshold）レベルの負荷を自転車エルゴメーターによる運動療法の基準負荷強度として設定（AT 算出不可の際には負荷強度を 10 W に設定）し，その後は Borg scale 11〜13 の範囲で負荷を調整する．

植込み型 VAD の場合，在宅復帰のため患者および家族（介護者）に対しての教育が必要となる．在宅復帰プログラムは，病院内・病院外トレーニングより構成される．病院内トレーニングでは，VAD の機器管理，ドライブライン皮膚貫通部の管理，トラブルシューティング，日常生活における自己管理（栄養，リハビリテーション，体調管理），服薬指導，療養環境の管理などについて指導を行う．病院外トレーニングでは，外出時に必要な物品の準備，公共交通機関の利用を行う．その後は，患者および介護者だけで外出・外泊し，緊急時の報告方法や状況説明のトレーニング，ドライブライン皮膚貫通部の消毒やシャワー浴を行い，在宅療養環境の準備状況を確認する．

3）植込み型補助人工心臓装着後の運動耐容能の推移

植込み型 VAD では，装着後 8 カ月経過後も運動耐容能，健康関連 QOL は改善するものの，心移植患者ほどの回復には至らない場合が多い[8)]．そのため社会復帰に際しては，運動耐容能の推移を考慮した復帰のタイミング，職種によっては配置転換などについて検討を行う必要がある．

4 高度肥満

1）BMI が 35 kg/m^2 以上を高度肥満と呼ぶ[9)]

世界保健機関（WHO：World Health Organization）は BMI（kg/m^2）≧30 を肥満と定義しているが，わが国では 2011 年に日本肥満学会が定義した分類（1〜4 度）が一般的であり，BMI≧25 で肥満（1 度），≧35 で高度肥満（3 度）とされている．さらに「肥満症診療ガイドライン 2016」では健康障害（耐糖能障害，脂質異常症，高血圧，冠動脈疾患，脳梗塞など）の有無，内臓脂肪（VF：visceral fat）蓄積の有無によって肥満症，高度肥満症と区別されている．また，減量が主目的の手術（bariatric surgery）の適応は基本的にBMI≧35とされている．厚労省はBMI≦24.9（18歳以上）を基本的な目標に定めている[10]．

2）肥満は心疾患を引き起こす

肥満は高血圧や冠動脈疾患，糖尿病をはじめとした代謝性疾患だけでなく，腎機能障害，整形外科疾患も合併しやすく，心血管疾患の罹患や死亡リスクを有意に高めることがよく知られている[11～13]．特にVFは慢性疾患の発症に大きく寄与するため，高度肥満患者にとってVFの減量は最も重視される．VF型肥満は，腹部CT上VF≧100 cm^2，メタボリックシンドロームは立位呼気時ウエスト周囲長（臍の位置）が男性≧85 cm，女性≧90 cmとされる．そのメタボリックシンドローム発症リスクと1日の歩数値が有意な負の関連を示し，1日平均1,000歩増加あたり発症リスクを13％低下させた[14]という報告があり，肥満予防・改善のためには可能な限り活動性を高めることが重要である．しかし，肥満自体が心不全への重要な危険因子[13]であるため，心臓手術前の高度肥満患者が心不全を呈していると，リスク上どうしても活動量を増加させることは厳しい．後負荷の増大もあるが，高度肥満に伴う閉塞型睡眠時無呼吸症候群（OSAS：obstructive sleep apnea syndrome）や肥満心筋症からの心不全にも注意が必要である．肥満心筋症[15,16]は，心筋細胞内の脂肪蓄積からの脂肪毒性によって心筋リモデリングと心収縮能低下を呈する病態である．術前から心胸郭比の拡大，低心機能や肺高血圧を合併していないかを確認しておく必要がある．

3）周術期の心臓リハビリテーションにおいて注意すべきこと

高度肥満患者は術後に静脈血栓症を起こすことがあり，肺塞栓まで生じる可能性がある．また，胸郭コンプライアンスの低下や機能的残気量の低下を認め，麻酔の影響や術後の肺合併症が懸念される．血流量の少ない脂肪組織を多量に蓄積する肥満患者は，術中に脂肪組織へ溶け込んだ麻酔薬の排泄が遷延し，術後に覚醒遅延を起こすことがあるといわれている．しかし，われわれが心臓リハビリテーション（以下，心リハ）を行う実際の臨床現場では，fast-track recovery programを導入している施設など，熟練の麻酔科医が適切な麻酔薬の選択・量の調整を行っているため，非肥満患者と同様に術後の早期覚醒および早期離床は可能である．ただし，肥満低換気症候群（OHS：obesity hypoventilation syndrome ）やOSASを合併した場合，再挿管による持続陽圧換気が検討されるため，全身麻酔による循環抑制や術後の呼吸状態を注意深く観察しなければならない．

4）異所性脂肪について

近年，VF だけでなく脂肪細胞以外の臓器に蓄積する異所性脂肪（ectopic fat）も注目されている．異所性脂肪は，肝臓や腎臓，骨格筋周囲にみられるが，心臓周囲にも存在する．それらは心臓脂肪または血管周囲脂肪と呼ばれ，特に冠動脈プラークと相関があるとされている．心臓脂肪は，①循環血液中や血管局所への脂肪（circulatory and locally-recruited fat），②心筋細胞内や心筋細胞外脂肪（intra-and extra-myocellular fat），③血管周囲脂肪（perivascular fat），④心外膜周囲脂肪（pericardial fat）と複数のコンポーネントに分類される[17]．心筋や冠動脈を取り囲む心外膜の内側に位置する心外膜脂肪から放出される炎症性サイトカインが，動脈硬化疾患・冠動脈疾患の進展や心房細動の発生に関与すると考えられ，その高 CT 値領域の心外膜脂肪量を定量化することが，異所性脂肪の量的・質的変化を評価することにつながり，心リハ患者の疾患管理モニタリングに有用であるといわれている[18]．

5）内臓脂肪や異所性脂肪（心臓周囲脂肪）の減少について

詳細な機序は，専門分野の著作物や論文に譲りここでは割愛するが，VF は同程度の体重減少幅ならば食事改善による減量よりも運動実践で大きく減少することが知られている[19]．しかし，心臓周囲脂肪の減少において減量とその手段（運動，食習慣，減量手術）とを比較した結果，心臓周囲脂肪の減少は減量手術や食習慣と相関したものの運動では起こらなかったと報告されている[20]．いずれにしても，上流病態の VF や異所性脂肪を減少させるためには運動と食事療法を併用すべきなのは明らかである[21,22]．そのため高度肥満患者は心リハを外来も継続し，5ヶ月間しっかり有酸素運動などの運動療法を徹底するとともに，自己管理能力を改善することが望まれる（図 4）．実際には管理栄養士と協力して食事習慣の改善，運動習慣の獲得が目標となる．また，臨床心理士がいる施設では積極的に介入してもらい行動

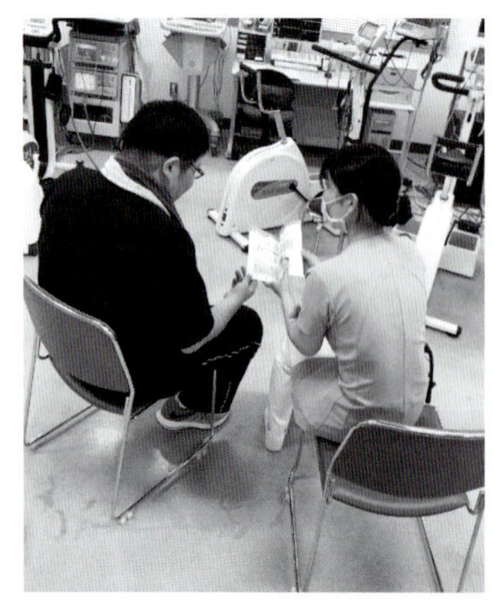

図 4　心リハ担当看護師による外来時の生活指導場面

心臓病手帳を情報共有ツールとして用いながら，自己管理の徹底を目標としている

変容を促していくといった，心リハチームを中心とした多職種連携が重要になってくる．

6）心臓リハビリテーション室にて特に気をつけること

実際の心リハ場面では，自転車エルゴメーターやトレッドミルを使用することが多いと思うが，使用する機器の取扱説明書の製品仕様欄に許容体重や使用体重制限が記載されているので確認することを勧める．例えば，0 watt 負荷が可能で心肺運動負荷試験に用いられる「Strength Ergo8（三菱電機エンジニアリング製）」の適応範囲は 135 kg までであり，思わぬ事故を防ぎ，安全に運動療法を実施しなければならない．

高度肥満を是正するには，エネルギー消費量を増加する必要がある．運動強度を増加させるより運動量自体の増加や合計時間の増加が重要とされている[23~25]．筋のエネルギー源は安静空腹時では，主に遊離脂肪酸であるが，中等度の有酸素運動〔最大酸素摂取量（$\dot{V}O_2$ max：maximum oxygen consumption）の 40～60％程度〕では糖質と遊離脂肪酸の両方が利用され，エネルギー消費は安静時の十数倍といわれる．脂肪分解により生じる遊離脂肪酸濃度の上昇が不整脈を誘発するリスクもあり，心リハ実施患者でも BMI が高値なほど非致死性の再発イベントのリスクが高かった報告があるため[26]，外来で非監視型運動療法へ移行した後も心電図モニタリングを継続するほうが安全である．

5 高齢者

1）超高齢社会における心臓手術の増加

超高齢社会を迎えたわが国の高齢化率は 27.3％と増加し続け[27]，寿命延伸および高齢化とともに動脈硬化性疾患が増加し，大血管疾患や大動脈弁狭窄症が増加している．日本冠動脈外科学会の調査結果では，高齢者の初回待機外科手術が年々増加するなか，死亡率は 70 代で 1.02％，80 歳以上で 1.55％と低下を示す[28]．つまり，70 歳以上でも一昔前より安全に手術を受けられている．胸部外科手術において高齢自体が周術期の予後を予測する独立した因子であるため[29]，高齢者には低侵襲心臓手術（MICS：minimally invasive cardiac surgery）がよく検討される．一方，われわれの研究では 80 歳以上の高齢者でも 7 割近くが術後順調に歩行自立しており[30]，超高齢者でも決して高侵襲の手術が不可能というわけではなく，術後成績には心リハによる早期離床や ADL 改善が重要である[31]．また，大血管疾患は最も高齢化の影響を受ける疾患といえる．大動脈瘤・大動脈解離診療ガイドライン[32]は 70 代と 80 代が発症ピークであることを示し，大血管疾患手術においてはステントグラフトによる低侵襲手術や脳分離補助循環による術中の脳血流量維持，脊髄ドレナージによる周術期の脊髄梗塞予防など術後の合併症対策が重要である．

2）術前から併存疾患を有する

弁膜症手術を受ける高齢者の多くは慢性心不全を有する．高齢心不全患者の特徴は，腎障害や認知症など併存症が多いことであり，周術期の運動療法を円滑に実施するためには併存症に対するきめ細やかな注意が必要になる[33]．さらに運動機能障害を有することも多く，有酸素運動やレジスタンストレーニングにも工夫が必要となる．老化そのものが一種の致死性疾患に相当し[33]，後述するフレイルは心リハを実施するうえで十分に考慮すべきである．

3）術中・術後の合併症発症リスクが高い

高齢者は動脈硬化が進行しているため脳梗塞発生リスクが高く，心臓手術後の心房細動発生率も高い．例えば，冠動脈バイパス術（CABG：coronary artery by-pass grafting）に合併する脳卒中に関しては，全単独バイパス症例中の脳卒中発生率は0.93％[28]であるが，80歳以上の術後の脳梗塞発生率は4.1％[34]と加齢に伴い脳卒中リスクが増加する．また，高齢者の30〜40％が慢性腎臓病を合併することからも脳卒中発生リスクが高くなる．術後の脳梗塞発症例への対応は理学療法士だけでなく，上肢機能やADL低下に対する早期からの作業療法アプローチや，術後の人工呼吸器離脱や経口摂取開始後の誤嚥につながり，プログラム進行に影響を与える嚥下機能低下には言語聴覚士の介入が望ましい．脳血管障害の既往例や動脈硬化の進行例は，平均動脈血圧が80 mmHg程度でも脳虚血を誘発するため[35]，離床の際には血圧が低下しすぎないよう十分注意が必要である．

4）高齢者に早期から心臓リハビリテーションを行うことは可能か

高齢者は多臓器で予備能力が低下している．60代，70代になるにつれて術後の肺合併症リスクは2倍3倍と増加していく[36]．前述したように高齢患者の30％は，すでに腎機能障害を有しているが，急性腎不全は周術期死亡の少なくとも20％を占めるため[29]，腎血流量の低下に十分気をつけなければならない．われわれの研究結果でも[30]，術後の歩行自立の最も強い阻害因子に「腎機能障害の既往」が抽出された．併存症が多い（慢性腎不全，2度以上の僧房弁閉鎖不全症，低左心機能）高齢者では，早期抜管を行う危険性が高く困難であるが，早期抜管できれば若年者と同等レベルに進行できる[37]．80歳以上の心臓手術後患者は他の年代と比べ，有意に歩行自立遅延が多い[38]とされる一方で，ICUから大きな合弁症がない場合には85歳以上の超高齢開心術後患者へも早期から心リハ実施が可能である[39]特にCABG術後や弁膜症術後の高齢患者における心リハ進行に年代の影響は認めないとされている[40〜42]．高齢者の周術期管理は，いっそう重要ではあるが慎重に行えば安全に早期離床が可能である．

5）フレイルおよびサルコペニアについて

フレイル高齢者は心疾患リスクが高くなる[43]．サルコペニアは定義や基準[44~46]が明確に示されているが，フレイル評価はFried frailty phenotypeがよく用いられるもののゴールドスタンダードは確立されていない．近年，歯科口腔分野がオーラルフレイルに対する予防と対策を提唱している[47,48]．全身麻酔前の口腔保清が肺炎などの感染症予防につながるため，術前後の歯科口腔外科による口腔機能評価は重要である．手術に関しては心臓弁膜症管理に関するガイドライン[49]にFrailtyが明記され，経カテーテル大動脈弁置換術（TAVI：transcatheter aortic valve implantation）前のフレイル評価が必要になった（TAVIに関する詳細は，別項を参照）．また2013年にMitraClip®（マイトラクリップ）が米国食品医薬品局（FDA：food and drug administration）に承認され，わが国でも僧房弁閉鎖不全症（MR：mitral regurgitation）の高齢患者に対する治験が2015年から開始された．今後，超高齢MR患者に対するカテーテル治療として期待されている．

6）高齢者に対して何を考えて心臓リハビリテーションを実施すべきか

可能ならば術前から運動機能やADLを評価し，リハビリテーション介入をすべきだと考える．高齢者は臓器予備能が低下しているため，臓器保護の観点から術中・術後の薬剤治療を把握する必要がある．ICUでの輸液管理や血圧の目標値など，心リハ介入時にICU経過をしっかり把握すべきである．一般病棟では，医師・看護師・理学療法士・作業療法士・言語聴覚士・薬剤師・栄養士などの連携が重要であり，入院中の運動・認知機能の低下を防ぎ，高齢者の筋力低下などデコンディショニングや虚弱化を予防することが重要である．

高齢患者は，長期予後の改善が心リハの目的になるとは限らない．術後経過では，行動許容範囲の拡大や有酸素運動が主体となる比較的に順調な症例と基本的ADL能力の獲得が主体となる難渋症例に2極化しやすい[35]．加齢に伴う生理代謝機能の低下だけでなく複数の併存疾患に注意し，可能な限り個別の心リハプログラムの作成と患者教育，周術期の多職種による厳重な管理が有効である[39]．80歳以上のリハビリテーション実施患者（心不全合併は全体の6%）が独居生活に戻るためには30秒椅子立ち上がりテストで4回以上が目安という報告がある[50]．高齢心不全患者は，収縮能の保たれた心不全（HFpEF：heart failure with preserved ejection fraction）や大動脈弁狭窄症が多い[33]．高齢心不全患者の退院時における歩行自立度の低下には，平均84歳以上，認知機能の低下，要介護認定率の高値（入院前のADL低下）といった高齢者特有の要因と，貧血・腎機能の低下といった医学的属性に加え，リハビリテーション進行の遅延や在院日数の長期化が関与する[51]．特に下肢筋力の維持・向上が重要である（図5）．

高齢心不全患者では，患者の目標や人生観を把握し，早期から緩和ケアチームや在宅介護チームなどと連携をとる必要がある[33]．高齢者は再入院率が高いが，高齢者にとっての良好な手術結果とは，安全かつ生存することと退院後に自立した快適な日常生活を送ることであるため[52]，これらをしっかりイメージして個別の心リハに取り組むことが重要である．

6 透析患者

1）心臓血管外科手術後の透析患者の体液管理とリハビリテーション

透析患者では，心臓血管外科手術後の過剰な体液の尿排出が困難なため，持続的もしくは間欠的腎代替療法による術後体液管理が行われる．しかし，透析患者では，術後早期に速やかに目標体重（ドライウエイト）まで除水を行うと，循環血液量の減少に伴う前負荷低下による低心拍出に陥りやすく，脳梗塞，腸管虚血および創治癒遷延をはじめとする全身性の臓器灌流障害のリスクが高くなる[53]．透析患者では，循環動態の維持を優先し，呼吸状態の許容できる範囲でややウェットな状態を保ちながら1週間程度を目安に緩徐に除水が行われる（図6）．そのため，体液管理状況および呼吸循環動態に応じて心臓血管外科手術後のリハビリテーションを行うことが重要である．

2）心臓血管外科手術後の透析患者の腎代替療法とリハビリテーション

透析療法患者は，慢性腎臓病（CKD：chronic kidney disease）に関連するさまざまな要因の影響により，サルコペニア，カヘキシア，フレイルのリスクが高く[54]，

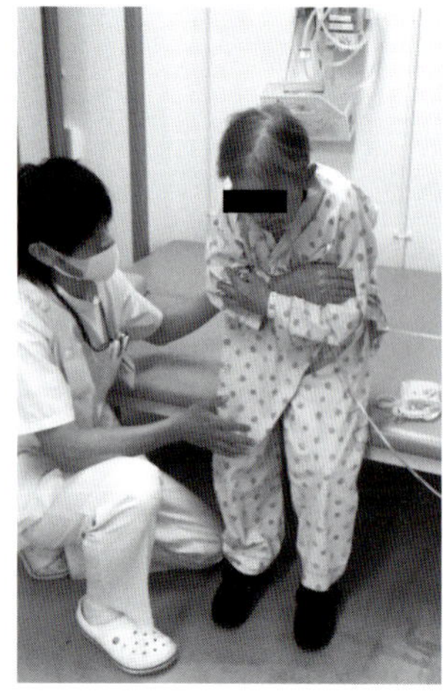

図5　大動脈弁人工弁置換術＋冠動脈バイパス術後，収縮能が保たれた心不全，慢性腎不全，認知症の89歳女性

心不全増悪で入退院を繰り返し，在宅復帰可能か評価を実施している場面

心臓血管外科手術後の更なる身体機能低下や能力低下を回避するための術後のリハビリテーションが重要となる．そのため，段階的に活動範囲を拡大する術後のリハビリテーションが困難な場合でも[2)]，呼吸循環動態の許容できる範囲でベッド上やベッドサイドにて離床や活動範囲の拡大に向けた準備的な術後のリハリハビリテーションが重要となる．特に，持続的腎代替療法から間欠的腎代替療法への移行が遷延することが予想される場合，呼吸循環動態が許容できれば，ブラッドアクセスの事故抜去，カテーテル挿入部の疼痛，腫脹，出血，送血・脱血圧の異常などに注意しながら腎代替療法下での術後のリハビリテーションの検討も必要となる．

隔日の間欠的腎代替療法に移行した心臓血管外科手術後の透析患者では，呼吸循環動態も隔日ごとの変動を示す．腎代替療法直前は，体液貯留による血圧上昇，心拍数上昇，肺うっ血傾向を示す可能性が高く，腎代替療法直後は，循環血液量低下に伴う前負荷低下による心拍出量低下，血圧低下，疲労感・倦怠感などを示す可能性がある．そのため，左室機能障害が顕著な心臓血管外科手術後の透析患者では，腎代替療法の直前や直後の循環動態が不安定な時期に術後のリハビリテーションを実施することは避け，腎代替療法実施後，数時間経過してから循環動態や自覚症状が安定したことを確認したのちに実施する，もしくは腎代替療法を施行しない日に積極的に術後のリハビリテーションを実施するなど，リハビリテーションのタイミングを考慮する必要がある．

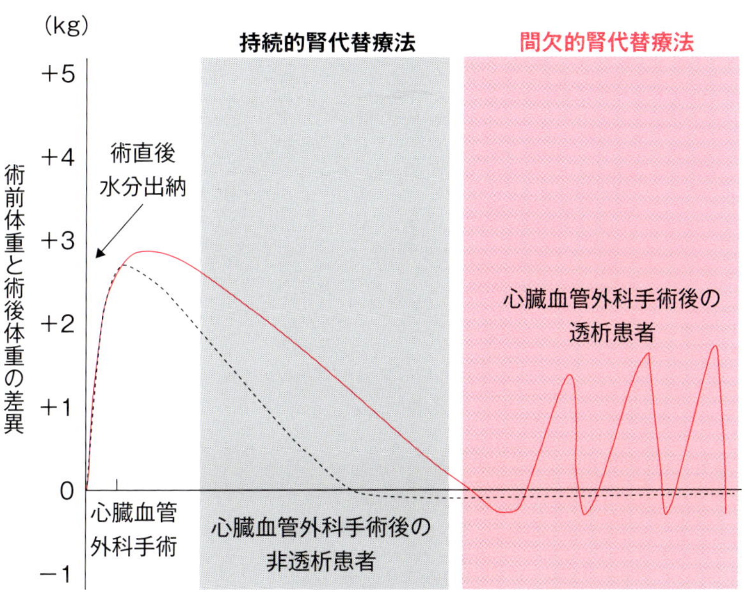

図6　心臓血管外科手術後の透析患者の体液管理

3）心臓血管外科手術後の透析患者に対する回復期リハビリテーション

透析患者に対する心臓血管外科手術後の回復期リハビリテーションに関する報告は，きわめて少ないものの，全死亡ならびに心臓死などの生命予後改善に有用とする報告もある[55]．一方で透析患者は，透析療法による時間的制約や疲労感，透析療法非実施日の呼吸困難感，運動に対する意欲低下などにより回復期リハビリテーションの参加率が低いのが特徴である[56]．近年，透析患者の運動療法の実施方法として，運動療法の効果，安全性ならびにアドヒランスの側面から，透析療法中の運動療法が推奨されている．わが国では，2011 年に日本腎臓リハビリテーション学会が設立され，透析患者を含む CKD 患者に対する包括的腎臓リハビリテーションへの関心が高まっている．回復期リハビリテーション提供施設に定期的に通院が困難な透析患者では，透析施設において運動療法を中心とする包括的な回復期リハビリテーションが実施できるようになることが望まれる．

7 不整脈治療後

1）心房細動に対する手術（メイズ手術）

a. 何をみているのか

心房細動は，術後の脳梗塞や心不全の原因となり，QOL 低下だけでなく生命予後にも影響を及ぼす．心房細動を合併する僧帽弁疾患では，人工弁置換術を行う際にメイズ手術を併用することにより，心房細動を抑制し術後脳梗塞の発生率を有意に低下させる．また，僧帽弁形成術とメイズ手術の併施により抗凝固療法が不要となり，術後 QOL が著しく改善することが報告されている[57]．現在主流の高周波アブレーションによるメイズ手術は，高周波電流で心房組織焼灼を行い，高頻度反復性興奮が発生している肺静脈の電気的隔離と複数の心房切開線によるリエントリーの阻止を基本としている．図 7 に，メイズ手術で行う焼灼線の部位とリエントリー

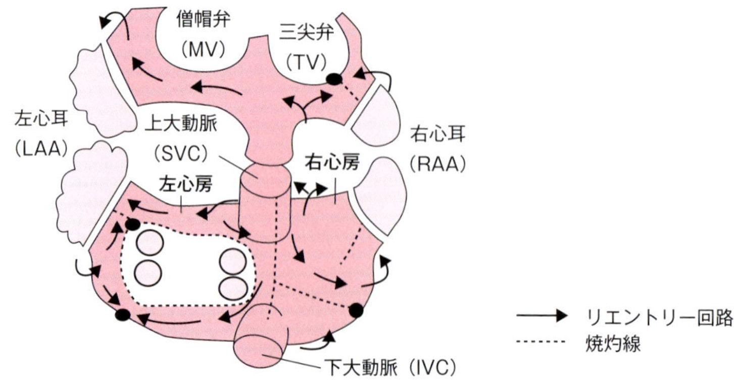

図 7　メイズ手術における焼灼部位

回路の部位を示す.

b. これらの項目をなぜ知る必要があり，術後のリハビリテーションにどう活かすか

メイズ手術は，僧帽弁形成術（MVP：mitral valve plasty）や僧帽弁置換術（MVR：mitral valve replacement）などの心臓手術に併施されるため，人工心肺時間や心停止時間が長くなる．そのため出血傾向，輸血量の増加による過剰な体液貯留が主な合併症となる．また，メイズ手術は左房焼灼線が複雑なため，術後は左房収縮能が必ずしも良好ではなく，術後心不全を起こすこともある．心耳を切除する場合，術後のヒト心房性ナトリウム利尿ペプチド（h-ANP：human atrial natriuretic peptide）の分泌が低下して水分貯留傾向をきたすこともある．このためメイズ手術後は，人工心肺時間の確認とともに術後の出血や心機能の回復に注意を払いながらリハビリテーションを進める必要がある．また，いったん洞調律になっても術後 1～2 週間をピークとして，30～40％で心房細動の再発が認められることが報告されていることから[58]，術後のリハビリテーションでは心電図モニターによる波形の観察が必須である.

2）心室性不整脈や左室同期不全に対する手術（ICD，CRT）

a. 何をみているのか？

植込み型除細動器（ICD：implantable cardioverter defibrillator）の植え込みは，心室頻拍（VT：ventricular tachycardia）や心室細動（VF：ventricular fibrillation）が認められる，もしくはそれらを将来的に起こす可能性が高い患者が適応となる．心臓再同期療法（CRT：curdiac resynchronization therapy）の適応は左室同期不全があり，NYHA の心機能分類 III 度以上の心不全患者である.

確認すべき項目は，ペースメーカーポケットの位置，ペースメーカーの機能表示コード（モード），心拍数調整（レートレスポンス）機能の有無とその感知センサー，VT/VF ゾーンなどである．ポケットの位置は通常，左鎖骨の下あるいは右鎖骨の下である．ペースメーカーの機能表示は，通常アルファベット 3 文字で表され（例えば，AAI，VVI，DDD など），1 文字目はペーシング位置，2 文字目は感知部位，3 文字目はペーシング反応を示す（図 8）．心拍数調整機能とは，身体活動時にそれに見合うような心拍数の増加を，ペースメーカーが自動的に調整してくれる機能である．VT ゾーンとは，VT が起こった時に抗頻拍ペーシング（ATP：anti tachycardia pacing）やカルディオバージョンを与える時の下限の心拍数のことで，VF ゾーンは VF が生じた時に電気的除細動を与える場合の下限の心拍数のことである．図 9 に電気治療の標準的な手順を示す.

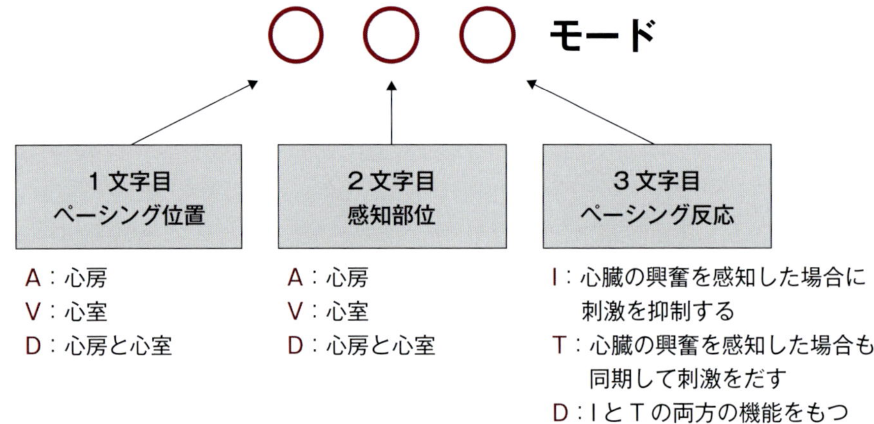

図8　ペースメーカーの機能表示コード（モード）

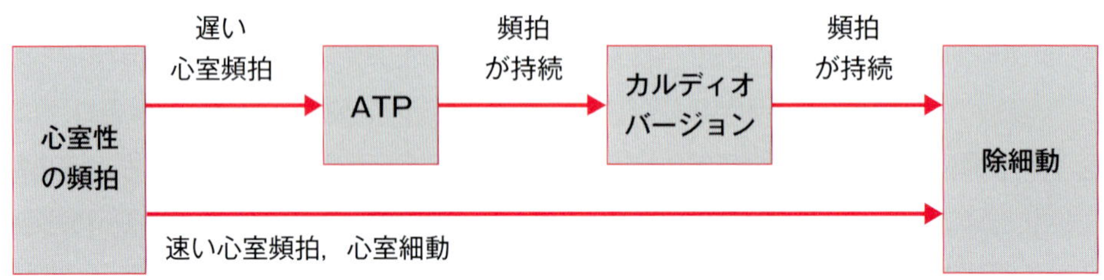

種　類	特　徴	対象の不整脈
抗頻拍ペーシング（ATP）	頻脈より少し早いタイミングでペーシングを行う．ほとんどの場合，ATP 治療を自覚することはない	slow VT（遅い心室頻拍）
カルディオバージョン	心電図の R 波を検知し，QRS に同期して通電する電気治療	心房細動，発作性上室頻拍，心房粗動
除細動	QRS 波に同期せずに通電する電気治療	fast VT（速い心室頻拍），無脈性心室頻拍，心室細動

図9　電気治療の標準的な手順

b. これらの項目をなぜ知る必要があり，術後のリハビリテーションにどう活かすか

ペースメーカーの機能表示（モード）は，ペースメーカーの心電図を読む際に必要であり，これを理解せずにペースメーカーの心電図を理解することはできない．レートレスポンス機能は，ペースメーカーに内蔵されている感知センサーの種類によってその作動様式が異なり，センサーは主に加速度計と分時換気量などを検出する種類がある．エルゴメーターでの運動では，ペースメーカー本体の動きが少ないため，加速度計センサーではその動きを感知できず，心拍数の上昇反応が乏しい場

合がある．その際には，トレッドミルなどの歩行負荷を用いるなどの工夫が必要である．また，リハビリテーション前に必ずVT/VFゾーンを確認し，除細動が作動する心拍数に達するような運動負荷は避けるべきである．特に心房細動患者では，心拍数が容易に上昇しやすく，VT/VFゾーンに設定した心拍数に到達してしまうため注意が必要である．

8 Stanford A型急性大動脈解離術後（残存解離がある場合）

1）大動脈解離の病態と治療

大動脈解離は，大動脈における内膜の亀裂より中膜内に血液が流入して二層に剥離され，動脈の走行に沿って二腔となった状態である．本来，血管内腔を真腔，解離によって生じた腔を偽腔と呼ぶ．大動脈解離の病態は，上行大動脈における解離の有無による分類（Stanford分類）や，解離の入口（エントリー）の部位と範囲による分類（DeBakey分類）によって評価される．また，偽腔内の血流の状態によって偽腔開存型，偽腔閉塞型，潰瘍様突起像（ULP：ulcer like projection）型に分類される．偽腔内に血流が残存する偽腔開存型は，偽腔閉塞型に比べて重症度が高い．また，ULP型は偽腔開存型への移行のリスクが高く，偽腔開存型と同等のリスクとして扱う必要がある[32,59]．

大動脈解離では，偽腔の拡大により，真腔または大動脈から分枝血管の狭窄・閉塞が生じ，血液の供給を受ける臓器に虚血や梗塞を生じる場合がある．これは臓器灌流障害（malperfusion）と呼ばれ，急性大動脈解離の約3割に認められる合併症であり，予後不良因子とされている[60]．また，malperfusionによって発生する合併症には，心筋梗塞，脳梗塞，対麻痺，腸管虚血，腎機能障害，上下肢虚血などがある．

Stanford A型急性大動脈解離（以下，A型解離）では緊急手術が第一選択となり，主に上行および弓部大動脈置換術が施行される（術式による特徴については他項を参照）．また，A型解離においては解離が広範囲に及び，上行大動脈・弓部大動脈置換術後も下行大動脈以下に残存解離が存在するケースが少なくない．このような症例において，下行大動脈以下の解離が進展または拡大する場合は，二期的に下行大動脈以下における血管治療（下行大動脈・胸腹部大動脈置換術，ステントグラフト内挿術など）が必要となる．

2）Stanford A型急性大動脈解離における術後リハビリテーション

A型解離は，緊急手術による高度の侵襲や，malperfusionによる合併症の影響などにより，術後の全身状態は症例ごとに大きく異なる．malperfusionによる合併症を認める症例では，発生した臓器障害に対する治療が優先されるべきである．

そのため術後のリハビリテーションの開始時期については，治療経過に準じて個別に決定されることが望ましい．また，術後に合併症を認めない症例においても，術後に残存解離を有する症例では，解離の進展・拡大の有無に留意しながら，慎重にリハビリテーションを進める必要がある．

術後合併症を認めない症例においては，呼吸障害，せん妄などの新たな合併症予防，ならびに身体機能・ADL の早期再獲得のため，早期から離床を開始することが望ましい．A 型解離術後のリハビリテーション進行について検討した CPN（Cardiovascular Surgery Physiotherapy Network）による検討[61]では，ガイドライン[32]における保存的治療例に対するリハビリテーションプログラムに準じて，術後 16 日以内の病棟内歩行自立の要因について検討し，術後早期の端座位および立位開始が重要であることを報告している（図 10）．一方で，本研究において病棟内歩行自立日数の最頻値は 5〜6 日だが，平均日数は 11 ± 11 日とばらつきが大きい結果であった．これは，A 型解離術後では術後の全身状態，血圧コントロール状況，および CT 検査による解離所見の推移の確認などにより，リハビリテーション実施内容の調整を図ることが必要であることを示唆する結果と考えられる．

残存解離を有する A 型解離術後のリハビリテーションにおける血圧管理目標については，施設ごとに異なるのが現状であり，統一された数値が存在しない．ガイドラインにおいては，安静時収縮期血圧 130 mmHg，運動後収縮期血圧 140〜150 mmHg 程度を上限とすることが提示されている[2]．しかし，偽腔開存型は偽腔閉塞型に比べて解離の進展や拡大のリスクが高いことから，病態によってはさらに厳格な血圧管理が必要とされる場合がある．よって，血圧コントロールが不良な症例においてはリハビリテーションを進めるにあたり，降圧薬の追加処方についても検討する必要がある．

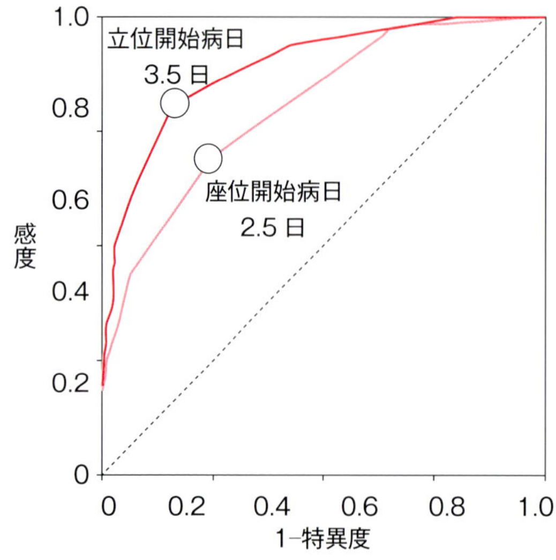

図 10　Stanford A 型急性大動脈解離におけるガイドラインに準じた術後におけるリハビリテーション進行の可否を予測する座位・立位開始病日のカットオフ値（ROC 曲線）
（文献 61）より一部改変引用）

- 座位開始病日のカットオフ値：術後 2.5 日（感度：0.688，特異度：0.760，曲線下面積：0.807，$p<0.01$）
- 立位開始病日のカットオフ値：術後 3.5 日（感度：0.813，特異度：0.842，曲線下面積：0.894，$p<0.01$）

9 胸部・胸腹部大動脈瘤に対する人工血管置換術後

1）胸部・胸腹部大動脈瘤の病態と治療

大動脈瘤は，大動脈の一部が全周的・局所的に拡大または突出した状態である．大動脈瘤は，病態により真性瘤，仮性瘤，解離性動脈瘤（大動脈解離），形状により紡錘状瘤，嚢状瘤に分類される．胸部大動脈瘤の手術適応は，真性瘤においては最大径が 50〜60 mm 以上とされ，また嚢状瘤は紡錘状瘤に比べて破裂の危険性が高いため，形状によっては早期の手術が必要とされる．胸部大血管に形成される大動脈瘤は，部位によって上行大動脈瘤，弓部大動脈瘤，下行大動脈瘤，胸腹部大動脈瘤に分類される．

a. 上行・弓部大動脈置換術の特徴

上行大動脈瘤や弓部大動脈瘤に対して，上行大動脈置換術や弓部大動脈置換術が行われる．これらの手術は，脳保護のため，低体温循環停止法（HCA：hypothermic circulatory arrest）のもとで実施される．HCA による上行・弓部大動脈置換術では，低体温に起因する凝固能低下による出血のほか，上行大動脈および弓部大動脈の分枝血管（腕頭，左総頸，左鎖骨下動脈）の操作，送血用カニューレによる脳血管への血流などの影響により，他の手術に比べて脳梗塞発生リスクが比較的高い．また，弓部大動脈置換術では手術部位が左反回神経の走行に近いため，反回神経麻痺による嗄声のほか，声帯の閉鎖不全による嚥下障害の発生リスクがある．

b. 下行・胸腹部大動脈置換術の特徴

下行大動脈瘤や胸腹部大動脈瘤に対して，下行大動脈置換術，胸腹部大動脈置換術が行われる．これらの手術は左側開胸のもと，左肺虚脱による片肺換気下で実施される．したがって，術後は無気肺のほか，再灌流・再膨張に伴う急性肺障害の発生リスクがある．また，左側開胸では術後の創部痛が強いことも特徴である．術後は疼痛により強い咳嗽が困難となり，排痰困難による呼吸状態の増悪リスクがあるほか，身体活動が困難となる可能性もあることから，厳密な疼痛コントロールが必要とされる．

下行大動脈・胸腹部大動脈置換術における重篤な合併症として，脊髄虚血・梗塞による脊髄障害（対麻痺）があり，危険因子には表 5 に示す要因があげられる．また，脊髄障害は周術期早期に発生するものと，術後遅発的に発生するもの（遅発性脊髄障害）に分類される．

脊髄障害発生を予防するために，近年では周術期におけるさまざまな方法が提唱されている．大前根動脈（Adamkiewicz 動脈）は，第 8 胸椎〜第 1 腰椎レベルの肋間動脈や腰動脈から分枝するものであり，前脊髄動脈への血液供給を担う血管として重要である．下行大動脈・胸腹部大動脈置換術に際しては，術前 CT 検査において Adamkiewicz 動脈を同定し，動脈瘤の部位によっては人工血管置換術に際し

表5　脊髄障害発生の危険因子

- 高齢
- 低心機能
- 左鎖骨下動脈・内腸骨動脈の閉塞または高度の狭窄
- 腹部大動脈の手術歴
- 重症の動脈硬化病変
- 腎機能障害
- 緊急手術（急性大動脈解離，大動脈破裂）
- 広範囲の下行・胸腹部大動脈瘤に対する人工血管置換術
- 長時間の大動脈遮断
- 出血
- 術中および術後低心拍出・低血圧　など

て肋間動脈や腰動脈の再建が行われる．

また，脊髄障害を予防する方策として近年では，脳脊髄液ドレナージ（CSFD：cerebrospinal fluid drainage）が汎用される．CSFDは，スパイナルドレーン（脊髄ドレーン）より脳脊髄液を排出し，脳脊髄液圧（CSFP：cerebrospinal fluid pressure）を調整することで，脊髄への灌流（脊髄灌流圧）を適正に維持する方法である．脊髄灌流圧は平均動脈圧（MAP：mean arterial pressure）とCSFPで規定されるため，脊髄虚血予防のためにはMAP低下やCSFP上昇を避けることが重要である．脊髄虚血予防のためには，CSFPはおよそ10～15 mmHg以下に管理することが標準的であり[62]，CSFPが上昇している場合はスパイナルドレーンを開放し，脳脊髄液を排出する．

2）胸部・胸腹部大動脈瘤における術後リハビリテーション

胸部大動脈瘤および胸腹部大動脈瘤に対する待機的な人工血管置換術後，合併症がなく順調に経過する症例では，術後のリハビリテーションも早期に進行が可能である．CPNにおける検討では，病棟内の歩行自立日数は平均4.3日であり，待機的な心臓外科手術とほぼ同等の結果であることが報告されている[63]．一方，術後に合併症を認める症例では，離床の進行のみならず，身体機能の改善，基本動作能力やADL再獲得に向けたリハビリテーションも，可及的早期に開始する必要がある．リハビリテーションの進行に際しては血圧管理が重要であり，ガイドライン[2]では残存解離を有さない大動脈瘤に対する人工血管置換術後においては，安静時収縮期血圧130 mmHg，運動後収縮期血圧150～160 mmHg程度を上限とすることが提示されている．

上行大動脈・弓部大動脈置換術では，特に出血，脳梗塞，嚥下障害に対する留意が必要である．術後のリハビリテーションにおいては，各ドレーンからの排液量や性状が安定化しているか，詳細な確認が必要である．また，嚥下障害を認める場合

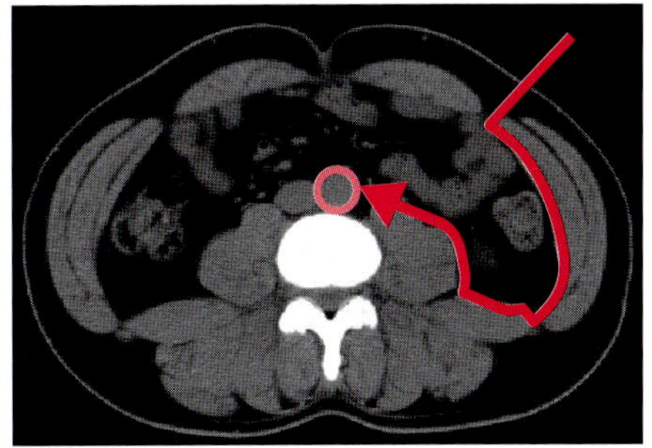

a. 経腹膜（正中切開）アプローチ　　b. 後腹膜アプローチ

図 11　腹部大動脈瘤への進入経路

は，誤嚥性肺炎を予防することが重要であり，嚥下機能に対するリハビリテーションも必要とされる．

下行大動脈・胸腹部大動脈置換術における術後のリハビリテーションでは，対麻痺の発生状況の確認が不可欠である．周術期の早期より対麻痺を認める症例においては，対麻痺の重症度に応じた個別のリハビリテーションが必要となる．一方で，術後に対麻痺を認めない症例においても，遅発性脊髄障害に対する注意が必要である．遅発性脊髄障害の発生時期は，術後数時間から数日とされており，術後のリハビリテーションの開始時期と重複する．術後のリハビリテーションにおいては，血圧低下，貧血の進行など，脊髄虚血ならびに脊髄組織への酸素供給の低下につながる状況には十分に注意が必要である．CSFD 管理中の術後のリハビリテーションにおいては，原則的にスパイナルドレーン開放中の大きな姿勢変化は避け，クランプ時またはCSFD 管理終了後に離床を開始することが望ましい．脊髄障害を疑う新規の所見を確認した場合は，早急に医師に報告し，医学的介入につなげることが重要である．

10 腹部大動脈瘤に対する人工血管置換術

1）開腹術

腹部大動脈瘤（AAA：abdominal aortic aneurysm）の人工血管置換術（GR：graft replacement）は，開腹による経腹膜または後腹膜アプローチ（図 11）で行われ，術創部は動作による可動性に富み筋収縮を伴うことが多いため，術後急性期の起き上がりや寝る動作，深呼吸や咳嗽時の術創部痛が強い．そのため，「硬膜外自己調節鎮痛法（PCEA：patient-controlled epidural analgesia）をはじめとした適切な薬物療法による鎮痛」と「痛みを最小限に抑えた動作や排泄方法の指導」が不十分であると離床が遅れるばかりでなく，合併症やディコンディショニングのリスクが高まる．

2）特有の合併症

腹部大動脈瘤に対するGRでは，腹部大動脈から分岐する側枝や末梢への灌流，周辺臓器などが影響を受けるため，特有の合併症に対しても理解が必要である．個別の病態，手術状況，既往などを総合的に踏まえたうえで，急性期にはこれらの合併症を予防・早期発見し（**表6**），負荷量や強度の微調整を適切に行うことが重要である．

a. 腎不全・腎機能障害

腹部大動脈瘤が腎動脈を含む腎動脈上腹部大動脈瘤（suprarenal AAA）・傍腎動脈腹部大動脈瘤（pararenal AAA）や腎動脈直下腹部大動脈瘤（juxtarenal AAA）の腎動脈再建および腎動脈分岐部近傍での人工血管中枢側吻合などでは，腎血流量の低下や血栓塞栓による腎梗塞が生じて腎不全を合併する場合がある（**図12**）．術前からの腎機能の低下や高齢による予備能低下，片腎，低心拍出量症候群（LOS：low output syndrome），薬剤の影響，多量の造影剤使用なども術後腎不全

表6　合併症に着目した主な評価項目

合併症	主な評価項目
腎不全・腎機能障害	Cr（クレアチニン）/BUN（尿素窒素），推定糸球体濾過量（eGFR），尿量，超音波やCTでの腎梗塞や腎動脈狭窄の所見など
下肢の末梢循環障害	CTでの石灰化や血栓の状態，足部から足趾にかけての皮膚温や色調（下肢挙上時や下垂時の反応も含めて），血管造影，超音波ドプラー，しびれや痛みなどの自覚症状，大腿動脈・膝窩動脈・後脛骨動脈・足背動脈の拍動触診，足関節上腕血圧比（ABI），足趾上腕血圧比（TBI），皮膚組織灌流圧（SPP）など
骨盤周囲の循環障害	内腸骨動脈（IIA）と下腸間膜動脈（IMA）の温存や再建・結紮状況，CTによる動脈硬化と吻合部狭窄所見，腹痛，下血，下痢，歩行時の殿部痛，WBC（白血球数），CRP（C-反応性蛋白）など
イレウス	腹部X線像の特徴的所見〔ニボー像，幅の狭い小腸ヒダ（kerckring），幅の広い大腸ヒダ（haustra）など〕，腹部聴診での腸蠕動音や金属音，排便状況，嘔気・嘔吐，腹痛，脱水症状など

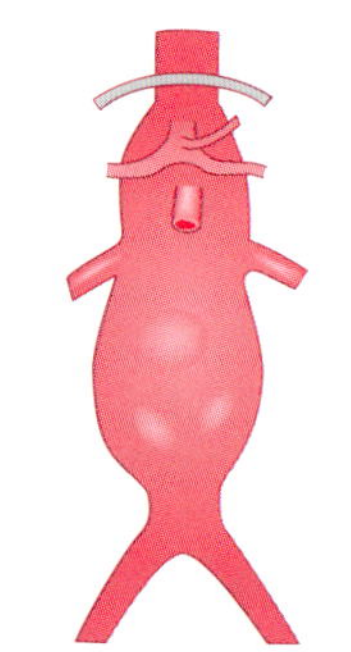
a. suprarenal AAA

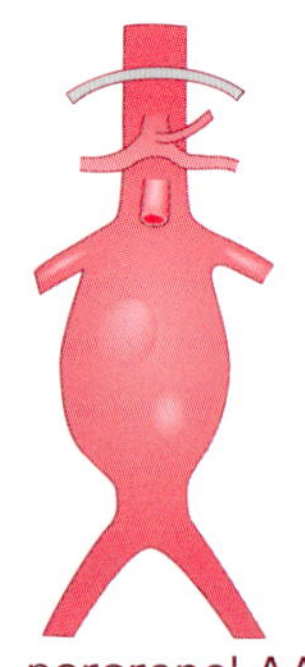
b. pararenal AAA

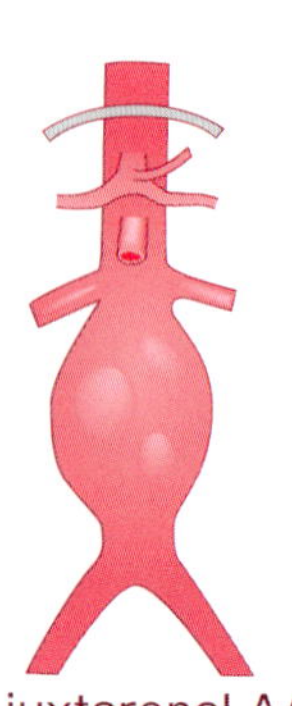
c. juxtarenal AAA

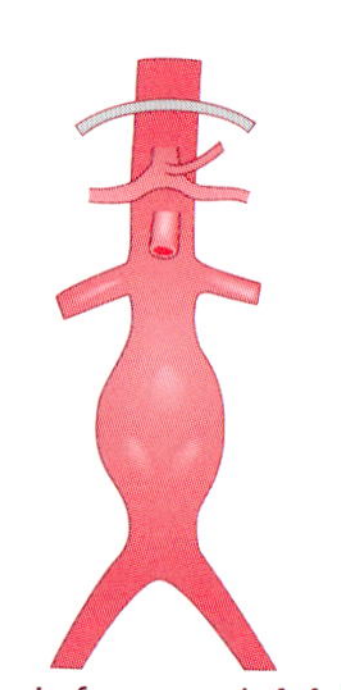
d. infrarenal AAA

図12　腎動脈との位置関係による腹部大動脈瘤（AAA）の分類（文献64）より引用）

を合併しやすい．なお，術後の腎不全はCPNによる多施設共同研究をはじめ，リハビリテーション進行の遅延因子であることが多く報告されている[65]．

b. 下肢の末梢循環障害

吻合部や鉗子操作部の血管に動脈硬化が強い場合や血栓が遊離しやすい状態（shaggy aorta）の場合，末梢で血栓塞栓症を起こし足趾などで虚血（blue toe）が生じる．まれに大きな血栓や複数の血栓が遊離したり，術前より下肢の動脈に狭窄部があると虚血症状を生じ，歩行や荷重時の疼痛による制限のみでなく，壊死や感染に至る例もみられる．

c. 骨盤周囲の循環障害

大動脈瘤が総腸骨動脈（CIA：common iliac aretery）や内腸骨動脈（IIA：internal iliac artery）まで波及している場合に，両側の内腸骨動脈と下腸間膜動脈（IMA：inferior mesenteric artery）が閉塞または高度狭窄すると骨盤内虚血により，S状結腸と直腸の腸管壊死，殿筋跛行，勃起不全などを生じる．殿筋跛行は，術後のリハビリテーション進行を遅延させる．また，重度虚血例ではADL制限だけでなく，虚血性大腸炎，性機能障害などによって，健康関連QOLにも大きく影響を及ぼす．

d. イレウス

腹部正中切開による経腹膜アプローチでは，腹腔内操作のために腸管への圧迫や牽引など物理的影響を免れない．そのため癒着や炎症，虚血，薬剤の影響，臥床などで術後イレウスによる腸管蠕動運動の回復遅延をきたす．腸管運動の早期回復を促進させ，また十分な腸管運動の回復に合わせた飲水・経口摂取の開始と段階的なステップアップを行わないと嘔吐による誤嚥性肺炎のリスクが高まる．ほかにもbacterial translocationによる敗血症など重篤な感染をきたし，保存的治療に難渋して広範囲な腸管壊死が生じた場合は，外科的治療が必要となる場合もある．

e. その他

術直後では吻合部の止血遅延や術創部の出血などが，また回復期では術創部感染（SSI：surgical site infarction）とグラフト感染などが，自宅退院以降の遠隔期には動脈硬化性疾患，傍吻合部瘤やGR部位以外の新たな大動脈瘤発生と瘤径拡大，腹壁ヘルニアなどが，腹部大動脈瘤に対するGR術後患者に特有の合併症で注意が必要である．

3）回復期から生活期リハビリテーション

胸部大動脈瘤と異なり，腹部大動脈瘤の原因には動脈硬化性が多く，他の虚血性疾患予防も重要である．特に冠動脈疾患は腹部大動脈瘤患者の約半数が合併しているという報告が多い．そのため，他の大動脈疾患と異なり，回復期以降の動脈硬化制御を目的にした「包括的心臓リハビリテーション」が重要である．

11 EVAR/TEVAR

1）はじめに

大動脈のステントグラフト（stent graft）内挿術は，当初，開胸や開腹を伴う人工血管置換術（GR：graft replacement）と比較して術創も小さく血管内操作による低侵襲性からリハビリテーション不要論もみられた．しかし，超高齢や低 ADL，重複障害など GR の対象とはなりえなかった症例に施行される場合も少なくない．わずかな侵襲や臥床でも合併症やディコンディショニングを増悪させやすい高リスク例が，本来の低侵襲性による恩恵を受けるためにも，逆にリハビリテーションは必要と考えられる．順調例ではトラブルの要因をチェック・予防しながら安全な早期退院を目指し，また重度な合併症が生じた例では早期からの介入により ADL や運動耐容能の低下を最小限に抑え，速やかな機能的改善を目指すことが目的となる．

2）EVAR/TEVAR の合併症

EVAR（endovascular aortic repair：腹部用；図 13）/TEVAR（thoracic endovascular aortic repair：胸部用）では，GR とは異なる特有の合併症をきたす．特に添付文書に記載された実施基準（IFU：introduction for use）外症例では注意が必要である．リハビリテーションでは GR より早期に活動量が増大するので，セラピストの認識にタイムラグが生じないよう留意し，特徴を十分に把握したうえで合併症の予防，早期発見，負荷量や強度の適切な調整を速やかに行いつつ進める．

a．エンドリーク

ステントグラフト内挿術に特有の合併症で「瘤嚢内におけるステントグラフト外の継続的血流」と定義され，図 14 のように大動脈との接合不全による type Ⅰ

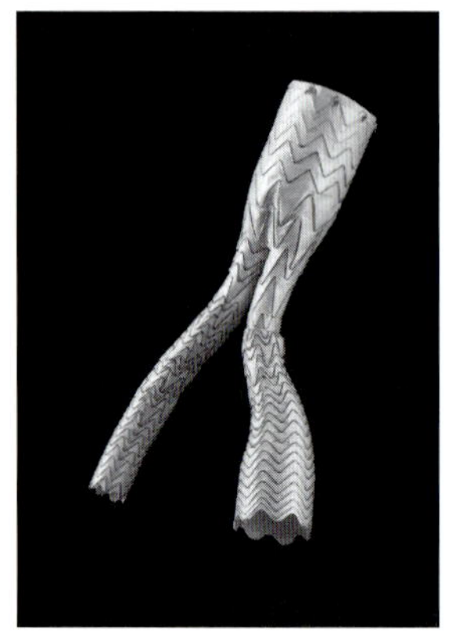

図 13　EVAR〔GORE® EXCLUDER®〕

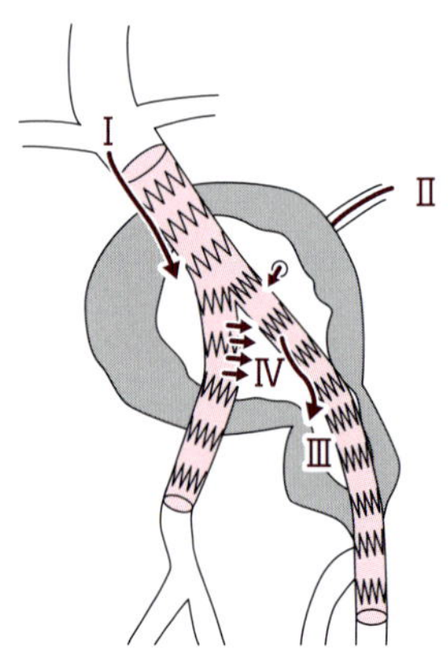

図 14　エンドリーク

(中枢側からをtype Ⅰa, 末梢側からをtype Ⅰb), 側枝からの逆流によるtype Ⅱ(一分枝からをtype Ⅱa, 二分枝以上をtype Ⅱb), コンポーネント間接合不全によるtype Ⅲ(グラフト間のオーバーラップ不足などをtypeⅢa, ファブリックの破綻をtypeⅢb), 素材や線維の間隙から染み出すtype Ⅳ, 画像上で明確なリークが確認できないtype Ⅴに分類される.

typeⅠとtype Ⅲは早期の追加治療が必要であるが, type Ⅱとtype Ⅳは徐々に縮小や血栓化していく場合も多く経過観察の対象となるので, 血圧や自覚症状などに注意しながらリハビリテーションを進める.

b. TEVARの脳虚血

弓部大動脈瘤にTEVARを行う場合, 頸部分枝への血流をバイパス術の併用(debranching TEVAR)で賄うため, 吻合部やクランプ部に動脈硬化が強いと血栓塞栓症による脳虚血を生じるリスクが高く, 術後評価による早期発見が重要となる.

c. TEVARの脊髄虚血

TEVAR留置部やTARLET(total arch replacement with long elephant trunk)で弓部置換した人工血管末梢側のステントグラフトがAdamkiewicz動脈まで波及した場合や, すでに人工血管やステントグラフトが複数留置されている場合などは, 脊髄梗塞による対麻痺や感覚障害, 膀胱直腸障害をきたす場合がある. さまざまな予防法が試みられているが, 完全に防ぎきれない場合もあり, 手術直後に一度覚醒させて筋力や感覚を確認する. また, 術後2〜3日は脳脊髄液ドレナージのクランプや低血圧予防に配慮しながらリハビリテーションを行う.

d. EVARの末梢虚血

腸骨動脈領域の著明な動脈硬化や下肢の動脈に狭窄部がある例では, 手術操作で下肢末梢の血栓塞栓症をきたす場合がある. また, 両側内腸骨動脈と下腸間膜動脈の血流を遮断した場合には骨盤内虚血が生じて殿筋跛行や腸管虚血壊死, 性機能障害などをきたす場合もあり, 特にリハビリテーションでは足の観察や歩行時の間欠性跛行を評価, 足部に虚血や壊死がみられる場合は保護しつつ行い, 表皮剥離や感染などを予防することが重要である.

e. その他のステントグラフト特有の合併症

手術直後には, 留置時の血管損傷, migration(10 mm以上の末梢移動, または有症状, あるいは再治療を要する末梢移動と定義)やコンポーネントの分離, 造影剤アレルギー, シース挿入部のトラブル(止血遅延や仮性瘤, 創部離開, 感染), 造影剤による腎機能不全などがみられ, 回復期以降にはデバイス感染, 遠隔期のデバイス位置移動や変形, 新たな動脈瘤の発生や既存の未治療動脈瘤の径拡大などがあり, これらに注意しながら施行する.

12 経カテーテル的大動脈弁留置術後

1）経カテーテル的大動脈弁留置術とは

経カテーテル的大動脈弁留置術（TAVI：transcatheter Aortic Valve Implantation）は，大動脈弁狭窄症に対して経カテーテル的に人工弁を留置する治療であり，手術方法は主に2種類がある（図15）．現在，重症大動脈弁狭窄症に対する治療の第一選択は外科的な大動脈弁置換術であるが，手術リスクなどの理由によって大動脈弁置換術が手術不可能であると判断された場合にTAVIの適応（表7）が検討される[66]．TAVIの適応には多職種によるカンファレンスを行うことが必須である．合併症については，解離や穿孔などの血管合併症，脳梗塞，弁周囲逆流，デバイス遊離，感染，不整脈（脚ブロック，房室ブロック，新規心房細動，心房粗動）があり，基本的には術後72時間は心電図モニターでの管理が推奨されるが，退院時までモニター管理を要す場合もある．また，リハビリテーションの進行を遅延させる要因となるものには，前述の不整脈，心不全，貧血，高血圧，不穏・せん妄，運動器疾患の増悪，転倒がある．特に房室ブロックは術後1カ月以内にペースメーカーの適応となる場合もあるため注意する．

2）リハビリテーションの実際

a. カンファレンスまで

可能であれば，理学療法士などのコメディカルもTAVI適応を決定するカンファレンスに参加することが望ましい．それは，通常の手術リスク評価では判断されに

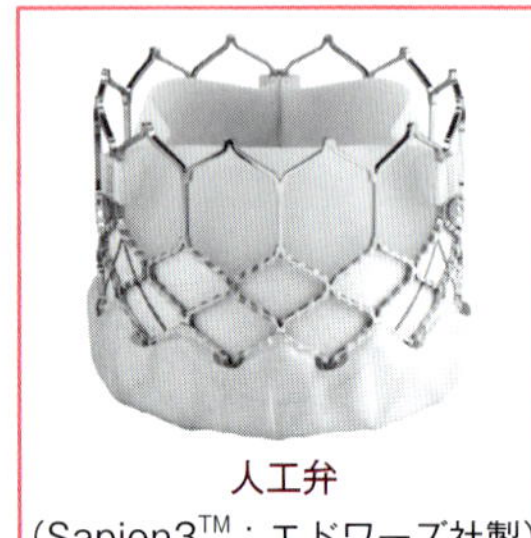

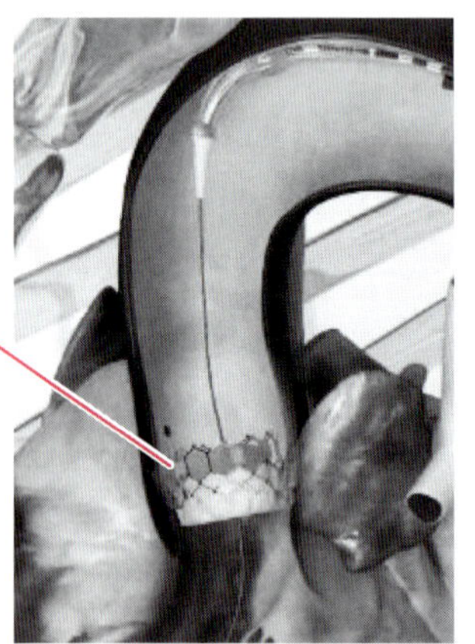

	TF（trans femoral）	TA（trans apical）
手術方法	大腿動脈からカテーテルを挿入	第4～6肋間を小切開し，心尖部からカテーテルを挿入
ドレーン	な し	あ り

図15 経カテーテル的大動脈弁留置術（TAVI）と手術方法（口絵カラー⑤参照）

くいフレイルや認知症などの身体機能の低下が重度である場合，TAVI が適応外となる可能性があるためである．フレイルの評価には，Fried の phenotype，clinical frailty scale，short physical performance battery，5 m 歩行速度などがあり，いずれかを単独もしくは複数用いてもよい．認知機能は長谷川式認知症スケール，ミニメンタルステート検査（MMSE：mini mental state examination）などを用いる．ADL は Barthel index，Kats index などにより評価を行う．重要な点は，現在の身体機能の低下が大動脈弁狭窄症の症状による影響が強いのか，または脳血管や運動器などの併存疾患による影響が強いのかを把握する必要がある．大動脈弁狭窄症の症状によって身体機能が低下している場合は，TAVI 後に ADL が大きく改善する可能性が高いが，他の併存疾患の影響が強い場合は ADL の大きな改善は困難な場合もある．よって，これらの評価はカンファレンスでの情報提供に加えて，術後のリハビリテーションを進めるために重要である．

b. 手術前まで

通常の大動脈弁置換術と同様に年齢などの基礎情報，心機能や呼吸機能などの医学情報に加えて，手術方法，フレイルと認知機能および ADL を把握する．また，術後のリハビリテーションについてのオリエンテーションを行う．フレイルや ADL の低下を伴う場合が多いため，短期間での入院でも身体機能が著しく低下しやすい．よって，症状が比較的に安定している場合は，医師と相談した後に ADL の低下を予防することを目的に運動療法の導入を検討する．

c. 手術後

リハビリテーションの目的を表 8 に示す．術後のリハビリテーションの進行およびリスク管理は，特に合併症がなければ日本循環器学会ガイドラインを参考に進める．手術方法では，心尖部アプローチは大腿動脈アプローチよりわずかにリハビリテーションの進行は遅くなる傾向があるが，通常であれば術後約 1～2 日目に歩行を開始できる．しかし，歩行の自立には約 5～6 日を要し，歩行が自立しない症

表 7 経カテーテル的大動脈弁留置術（TAVI）の適応（非解剖学的）とその推奨度
（文献 66）より引用）

- 通常の大動脈弁置換術が手術不可能である（クラスⅠ）
- 通常の大動脈弁置換術がハイリスクである（クラスⅡ）
- Euro スコアや STS スコアで評価困難な併存症（肝硬変，フレイルなど）によって，大動脈弁置換術がハイリスクである（クラスⅡ）
- 通常の大動脈弁置換術が不可能またはハイリスクと判断される患者への緊急 TAVI（クラスⅡ）
- 非心臓疾患での予後が 1 年以内と見込まれる（クラスⅢ）
- 慢性維持透析患者（クラスⅢ）
- 感染性心内膜炎患者（クラスⅢ）
- 通常の大動脈弁置換術が中等度リスクである（クラスⅢ）
- 通常の大動脈弁置換術が低リスクまたは超ハイリスクである（クラスⅢ）

表8　経カテーテル的大動脈弁留置術（TAVI）術後のリハビリテーションの目的

急　性　期	回　復　期
・早期離床による合併症の回避 ・ADL の早期獲得 ・フレイルの重症度に応じた運動療法の導入	・運動耐容能の向上 ・ADL の維持と向上 ・患者・家族教育の導入 ・疾病管理および退院後の ADL 低下を予防する方策の導入

例も存在する[67]．これは TAVI 対象者が術前から身体機能が低く，フレイルや ADL が低い患者が多いことがその原因である．よって，リハビリテーションの進行は単にクリティカルパスを進めるのではなく，個別性すなわち身体機能を重視した対応が必要である．フレイルが軽度であれば，他の心臓外科手術と同様に有酸素運動などの運動療法を進めていくが，フレイルが重度である場合は歩行や筋力トレーニングといった ADL を向上することを最優先としたプログラムを導入する．また，退院後では ADL が徐々に低下し，退院時のフレイルが重度な症例ほど生命予後が不良である[68]．さらに認知機能が低下している症例も多い．よって，患者教育の際には家族への指導や退院後に介護保険サービスを利用するのであれば，そのスタッフへ指導・情報提供を行うようにする．

13 血管内カテーテル治療後

1）血管内カテーテル治療とは

血管内カテーテル治療（EVT：endovascular treatment または therapy）は，末梢動脈疾患に対する血行再建術の一つであり，経皮経管的血管形成術（PTA：percutaneous transluminal angioplasty）とも呼ばれ，バルーンやステントによって末梢動脈の狭窄部位を拡張して下肢虚血を改善するための治療である．EVT の適応や治療方針の決定は，ガイドラインである下肢閉塞性動脈硬化症の診断・治療指針Ⅱに示されている（**表9**）．また，末梢動脈疾患は虚血性心疾患の合併が約 60％と高く，喫煙や運動習慣などの生活習慣に問題がある場合が多い．よって，下肢の症状や虚血性心疾患の影響により下肢骨格筋の機能低下や運動耐容能などの身体機能の低下を伴っている場合が多いため，心肺機能と下肢骨格筋を中心にリスク管理と運動療法を進める必要がある．合併症については，術中では穿孔，血管破裂，末梢閉塞がある．また，カテーテルの穿刺部の仮性瘤の形成がある．よって，リハビリテーションの際には動脈の急性閉塞や仮性瘤の形成など視診や触診，画像所見などで把握する必要がある．

表9　Fontaine 分類による治療指針

Fontaine 分類		治療指針
病期	症　状	
Ⅰ度	無症状または 冷感，しびれ感	・危険因子の除去 ・進展の予防
Ⅱ度	間歇性跛行	・危険因子の除去 ・進展の予防 ・運動療法，薬物療法 ・血行再建術
Ⅲ度	安静時疼痛	・薬物療法 ・血行再建術
Ⅳ度	壊死・潰瘍	・薬物療法，血管新生療法 ・マゴット治療，切断術 ・血行再建術

2）リハビリテーションの実際

a. 手術前①―情報収集

下肢血行動態の指標である足関節上腕血圧比（ABI：ankle brachial index），足趾上腕血圧比（TBI：toe brachial index），ABI 回復時間（RT：recovery time）などの指標を把握する．ABI は 1.0〜1.3，TBI は 0.6 以上が正常値であり，基本的には低値であるほど重症である．動脈硬化が広範囲であり，重症な症例は血行再建術により正常範囲まで血行動態を改善できない場合もある．よって，これらの指標は血行再建術前後の下肢血流の改善度を把握するために重要である．また，術後の運動療法におけるリスク管理のために，心エコーや血管造影検査により心機能や心筋虚血を把握する．投薬では，シロスタゾールを使用している場合は運動療法中に頻脈を生じる可能性があることを留意する．

b. 手術前②―視診・触診・関節可動域・筋力

視診・触診により足部の色調，冷感，足底の胼胝，変形や潰瘍の有無を把握する．併せて，膝関節・足関節・足趾の関節可動域や下肢筋力を測定する．術後の運動療法は歩行が中心になるため，これらに異常があると潰瘍の悪化や再発を生じやすく，リハビリテーションの進行に影響する場合がある．異常があれば，足底の除圧や靴の種類，歩行器の使用を予め検討しておく．

c. 手術前③―歩行能力・運動耐容能

平地歩行や 6 分間歩行検査を用いて，最大歩行距離，下肢痛が出現する距離，歩行終了時の疼痛の程度・部位，歩行を制限する症状を評価し，歩行能力や運動耐容能を把握する．歩行を制限する症状は，ほとんどが下肢痛である．しかし，心疾患，呼吸器疾患の合併や ADL が低い患者の場合には息切れの症状を併存している場合も多い．また，歩行評価時は心電図モニターを装着する．

d. 手術後

カテーテル穿刺部の圧迫が解除されたら，バイタルサイン，視診・触診により足部の色調や冷感，疼痛の状況，足背や後脛骨動脈などの拍動の確認などのリスク管理を行い，問題がなければ座位・立位へと段階的に離床を進め，可能であれば速やかに歩行を開始する．病棟での歩行練習を進めた後，病棟歩行が自立すれば患者の状態に応じて，トレッドミルやフィールド歩行，自転車エルゴメーターでの監視型運動療法を開始する．トレッドミル歩行の手順を図16に示す．しかし，整形疾患がある場合は増悪，足部の変形や胼胝がある場合は潰瘍形成などの有害事象が起こる可能性もあり，運動後も必要に応じて足部の視診を行う．歩行による有害事象があれば歩行に固執せず，自転車エルゴメーターなどを選択する．

運動療法を進める際には，歩行距離を制限する症状を再度確認する必要がある．術前は歩行を制限する症状が下肢痛であった患者が，術後は下肢虚血の改善により下肢痛が消失し，息切れなどの心肺機能に由来する症状に代わる場合がある．よって，このような症例や心疾患や呼吸器疾患がある場合は，下肢痛に対する運動療法では高強度となる可能性があるため，嫌気性代謝閾値（AT）レベルもしくはBorg scale11～13での運動強度で行う必要がある．また，運動療法中は心電図モニターを装着する．

退院後の運動指導は1日30～60分の歩行を3回以上/週を目安に行うように指導する．しかし，EVT後の症例は術前に比べて歩行距離が改善しているにもかかわらず，アドヒアランスが得られにくい理由から退院後の身体活動量は増加していない患者も多く，そうした症例は心血管イベントなどの頻度も多い[69]．末梢動脈疾患の主な死因は心血管イベントであり，重要な問題である．よって，理学療法士だけではなく，運動指導は医師や看護師などの多職種にも関わってもらい，歩くことの重要性を一言でも声かけしてもらうようにする．特に外来リハビリテーションへの参加が推奨されるが，困難な場合も多いため，退院後の外来受診時などに再指導することも重要である．

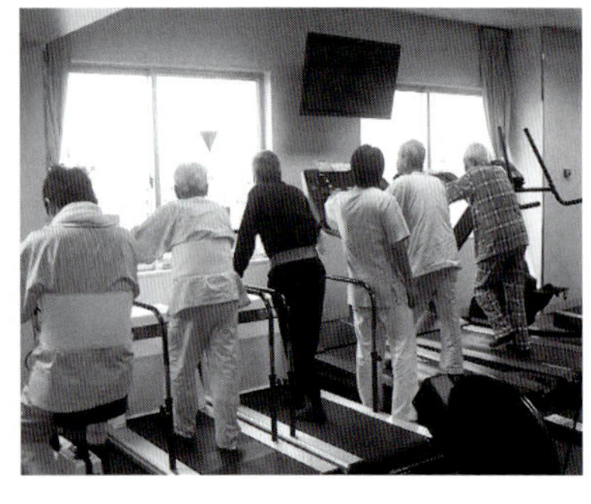

- はじめは5分程度の連続歩行が可能な強度に速度，勾配を調整する
- 歩行中に下肢痛がある場合は，それが中等度（Borg scale 15程度）になるまで歩行し休憩することを繰り返す
- 処方した負荷で10分程度の連続歩行が可能となれば負荷を増加する
- 速度2.4 km/h，勾配12%が最も効果がある
- 歩行トレーニングは1回30分以上，週3回以上，3カ月以上の継続を推奨する

図16　トレッドミル歩行の手順

14 重症下肢虚血

1）重症下肢虚血のリハビリテーション

重症下肢虚血は動脈硬化が進行し，末梢動脈疾患の中でも最重症な病態である．組織への血流不足により，安静時疼痛や創傷を伴う．また，下肢の血流状態を確認するだけでなく，心疾患を併存している患者が多いため，心負荷に対してのリスク管理を行いながら運動を進めていくことが重要となる．

重症下肢虚血の診断としては，足関節上腕血圧比（ABI）が0.9以下や，皮膚組織灌流圧によって評価を行う．治療としては血行再建術が最優先となる．

リハビリテーションを行ううえでのリスク管理は，血行再建術前の場合，運動に必要な筋血流を増やすことができず，組織への酸素供給不足となり虚血症状を増悪させる可能性がある．よって，血行再建術前の場合は基本的に患肢の運動は禁忌となる．

創傷患者の場合は，創傷への負荷に対する配慮のため，免荷対応が必要となる．炎症期は完全免荷として，炎症軽快後は創傷治療医の指示のもと，免荷デバイスなどを使用して歩行を進めていく．創部の位置や状況によって創部に負担のかからない歩行指導が必要となる．また，患肢が感染を伴う場合は，筋の収縮により感染が上行し悪化させるリスクがあるため患肢の安静が必要となる．

2）症例をとおして

70代，男性で，診断名は右重症下肢虚血，併存疾患は心筋梗塞（冠動脈バイパス術後），糖尿病，慢性腎不全である．現病歴は，蜂窩織炎と足底の感染が悪化し，右下肢の腫脹と安静時に痛みがみられ入院となった．検査では，ABI（右/左）で0.6/1.14，カテ―テル検査にて後脛骨動脈，前脛骨動脈狭窄であった．治療経過は，感染コントロール後，血行再建術を施行し，右第Ⅳ趾切断術後，軽快し入院から3カ月後に自宅退院となった．リハビリテーションの経過は，血行再建術までは自覚的運動強度の中等度強度で，健側に対してレジスタンストレーニングを実施した．患肢は感染があるため，感染コントロールがつくまでは安静として，病棟では完全免荷管理にて車いす生活とした．切断後は，創傷治療医と確認しながら患肢へのレジスタンストレーニングや免荷デバイスの使用下で患側前型歩行にて練習を実施した（図17）．創傷状況を確認し，適正な歩行量を確認して自宅退院となった．

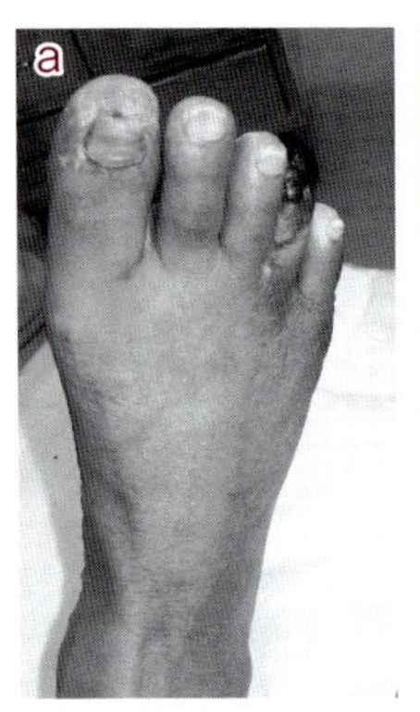

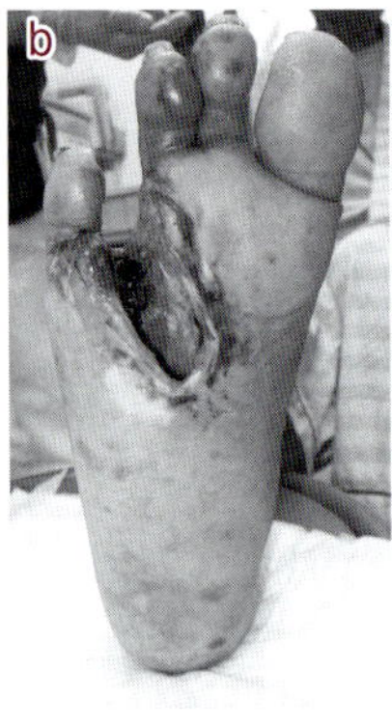

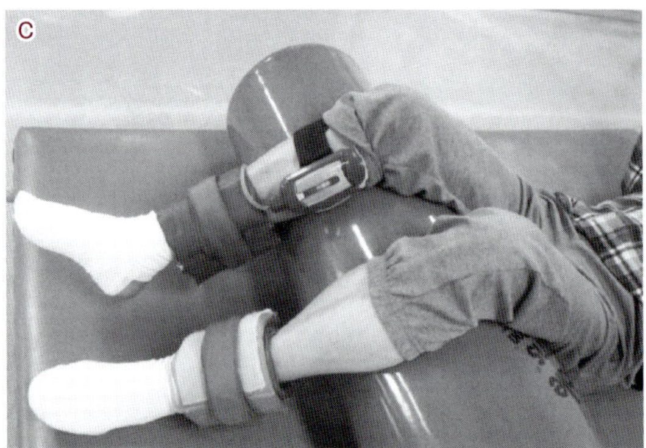

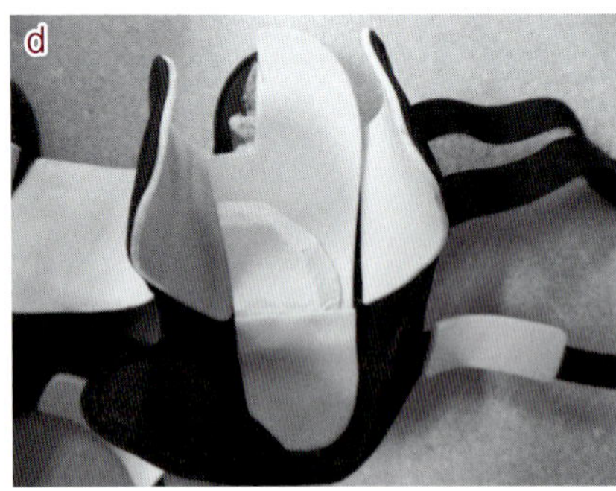

図 17　症例（口絵カラー⑥参照）

a：入院時（感染のため患肢安静），健側のみレジスタンストレーニング
b：第Ⅳ趾切断術後
c：患肢の免荷でのトレーニングを開始
d：免荷デバイス（除圧サンダル）使用での歩行練習

【文　献】

1）中澤　誠（編）：新目で見る循環器病シリーズ 13 先天性心疾患．メジカルビュー社，2005
2）心血管疾患におけるリハビリテーションに関するガイドライン（2012 年度改訂版；http://www.j-circ.or.jp/guideline/pdf/JCS2012_nohara_h.pdf）2018 年 1 月 30 日閲覧
3）McCarthy PM, et al：Cardiac transplant admission anesthesia, and operative procedures. Smith JA, et al（eds）：The Stanford Manual of Cardiopulmonary Transplantation. Futura publishing, New York, 1996, pp31-61
4）Kitamura S, et al：Modification of bicaval anastomosis technique for orthotopic heart transplantation. *Ann Thorac Surg* **72**：1405-1406, 2001
5）Young JB, et al：24th Bethesda Conference；Task Force 4：Function of the heart transplanted recipient. *J Am Con Cardiol* **22**：31-41, 1993
6）Pope SE, et al：Exercise response of the denervated heart in long-term cardiac transplant recipients. *Am J Cardiol* **46**：213-218, 1980
7）花房祐輔，他：重症心不全に対する補助人工心臓（VAS）と理学療法．PT ジャーナル 46：785-789, 2012
8）Kugler C, et al：Health-related quality of life and exercise tolerance in recipients of heart transplants and left ventricular assist devices：a prospective, comparative study. *J Heart Lung Transplant* **30**：204-210, 2011
9）日本肥満学会（編）：肥満症診療ガイドライン 2016．ライフサイエンス出版，2016
10）厚生労働省平成 27 年国民健康・栄養調査報告：第 2 部　身体状況調査の結果（http://www.mhlw.go.jp/bunya/kenkou/eiyou/dl/h27-houkoku-05.pdf）2018 年 1 月 30 日閲覧
11）Wilson PW, et al：Overweight and obesity as determinants of cardiovascular risk：the Framingham experience. *Arch Intern Med* **162**：1867-1872, 2002
12）Ninomiya T, et al：Impact of metabolic syndrome on the development of cardiovascular disease

in a general Japanese population : the Hisayama study. *Stroke* **38** : 2063–2069, 2007
13）Yancy CW, et al : 2013 ACCF/AHA guideline for the management of heart failure : a report of the American College of Cardiology Foundation/American Heart Association Task Force on practice guidelines. *Circulation* **128** : e240–327, 2013
14）久松隆史，他：客観的に評価された歩数値とメタボリックシンドローム発症との関連 地域住民5年前向き研究（滋賀動脈硬化疫学研究SESSA）．日循予防誌 **52**：20–28，2017
15）Alexander JK : The Cardiomyopathy of obesity. *Prog Cardiovasc Dis* **27** : 325–334, 1985
16）McGavock JM, et al : Adiposity of the heart, revisited. *Ann Intern Med* **144** : 517–524, 2006
17）Shimabukuro M : Cardiac adiposity and global cardiometabolic risk : new concept and clinical implication. *Circ J* **73** : 27–34, 2009
18）二階堂暁，他：心臓リハビリ患者における心外膜脂肪の測定意義 糖質制限の有用性の検討を踏まえて．*Cardiac practice* **27**：291–296, 2016
19）笹井浩行，他：中年肥満男性における運動実践が内臓脂肪に及ぼす影響–食事改善との比較．体力科学 **57**：89–99, 2008
20）Rabkin SW, et al : Comparison of reducing epicardial fat by exercise, diet or bariatric surgery weight loss strategies : a systematic review and meta-analysis. *Obes Rev* **16** : 406–415, 2015
21）Balady GJ, et al : Core components of cardiac rehabilitation/secondary prevention programs : 2007 update : a scientific statement from the American Heart Association Exercise, Cardiac Rehabilitation, and Prevention Committee, the Council on Clinical Cardiology ; the Councils on Cardiovascular Nursing, Epidemiology and Prevention, and Nutrition, Physical Activity, and Metabolism ; and the American Association of Cardiovascular and Pulmonary Rehabilitation. *Circulation* **115** : 2675–2682, 2007
22）Ades PA, et al : The treatment of obesity in cardiac rehabilitation. *J Cardiopulm Rehabil Prev* **30** : 289–298, 2010
23）Jakicic JM, et al : Effects of intermittent exercise and use of home exercise equipment on adherence, weight loss, and fitness in overweight women : a randomized trial. *JAMA* **282** : 1554–1560, 1999
24）Slentz CA, et al : Effects of the amount of exercise on body weight, body composition, and measures of central obesity : STRRIDE—a randomized controlled study. *Arch Intern Med* **164** : 31–39, 2004
25）Ades PA, et al : High-calorie-expenditure exercise : a new approach to cardiac rehabilitation for overweight coronary patients. *Circulation* **119** : 2671–2678, 2009
26）Sierra-Johnson J, et al : Relation of Body Mass Index to Fatal and Nonfatal Cardiovascular Events after Cardiac Rehabilitation. *Am J Cardiol* **96** : 211–214, 2005
27）内閣府：平成29年版高齢社会白書（http://www8.cao.go.jp/kourei/whitepaper/w-2017/gaiyou/pdf/1s1s.pdf）2018年5月30日閲覧
28）日本冠動脈外科学会：2015年度 全国アンケート結果の公開（http://www.jacas.org/enquete/2015.html）2018年1月30日閲覧
29）Komori C, et al : Anesthesia for Thoracic Surgery in Elderly. *Kyobu Geka* **58** : 607–612, 2005
30）澁川武志，他：80歳以上の高齢者における大血管手術後100 m歩行自立阻害因子の検討．理学療法学 **42**：487–493, 2015
31）Kitamura H, et al : Early and late results and problems of coronary artery bypass grafting in patients over 80-year-old. *Kyobu Geka* **58** : 1034–1037, 2005
32）大動脈瘤・大動脈解離診療ガイドライン（2011年改訂版：http://www.j-circ.or.jp/guideline/pdf/JCS2011_takamoto_h.pdf）2018年1月30日閲覧
33）日本心不全学会ガイドライン委員会（編）：高齢心不全患者の治療に関するステートメント（http://www.asas.or.jp/jhfs/pdf/Statement_HeartFailurel.pdf）2018年1月30日閲覧
34）Carrascal Y, et al : Postoperative stroke related to cardiac surgery in octogenarians. *Interact Cardiovasc Thorac Surg* **18** : 596–601, 2014
35）渡辺 敏：高齢者や身体機能障害者に対する心臓外科手術と理学療法．PTジャーナル **39**：771–776, 2005

36) Smetana GW, et al：Preoperative pulmonary risk stratification for noncardiothoracic surgery：systematic review for the American College of Physicians. *Ann Intern Med* **144**：581–595, 2006
37) 飯井克明, 他：高齢者（80歳以上）に対する冠動脈バイパス術における早期抜管と早期離床の試み. 日本冠疾患学会雑誌 **20**：7–11, 2014
38) 川田　稔, 他：弁膜症術後患者の歩行自立までの期間と歩行自立遅延理由の年代別比較. 心臓リハ **15**：151–154, 2010
39) 古川博史, 他：85歳以上超高齢者開心術後の早期心臓リハビリテーション介入. 胸部外科 **65**：440–445, 2012
40) 西村真人, 他：冠動脈バイパス術後症例における歩行獲得期間の年代別比較. 心臓リハ **11**：83–85, 2006
41) 桑原晶子, 他：弁膜症患者の術後離床に年代は影響しない. 心臓リハ 12：85–88, 2007
42) 棟近麻衣, 他：高齢者冠動脈バイパス術後症例における心臓リハビリテーションプログラムについての検討. 心臓 **43**：167–173, 2011
43) Sergi G, et al：Pre-frailty and risk of cardiovascular disease in elderly men and women：the Pro.V.A. study. *J Am Coll Cardiol* **65**：976–83, 2015
44) Cruz-Jentoft AJ, et al：Sarcopenia：European consensus on definition and diagnosis：Report of the European Working Group on Sarcopenia in Older People. *Age Ageing* **39**：412–423, 2010
45) Chen LK, et al：Sarcopenia in Asia：consensus report of the Asian Working Group for Sarcopenia. *J Am Med Dir Assoc* **15**：95–101, 2014
46) Morley JE, et al：Sarcopenia with limited mobility：an international consensus. *J Am Med Dir Assoc* **12**：403–409, 2011
47) 平野浩彦：オーラルフレイルの概要と対策. 日本老年医学会雑誌 **52**：336–342, 2015
48) 平野浩彦：オーラルフレイルの概念構築の経緯. 老年歯学 **31**：400–404, 2017
49) Nishimura RA, et al：2014 AHA/ACC Guideline for the Management of Patients With Valvular Heart Disease：a report of the American College of Cardiology/American Heart Association Task Force on Practice Guidelines. *Circulation* **129**：e521–643, 2014
50) 鈴木寛道, 他：高齢入院患者の在宅復帰（日中独居, または独居）を判定するための臨床指標の検討. 総合リハ **45**：149–155, 2017
51) 北村匡大, 他：高齢心不全患者における歩行自立度の予後不良な集団特性と移動能力の回復過程に関する検討. 理学療法学 **43**：47–55, 2015
52) Huber C, et al：Benefits of cardiac surgery in octogenarians — a postoperative quality of life assessment. *Eur J Cardiothorac Surg* **31**：1099–1105, 2007
53) Charytan DM, et al：Risks of coronary artery bypass surgery in dialysis-dependent patients-analysis of the 2001 National Inpatient Sample. *Nephrol Dial Transplant* **22**：1665–1671, 2007
54) Fouque D, et al：A proposed nomenclature and diagnostic criteria for protein-energy wasting in acute and chronic kidney disease. *Kidney Int* **73**：391–398, 2008
55) Kutner NG, et al：Cardiac Rehabilitation and Survival of Dialysis Patients after Coronary Bypass. *J Am Soc Nephrol* **17**：1175–1180, 2006
56) Delgado C, et al：Barriers to exercise participation among dialysis patients. *Nephrol Dial Transplant* **27**：1152–1157, 2012
57) von Oppell UO, et al：Mitral valve surgery plus concomitant atrial fibrillation ablation is superior to mitral valve surgery alone with an intensive rhythm control strategy. *Eur J Cardiothorac Surg* **35**：641–650, 2009
58) Maisel WH et al：Atrial fibrillation after cardiac surgery. *Ann Intern Med* **135**：1061–1073, 2001
59) Kitai T, et al：Impact of new development of ulcer-like projection on clinical outcomes in patients with type B aortic dissection with closed and thrombosed false lumen. *Circulation* **122**（suppl 1）：S74–80, 2010
60) Geirsson A, et al：Significance of malperfusion syndromes prior to contemporary surgical repair for acute type A dissection：outcomes and need for additional revascularizations. *Eur J Cardiothorac Surg* **32**：255–262, 2007
61) 齊藤正和, 他：多施設共同研究による偽腔開存型Stanford type A急性大動脈解離術後患者の術後

リハビリテーション進行の検討．心臓リハ　**19**：84-89, 2014
62）清水　淳：対麻痺：遅発性対麻痺への対応と脊髄ドレナージ合併症予防の時代へ．*Intensivist*　**8**：179-188, 2016
63）安達裕一，他：胸部および胸腹部大動脈瘤患者における術式別のリハビリテーション経過の特徴．理学療法学　**42**：503-510, 2015
64）Febbo B：Abdominal aortic aneurysm：clinical highlights/updates（http://www.emdocs.net/abdominal-aortic-aneurysm-clinical-highlights-updates/）2018年1月30日閲覧
65）齊藤正和，他：心臓外科手術後のカテコラミン投与量およびリハビリテーション進行に対する術前腎機能障害ならびに術後急性腎障害の影響の検討．理学療法学　**39**：410-417，2012
66）2014年版先天性心疾患，心臓大血管の構造的疾患に対するカテーテル治療のガイドライン（http://www.j-circ.or.jp/guideline/pdf/JCS2014_nakanishi_h.pdf）2018年1月9日閲覧
67）齊藤正和，他：高齢大動脈弁置換術後患者の心臓リハビリテーション進行と身体機能の検討．理学療法学　**41**：267-274, 2014
68）Puls M, et al：Impact of frailty on short-and long-term morbidity and mortality after transcatheter aortic valve implantation：Risk assessment by kats index of activities of daily living. *Euro Intervention*　**10**：609-619, 2014
69）Ostuka S, et al：Clinical importance of change in physical activity after endovascular treatment combined with exercise training in patients with peripheral arterial disease. *Heart Vessels*　**32**：143-148, 2017

第Ⅵ章

CPN 発の学術論文のサマリーと解説

1 心臓外科手術後のカテコラミン投与量およびリハビリテーション進行に対する術前腎機能障害ならびに術後急性腎障害の影響の検討

執　筆　者：齊藤正和，上坂建太，花房祐輔，湯口聡，田原将之，櫻田弘治，大浦啓輔，森沢知之，高橋哲也

掲　載　誌：理学療法学 39：410–417, 2012

キーワード：心臓手術後リハビリテーション，術前腎機能障害，術後腎機能障害

【目的】心臓手術後のカテコラミン投与量とリハビリテーション進行に対する術前腎機能と術後急性腎障害（AKI）の影響を検討する．

【方法】待機的心臓手術を施行した連続873例（男性572例，女性301例，68±11歳）を術前腎機能により慢性腎臓病（CKD）群，非CKD群，血液透析（HD）群の3群に分類した．また，術後AKIの有無にて，さらに2群に分類し，術後のリハビリテーション開始時のカテコラミン（CI），術後のリハビリテーション進行について調査した．

【結果】術後AKI群は，術後非AKI群に比べて，非CKD，CKD群の座位，立位練習の開始時CIが有意に高値であった（$p<0.05$）．術後非AKI群の術後のリハビリテーション進行は，非CKD，CKD，HD群の順に有意に遅延した（$p<0.05$）．術後AKI群は，術後非AKI群に比べて，非CKD，CKD群の座位，立位，歩行開始病日ならびに100 m歩行実施病日が有意に遅延した（$p<0.05$）．

【結論】術後の非AKI群は，術前腎機能障害に伴い，術後のリハビリテーション進行は遅延する．また，術後AKI群の非CKD，CKD群は，術後のリハビリテーション開始時CIが高値で，術後のリハビリテーション進行も遅延する．

2 心臓血管外科手術後リハビリテーション進行目安の検討

執　筆　者：高橋哲也，櫻田弘治，熊丸めぐみ，齊藤正和，花房祐輔，岩津弘太郎，大浦啓輔，田原将之，湯口聡，森沢知之

掲　載　誌：心臓リハビリテーション 17：103–109, 2012

キーワード：術後管理，人工呼吸，冠状動脈バイパス術，歩行，リハビリテーション，多施設共同研究，人工血管移植，人工弁置換術，自立生活

【目的】心臓血管外科手術後のリハビリテーション進行の目安を提示すること．

【方法】対象は，全国8施設にて心臓血管外科手術を受けた1,414例．手術後病棟内歩行が自立した日数によって症例を4群に分けた（4日目までに自立：早期自立群，5～8日目までに自立：順調群，9日以降に自立：遅延群，退

院までに歩行自立せず：非自立群）．緊急手術と待機手術で，術式，年齢，手術侵襲，人工呼吸器装着時間，病棟内歩行自立までの日数を比較した．また，待機手術例（1,164 例）の術式別の手術後歩行自立日数や遅延理由，各群の特徴を比較した．

【結果】 待機手術群に比べて緊急手術群で人工血管置換術の割合が高く，手術時間や人工呼吸器装着時間が長く，歩行自立までの日数は有意に高値を示した．待機手術症例の早期自立群と順調群の病棟内歩行自立日数は平均 4.3（1～8）日であった．人工心肺を使用しない冠動脈バイパス術や僧帽弁形成術は 85％以上で順調にリハビリテーションプログラムが進められていたが，人工血管置換術や複合手術では，30％以上で病棟内歩行自立が遅延または非自立となった．

【結論】 今回の検討で心臓外科手術後のリハビリテーション進行の一定の目安を示した．

3 術前栄養状態と心大血管手術後リハビリテーション進行の関連—geriatric nutritional risk index を用いた検証

執筆者：櫻田弘治，高橋哲也，花房祐輔，熊丸めぐみ，齊藤正和，大浦啓輔，湯口聡，田原将之，上坂建太，森沢知之

掲載誌：理学療法学 40：401-406, 2013

キーワード：栄養関連因子，Geriatric Nutritional Risk Index，心大血管手術後リハビリテーション

【目的】 術前栄養状態と心大血管手術後のリハビリテーション進行の関連を検討すること．

【方法】 待機的に心大血管手術を施行した連続 479 例（男性：317 例，女性：162 例，年齢：67±13 歳）を対象とした．術前の geriatric nutritional risk index（GNRI）を重症度リスクとして 4 群に分類し，術後のリハビリテーション進行（座位・起立・歩行開始病日）や自立歩行遅延との関係を後方視的に調査した．さらに，術前の GNRI が心大血管手術後の自立歩行遅延の予測因子となるか検討した．

【結果】 術前の GNRI 重度リスク群は，他のすべての群に比べて慢性心不全の患者の割合が有意に多かった（$p<0.05$）．また，術前の GNRI 重度リスク群は起立開始病日と歩行開始病日が遅延し（$p<0.05$），さらに自立歩行遅延例の割合も有意に多かった（$p<0.05$）．心大血管手術後の自立歩行遅延の規定因子の一つとして術前 GNRI（$p<0.001$）が抽出された．

【結論】 術前の GNRI は，心臓血管手術後のリハビリテーション進行と関連がある．

4 慢性腎臓病患者および非慢性腎臓病患者における待機的単独心臓外科手術後患者の心臓リハビリテーション進行の規定因子の検討（Factors determining achievement of early postoperative cardiac rehabilitation goal in patients with or without preoperative kidney dysfunction undergoing isolated cardiac surgery）

執筆者：Saitoh M, Takahashi T, Sakurada K, Kumamaru M, Hanafusa Y, Iwatsu K, Tahara M, Oura K, Yuguchi S, Morisawa T

掲載誌：J Cardiol 61：299–303, 2013

キーワード：心臓外科手術，慢性腎臓病，急性腎障害，心臓リハビリテーション

【目的】 術前腎機能障害の重症度，心臓外科手術後関連急性腎障害（AKI）ならびに術後体液貯留が待機的心臓外科術後患者の心臓リハビリテーション進行に与える影響を検討した．

【方法】 全国7施設において，2009年4月～2010年9月の間に心臓外科手術患者を施行した718例のうち待機的に単独心臓外科手術を施行した423例を対象とし，慢性腎臓病（CKD）ステージ分類に準じて5群に分類した．また，日本循環器学会のガイドラインを参考に術後8日以内に連続100 m歩行が自立できたか否かを術後の早期リハビリテーション進行のアウトカムし，その関連要因を調査した．

【結果】 術前の腎機能障害の重症度に応じて心臓外科手術後の座位練習開始日（$F=7.59$，$p<0.01$），立位練習開始日（$F=4.83$，$p<0.01$），歩行練習開始位（$F=4.40$，$p<0.01$）ならびに術後100 m歩行自立病日は遅延していた．また，心臓外科手術後8日以内に100 m歩行自立が困難であった症例はCKD患者15.0％，非CKD患者12.9％であった．多変量解析の結果，CKD患者では，RIFLE分類によるAKIの重症度，尿素窒素，非CKD患者では，AKIの重症度，術後体液貯留が心臓外科手術後8日以内に100 m歩行自立の可否を規定する独立した因子であった．非CKD患者において，曲線下面積により算出した心臓外科手術後8日以内に100 m歩行自立の可否を予測する術後体液貯留のカットオフ値は4.9％であった．

【結論】 CKDステージ分類は，心臓外科手術後患者のリハビリテーション進行と関連していた．また，CKD患者ではAKI，非CKD患者では，AKIならびに術後体液貯留が心臓外科手術後患者の早期リハビリテーション進行の可否を規定する因子であった．

5 冠動脈バイパス術後リハビリテーション遅延の特徴とその関連因子

執筆者：森沢知之，湯口聡，大浦啓輔，上坂建太，加藤倫卓，齊藤正和，櫻田弘治，澁川武志，田原将之，花房祐輔，高橋哲也

掲載誌：日本集中治療医学会雑誌 21：601-606, 2014

キーワード：クレアチニン，遅延因子，筋骨格系疾患（合併症），糸球体濾過率，心臓疾患（合併症），冠状動脈バイパス術，腎機能障害（合併症）

【目的】冠動脈バイパス手術（CABG）術後のリハビリテーションの遅延割合および遅延に関わる因子を明らかにする.

【方法】対象は，全国8カ所で待機的にCABGを受け，術後に標準的なリハビリテーションを受けた529例．術後8日以内に歩行が自立した順調例と9日以上を要した遅延例に分類し，遅延に最も関係の深いと思われる要因を7つのカテゴリーから選択した．また，患者基本情報，術前検査値，手術情報を収集し，遅延に関わる要因を検討した.

【結果】術後のリハビリテーション遅延の割合は10.4％で，遅延理由は「心臓由来」が最も多かった．ロジスティック解析の結果，遅延因子として運動器疾患の既往，術前のクレアチニン，推定糸球体濾過量（eGFR）などが抽出された.

【結論】運動器疾患の既往や術前からの腎機能障害は，術後のリハビリテーションが遅延する.

6 心臓外科手術後の100 m歩行自立日は術前情報や手術情報から予測可能か？

執筆者：湯口聡，森沢知之，大浦啓輔，田原将之，上坂建太，澁川武志，櫻田弘治，齊藤正和，花房祐輔，高橋哲也

掲載誌：理学療法ジャーナル 48：989-994, 2014

キーワード：心臓外科術後，歩行自立，重回帰分析

【目的】心臓外科手術症例の手術前・手術情報から手術後の歩行自立日に影響する因子を求め，それらより歩行自立日を予測する一次関数を求めること.

【方法】対象は，心臓外科手術を施行した1,001例．術前の基本情報，手術情報，歩行自立日をカルテより収集し，28項目を独立変数，歩行自立日を従属変数としたステップワイズの重回帰分析により，関連のある独立変数および従属変数を予測する一次関数式を求めた.

【結果】独立変数は，手術の緊急度：X_1，年齢：X_2，性別：X_3，BMI：X_4，

CKD：X_5，不整脈：X_6，心血管治療歴：X_7，術前 NYHA 分類：X_8，麻酔時間：X_9，出血量：X_{10}，術後 ICU 帰室から人工呼吸器離脱までの時間：X_{11} であった．また，歩行自立日：Y を予測する一次関数式は，$Y = 2.315 - 0.941 \times X_1 + 0.061 \times X_2 - 0.779 \times X_3 - 0.095 \times X_4 + 1.733 \times X_5 + 0.857 \times X_6 + 1.544 \times X_7 + 0.874 \times X_8 + 0.004 \times X_9 + 0.001 \times X_{10} + 0.001 \times X_{11}$ であった（$r = 0.62$，$r2 = 0.38$，$p < 0.0001$）．

【結論】 歩行自立日を予測する一次関数式が示された．予測式は，重篤な合併症を併発した場合や術後のリハビリテーション進行状況によって影響を受ける可能性があるが，この点を考慮すれば予測は可能であり，治療方針の決定に寄与できる可能性がある．

7 心臓手術後の人工呼吸器離脱遅延因子

執　筆　者：大浦啓輔，森沢知之，上坂建太，齊藤正和，花房祐輔，湯口聡，田原将之，櫻田弘治，高橋哲也

掲　載　誌：胸部外科 67：528–532, 2014

キーワード：一回拍出量，危険因子，糸球体濾過率，心臓外科，時間因子，失血–外科，重症度指標，人工呼吸器取り外し，後向き研究

【目的】 心臓手術後の人工呼吸器離脱遅延に関連する因子を検討すること．

【方法】 全国 8 施設の心臓外科手術 1,033 例を対象とし，ICU 入室時間より 24 時間以内に人工呼吸器離脱が可能であった 880 例（順調群）と，人工呼吸器離脱まで 24 時間以上要した 153 例（遷延群）の 2 群に分類した．年齢，性別，併存疾患，手術前血液検査値，術式，手術時間，出血量，術中水分出納，リハビリテーション進行状況（100 m 歩行自立獲得日）を診療録より後方視的に調査し，群間比較した．さらに有意差を認めた項目について，人工呼吸器離脱遅延に関する独立した関連因子を抽出するためロジスティック回帰分析を行った．

【結果】 緊急手術，術前の左室駆出率が 40％未満，術前の NYHA 分類が III・IV 度，術前の推定糸球体濾過量（eGFR）が 60 未満，手術時間の延長，出血量の増加が独立した関連因子として抽出された．

【結論】 心臓手術後の人工呼吸器離脱遅延因子は，術前の心不全と手術侵襲であった．

8 多施設共同研究による偽腔開存型 Stanford type A 急性大動脈解離術後患者の術後リハビリテーション進行の検討

執　筆　者：齊藤正和，上坂建太，田原将之，櫻田弘治，大浦啓輔，花房祐輔，湯

口聡，澁川武史，加藤倫卓，森沢知之，高橋哲也

掲　載　誌：心臓リハビリテーション 19：84-89, 2014

キーワード：Stanford type A，急性大動脈解離，偽腔開存型，術後リハビリテーション

【目的】 偽腔開存型 Stanford type A 急性大動脈解離（AAD）術後患者のリハビリテーション進行における規定因子の検討を行う．

【方法】 2009 年 1 月～2012 年 3 月の間に，術後のリハビリテーションを施行した AAD 術後患者 229 例を対象とした．日本循環器学会のガイドラインが推奨する 100 m 歩行実施病日により，術後のリハビリテーション進行順調群（≦術後 16 日）146 例と，術後のリハビリテーション進行遅延群（＞術後 16 日）83 例の 2 群に分類し，術後のリハビリテーション進行の規定因子を検討した．

【結果】 ロジスティック回帰分析より，術後のリハビリテーション進行の規定因子として，座位，立位開始が抽出された（p＜0.01）．ROC 曲線より，術後のリハビリテーション進行遅延を予測する座位，立位開始病日のカットオフ値は，術後 2.5 日（感度 0.688，特異度 0.760，AUC 0.807，p＜0.01），術後 3.5 日であった（感度 0.813，特異度 0.842，AUC 0.894，p＜0.01）．

【結論】 AAD 術後患者のリハビリテーション進行の規定因子として，座位，立位開始病日が抽出され，術後のリハビリテーション進行遅延のカットオフ値は，術後 2.5 日および術後 3.5 日であった．

9 胸部および胸腹部大動脈瘤患者における術式別のリハビリテーション経過の特徴

執　筆　者：安達裕一，上坂建太，田原将之，大浦啓輔，澁川武志，花房祐輔，湯口聡，加藤倫卓，櫻田弘治，高橋哲也

掲　載　誌：理学療法学 42：503-510, 2015

キーワード：胸部大動脈瘤，胸腹部大動脈瘤，術後リハビリテーション

【目的】 胸部大動脈瘤（TAA），胸腹部大動脈瘤（TAAA）術後のリハビリテーションの術式別の特徴を把握する．

【方法】 待機的手術を施行した TAA，TAAA 患者 204 例（男性：153 例，女性：51 例，68±13 歳）を，上行置換術（上行群），弓部置換術（弓部群），下行置換術もしくは胸腹部置換術（下行・胸腹部群）に分類し，患者背景，周術期管理状況，術後リハビリテーションの経過を調査した．100 m 歩行自立日数は，早期自立（≦4 日），順調（5～8 日），遅延（≧9 日）・非自立に分類し，群間比較を行った．

【結果】 上行群は早期自立，弓部群，下行・胸腹部群は遅延・非自立割合が多かった（$p<0.05$）．弓部群は脳血管疾患，下行・胸腹部群は脊髄梗塞が遅延・非自立の理由の上位を占めた（$p<0.05$）．

【結論】 弓部群は脳血管疾患，下行・胸腹部群は脊髄梗塞により術後のリハビリテーションが遅延し，歩行機能再獲得困難例が多い特徴を示した．

10 80 歳以上の高齢者における心大血管手術後 100 m 歩行自立阻害因子の検討

執筆者：澁川武志，上坂建太，湯口聡，田原将之，大浦啓輔，加藤倫卓，花房祐輔，齊藤正和，櫻田弘治，森沢知之，高橋哲也

掲載誌：理学療法学 42：487–493, 2015

キーワード：80 歳以上，心大血管手術後，100 m 歩行自立

【目的】 80 歳以上における心大血管手術後のリハビリテーション進行状況を明らかにし，100 m 歩行自立の阻害因子を検討すること．

【方法】 対象は，全国 12 施設において心大血管手術を受けた 80 歳以上の 557 例（男性 278 例，平均 83.3 歳）．100 m 歩行自立が術後 5 日以内を早期自立群，6〜8 日を順調群，9 日以降を遅延群，退院まで自立困難を非自立群と 4 群に分けて検討した．

【結果】 早期自立群 271 例（48.6 %），順調群 104 例（18.7 %），遅延群 90 例（16.2%），非自立群 92 例（16.5%）であった．非自立群を除く 100 m 歩行自立平均日数は 7.0 日で，遅延・非自立理由は「術前より低 ADL」が最多であった（32.4%）．多重ロジスティック回帰分析では，最も強い阻害因子に「腎機能障害の既往」が抽出された．

【結論】 80 歳以上の高齢者でも 7 割近くが術後順調に歩行自立し，術前からの腎機能障害が遅延に影響した．

11 腹部大動脈瘤の人工血管置換術後における早期歩行自立後の課題—退院遅延因子となった遅発性合併症の分析

執筆者：田原将之，齊藤正和，加藤倫卓，大浦啓輔，湯口聡，澁川武志，上坂建太，花房祐輔，榊聡子，森沢知之，高橋哲也

掲載誌：心臓リハビリテーション 20：356–362, 2015

キーワード：虚血（病因），腸閉塞（病因），早期離床，大動脈瘤–腹部（外科的療法，予後），歩行運動，大動脈置換術（有害作用），腎機能障害（病因）

【目的】 腹部大動脈瘤に対する人工血管置換術後，早期に離床が進んだにもかかわ

らず，退院が遅延した原因を調査した．

【方法】　心大血管疾患リハビリテーションを実施している 10 施設で，腹部大動脈瘤に対して人工血管置換手術を受けた 242 例を対象．歩行自立獲得が術後 5 日以内を早期自立群，6〜8 日を順調群，9 日以降を遅延群，退院まで自立困難を非自立群と分類した．さらに，早期自立群を歩行自立獲得から自宅退院まで 14 日以内の順調退院群と 15 日以上の退院遅延群に分けて解析を行った．

【結果】　早期自立群が 71.9％と最も多く，非自立群の 7.4％を除いた歩行自立は 5.7±9.7 日．早期自立群のうち退院遅延群は 14.9％で，遅延理由の 88.5％が合併症治療のためでイレウスが最も多かった．

【結論】　術後早期の離床が順調に進んでも，その後の合併症により退院が遅延する例が全体の約 10％にみられた．

12 心臓外科手術後リハビリテーション遅延の特徴—多施設による検討

執筆者：森沢知之，湯口聡，大浦啓輔，上坂建太，加藤倫卓，齊藤正和，櫻田弘治，澁川武志，田原将之，花房祐輔，高橋哲也

掲載誌：総合リハビリテーション 43：459–464, 2015

キーワード：冠動脈バイパス手術，弁膜症手術，心臓リハビリテーション，多施設検討

【目的】　心臓外科手術後は，順調にリハビリテーションが進行する症例が多くいる一方で，リハビリテーションが遅延する症例も一定数存在する．今回，弁膜症手術後および冠動脈バイパス手術（CABG）術後のリハビリテーション遅延例の特徴を全国多施設で調査・検討したので報告する．

【方法】　対象は全国の 9 施設で 2010 年 2 月〜2012 年 3 月までの間，待機的に弁膜症手術および CABG が行われた 1,526 例．術式により弁手術群と CABG 群に分け，さらに術後 8 日以内に 100 m 歩行が自立したか否かにより順調群と遅延群に分類した．各群の術後リハビリテーションの進行状況（端座位・立位・歩行開始日数，歩行自立日）および患者基本情報，手術日直近の術前検査値，手術情報を比較した．

【結果】　弁手術および CABG 術後のリハビリテーション遅延率は約 10％で，手術間での差はなかった．遅延群は順調群に比べてリハビリテーション進行が有意に遅延しており，歩行自立日数においては CABG 遅延群と比較して，弁手術遅延群で有意に遅延していた．弁手術群および CABG 群ともに遅延群は，順調群と比較して有意に年齢が高く，術前腎機能障害，低心機能，

貧血が認められ，手術侵襲も大きかった．

【結論】 歩行自立日は弁手術遅延群で有意に遅延するものの，弁手術群およびCABG群のリハビリテーション遅延の割合および歩行開始日数までの進行には差はない．リハビリテーション遅延の要因として，年齢，術前腎機能障害，低心機能，手術侵襲などの関与が示唆された．

13 超高齢冠動脈バイパス術後患者のリハビリテーション進行特性の検討 (Clinical characteristics of functional recovery after coronary artery bypass graft surgery in Japanese octogenarians)

執　筆　者：Tobita R, Iwata K, Kamisaka K, Yuguchi S, Tahara M, Oura K, Morisawa T, Ohhashi S, Kumamaru M, Hanafusa Y, Kato M, Saitoh M, Sakurada K, Takahashi T

掲　載　誌：J Phys Ther Sci 28：621–625, 2016

キーワード：冠動脈バイパス術，超高齢者，機能回復

【目的】 わが国における80歳以上の超高齢の冠動脈バイパス手術（CABG）後患者に対するリハビリテーション成績について，80歳未満の患者と比較検討し，術後におけるリハビリテーションの特性を明らかにすること．

【方法】 手術後の座位・立位・歩行それぞれの開始日数と病棟100 mの自立歩行獲得日数を調査した．歩行自立日数の目安は，日本循環器学会のガイドラインを参考に，遅延群は9日以降とし，順調群と遅延群の2群に分け比較検討した．遅延因子は，「循環器由来」「呼吸器由来」「中枢神経由来」「腎臓由来」「創トラブル」「術前より低体力」「その他」とした．

【結果】 術後のリハビリテーション進行状況では，座位，立位，歩行練習の開始日数にそれぞれ有意差は認められなかったが，100 mの歩行自立日数では80歳以上で高値を示した（4.9±3.9日 vs 6.1±3.2日，p＝0.015）．術後8日までの歩行自立の割合は，80歳以上であっても79.5%であった．また，自立歩行獲得日数に2群間で差はなかったものの，最頻値では2日と6日では差を認め，80歳以上では値にばらつきを認めた．歩行自立の遅延要因の検討では，非自立群を省いた術後9日以上要した遅延群は71例（全体の9.18%）が該当し，80歳未満と80歳以上ともに遅延要因は，「循環器系由来」「術前からの低体力」「その他」の順に多かった．リハビリテーション遅延率は，80歳未満で6.7%（56例），80歳以上は17.2%（15例）であった．この80歳以上の遅延群の内訳をみると，術前の心機能や肺機能に大きな問題はなく，既往歴として高血圧症と高脂血症を同割合でみと

められた〔12 例（80 %）〕．また，約半数に喫煙歴をみとめた〔8 例（53%）〕．

【結論】 わが国で積極的に術後のリハビリテーションが行われている施設では，80 歳以上の超高齢者であっても早期離床が遜色なく開始できていることがわかった．

Index

L

M

N

O

P

R

S

T

U

V

ギリシャ

あ

学び，身につけ，実践へ!!

心臓血管外科リハビリテーション—ゴールド・スタンダード

発　　行　2018年7月18日　第1版第1刷©
監　　修　Cardiovasular surgery Physiotherapy Network
編　　集　高橋哲也（たかはしてつや）
発 行 者　濱田亮宏
発 行 所　株式会社ヒューマン・プレス
〒244-0805　神奈川県横浜市戸塚区川上町 167-1
TEL 045-410-8792　FAX 045-410-8793
https://www.human-press.jp/
装　　丁　関原直子
印 刷 所　株式会社双文社印刷

ISBN 978-4-908933-12-7 C 3047